全国中医药行业高等教育"十四五"规划教材

全国高等中医药院校规划教材（第十一版）

温 病 学

（新世纪第五版）

（供中医学、针灸推拿学、中西医临床医学等专业用）

主 编　谷晓红　马　健

中国中医药出版社

·北 京·

图书在版编目（CIP）数据

温病学 / 谷晓红，马健主编 . — 5 版 . —北京：
中国中医药出版社，2021.6（2024.9 重印）
全国中医药行业高等教育"十四五"规划教材
ISBN 978-7-5132-6821-9

Ⅰ . ①温…　Ⅱ . ①谷…　②马…　Ⅲ . ①温病学说—中
医学院—教材　Ⅳ . ① R254.2

中国版本图书馆 CIP 数据核字（2021）第 052142 号

融合出版数字化资源服务说明

全国中医药行业高等教育"十四五"规划教材为融合教材，各教材相关数字化资源（电子教材、PPT 课件、
视频、复习思考题等）在全国中医药行业教育云平台"医开讲"发布。

资源访问说明

扫描右方二维码下载"医开讲 APP"或到"医开讲网站"（网址：www.e-lesson.cn）注
册登录，输入封底"序列号"进行账号绑定后即可访问相关数字化资源（注意：序列号
只可绑定一个账号，为避免不必要的损失，请您刮开序列号立即进行账号绑定激活）。

资源下载说明

本书有配套 PPT 课件，供教师下载使用，请到"医开讲网站"（网址：www.e-lesson.cn）认证教师身份后，
搜索书名进入具体图书页面实现下载。

中国中医药出版社出版

北京经济技术开发区科创十三街 31 号院二区 8 号楼
邮政编码　100176
传真　010-64405721
廊坊市祥丰印刷有限公司印刷
各地新华书店经销

开本 889×1194　1/16　印张 16.25　字数 434 千字
2021 年 6 月第 5 版　2024 年 9 月第 5 次印刷
书号　ISBN 978-7-5132-6821-9

定价　63.00 元
网址　www.cptcm.com

服 务 热 线　010-64405510　微信服务号　zgzyycbs
购 书 热 线　010-89535836　微商城网址　https://kdt.im/LIdUGr
维 权 打 假　010-64405753　天猫旗舰店网址　https://zgzyycbs.tmall.com

如有印装质量问题请与本社出版部联系（010-64405510）

匡海学（黑龙江中医药大学教授、教育部高等学校中药学类专业教学指导委员会主任委员）

吕志平（南方医科大学教授、全国名中医）

吕晓东（辽宁中医药大学党委书记）

朱卫丰（江西中医药大学校长）

朱兆云（云南中医药大学教授、中国工程院院士）

刘　良（广州中医药大学教授、中国工程院院士）

刘松林（湖北中医药大学校长）

刘叔文（南方医科大学副校长）

刘清泉（首都医科大学附属北京中医医院院长）

李可建（山东中医药大学校长）

李灿东（福建中医药大学校长）

杨　柱（贵州中医药大学党委书记）

杨晓航（陕西中医药大学校长）

肖　伟（南京中医药大学教授、中国工程院院士）

吴以岭（河北中医药大学名誉校长、中国工程院院士）

余曙光（成都中医药大学校长）

谷晓红（北京中医药大学教授、教育部高等学校中医学类专业教学指导委员会主任委员）

冷向阳（长春中医药大学校长）

张忠德（广东省中医院院长）

陆付耳（华中科技大学同济医学院教授）

阿吉艾克拜尔·艾萨（新疆医科大学校长）

陈　忠（浙江中医药大学校长）

陈凯先（中国科学院上海药物研究所研究员、中国科学院院士）

陈香美（解放军总医院教授、中国工程院院士）

易刚强（湖南中医药大学校长）

季　光（上海中医药大学校长）

周建军（重庆中医药学院院长）

赵继荣（甘肃中医药大学校长）

郝慧琴（山西中医药大学党委书记）

胡　刚（江苏省政协副主席、南京中医药大学教授）

侯卫伟（中国中医药出版社有限公司董事长）

姚　春（广西中医药大学校长）

徐安龙（北京中医药大学校长、教育部高等学校中西医结合类专业教学指导委员会主任委员）

高秀梅（天津中医药大学校长）

高维娟（河北中医药大学校长）

郭宏伟（黑龙江中医药大学校长）

唐志书（中国中医科学院副院长、研究生院院长）

彭代银（安徽中医药大学校长）

董竞成（复旦大学中西医结合研究院院长）

韩晶岩（北京大学医学部基础医学院中西医结合教研室主任）

程海波（南京中医药大学校长）

鲁海文（内蒙古医科大学副校长）

翟理祥（广东药科大学校长）

秘书长（兼）

陆建伟（国家中医药管理局人事教育司司长）

侯卫伟（中国中医药出版社有限公司董事长）

办公室主任

周景玉（国家中医药管理局人事教育司副司长）

李秀明（中国中医药出版社有限公司总编辑）

办公室成员

陈令轩（国家中医药管理局人事教育司综合协调处处长）

李占永（中国中医药出版社有限公司副总编辑）

张峘宇（中国中医药出版社有限公司副总经理）

芮立新（中国中医药出版社有限公司副总编辑）

沈承玲（中国中医药出版社有限公司教材中心主任）

编审专家组

全国中医药行业高等教育"十四五"规划教材
全国高等中医药院校规划教材（第十一版）

组　长

余艳红（国家卫生健康委员会党组成员，国家中医药管理局党组书记、局长）

副组长

张伯礼（天津中医药大学教授、中国工程院院士、国医大师）

秦怀金（国家中医药管理局副局长、党组成员）

组　员

陆建伟（国家中医药管理局人事教育司司长）

严世芸（上海中医药大学教授、国医大师）

吴勉华（南京中医药大学教授）

匡海学（黑龙江中医药大学教授）

刘红宁（江西中医药大学教授）

翟双庆（北京中医药大学教授）

胡鸿毅（上海中医药大学教授）

余曙光（成都中医药大学教授）

周桂桐（天津中医药大学教授）

石　岩（辽宁中医药大学教授）

黄必胜（湖北中医药大学教授）

前　言

为全面贯彻《中共中央 国务院关于促进中医药传承创新发展的意见》和全国中医药大会精神，落实《国务院办公厅关于加快医学教育创新发展的指导意见》《教育部 国家卫生健康委 国家中医药管理局关于深化医教协同进一步推动中医药教育改革与高质量发展的实施意见》，紧密对接新医科建设对中医药教育改革的新要求和中医药传承创新发展对人才培养的新需求，国家中医药管理局教材办公室（以下简称"教材办"）、中国中医药出版社在国家中医药管理局领导下，在教育部高等学校中医学类、中药学类、中西医结合类专业教学指导委员会及全国中医药行业高等教育规划教材专家指导委员会指导下，对全国中医药行业高等教育"十三五"规划教材进行综合评价，研究制定《全国中医药行业高等教育"十四五"规划教材建设方案》，并全面组织实施。鉴于全国中医药行业主管部门主持编写的全国高等中医药院校规划教材目前已出版十版，为体现其系统性和传承性，本套教材称为第十一版。

本套教材建设，坚持问题导向、目标导向、需求导向，结合"十三五"规划教材综合评价中发现的问题和收集的意见建议，对教材建设知识体系、结构安排等进行系统整体优化，进一步加强顶层设计和组织管理，坚持立德树人根本任务，力求构建适应中医药教育教学改革需求的教材体系，更好地服务院校人才培养和学科专业建设，促进中医药教育创新发展。

本套教材建设过程中，教材办聘请中医学、中药学、针灸推拿学三个专业的权威专家组成编审专家组，参与主编确定，提出指导意见，审查编写质量。特别是对核心示范教材建设加强了组织管理，成立了专门评价专家组，全程指导教材建设，确保教材质量。

本套教材具有以下特点：

1.坚持立德树人，融入课程思政内容

将党的二十大精神进教材，把立德树人贯穿教材建设全过程、各方面，体现课程思政建设新要求，发挥中医药文化育人优势，促进中医药人文教育与专业教育有机融合，指导学生树立正确世界观、人生观、价值观，帮助学生立大志、明大德、成大才、担大任，坚定信念信心，努力成为堪当民族复兴重任的时代新人。

2.优化知识结构，强化中医思维培养

在"十三五"规划教材知识架构基础上，进一步整合优化学科知识结构体系，减少不同学科教材间相同知识内容交叉重复，增强教材知识结构的系统性、完整性。强化中医思维培养，突出中医思维在教材编写中的主导作用，注重中医经典内容编写，在《内经》《伤寒论》等经典课程中更加突出重点，同时更加强化经典与临床的融合，增强中医经典的临床运用，帮助学生筑牢中医经典基础，逐步形成中医思维。

3.突出"三基五性"，注重内容严谨准确

坚持"以本为本"，更加突出教材的"三基五性"，即基本知识、基本理论、基本技能，思想性、科学性、先进性、启发性、适用性。注重名词术语统一，概念准确，表述科学严谨，知识点结合完备，内容精炼完整。教材编写综合考虑学科的分化、交叉，既充分体现不同学科自身特点，又注意各学科之间的有机衔接；注重理论与临床实践结合，与医师规范化培训、医师资格考试接轨。

4.强化精品意识，建设行业示范教材

遴选行业权威专家，吸纳一线优秀教师，组建经验丰富、专业精湛、治学严谨、作风扎实的高水平编写团队，将精品意识和质量意识贯穿教材建设始终，严格编审把关，确保教材编写质量。特别是对32门核心示范教材建设，更加强调知识体系架构建设，紧密结合国家精品课程、一流学科、一流专业建设，提高编写标准和要求，着力推出一批高质量的核心示范教材。

5.加强数字化建设，丰富拓展教材内容

为适应新型出版业态，充分借助现代信息技术，在纸质教材基础上，强化数字化教材开发建设，对全国中医药行业教育云平台"医开讲"进行了升级改造，融入了更多更实用的数字化教学素材，如精品视频、复习思考题、AR/VR等，对纸质教材内容进行拓展和延伸，更好地服务教师线上教学和学生线下自主学习，满足中医药教育教学需要。

本套教材的建设，凝聚了全国中医药行业高等教育工作者的集体智慧，体现了中医药行业齐心协力、求真务实、精益求精的工作作风，谨此向有关单位和个人致以衷心的感谢！

尽管所有组织者与编写者竭尽心智，精益求精，本套教材仍有进一步提升空间，敬请广大师生提出宝贵意见和建议，以便不断修订完善。

国家中医药管理局教材办公室

中国中医药出版社有限公司

2023 年 6 月

编写说明

　　全国中医药行业高等教育"十四五"规划教材《温病学》的编写，以全国高等中医药教育中医学专业教学大纲和中医执业医师考试大纲为依据，根据本套教材"完善顶层设计，打造精品教材，突出三基五性，创新编写形式，推进课程思政"的总体要求，以"守正传承精华，突出中医经典，提高中医思维"为指导。坚持理论与临床相结合，重视临床实践，提高临床认知；坚持中主西随，吸收临床诊治新成果，拓展学生认知能力；坚持因材施教，重视应用现代化教学媒体，提高教材的广度与效度；坚持中医文化自信，深化课程思政，提升育人育才融合；汲取全国中医药行业高等教育"十三五"规划教材《温病学》的精华组织编写。

　　本教材采取纸质教材与数字化课程同步出版的方式。教材既充分体现温病学体系的完整、原汁原味，又体现其理论性、实用性和时代性的有机结合，充分反映当今温病学理论与临床应用的最高水平。教材注重温病学辨证论治思维对临床常见病、多发病指导作用，提高教材的临床实用价值。数字化教材是纸质教材的配套材料，包括教材电子版、教学大纲、教学课件、教学视频、复习思考题，以及经典原文拓展、温病常用方及其类方的现代应用。充分利用网络资源拓展教学内容，拓宽知识面，培养学生的自学能力和创新能力。

　　本教材的编写云集了全国35所高等院校的温病学专家与学者，是集体智慧的结晶。第一章由谢忠礼编写，第二章由文小敏编写，第三章和第四章由谷晓红、刘铁钢编写，第五章由常淑枫、钟燕春编写，第六章由艾军、刘臻华编写，第七章由杜宇琼编写，第八章由岳冬辉、李鑫辉、杨钦河、马伯艳、周波、钱占红、贾志新、孙艳红、叶菁编写，第九章由鲁玉辉、吴智兵、张红梅、段沐含、吴范武、刘光华编写，第十章由朱叶、赖鹏华编写，第十一章由刘林、郑秀丽、渠景连编写，第十二章由杨爱东编写，第十三章由张思超编写，第十四章由马健、朱平编写，第十五章由万海同、郑秀丽编写，第十六章由张思超、郑旭锐编写。纸质教材编委同时负责数字化教材相应内容的编写，数字化教材第十六章增加内容由吴智兵、郑旭锐、张思超、朱平编写，附篇由于河、白辰、徐文娟、徐建瑞编写。杨爱东负责上篇统稿，万海同、吴智兵负责中篇统稿，艾军负责下篇统稿，于河负责数字化教材增加内容统稿。最后由谷晓红、马健负责全书统稿及定稿。

　　在教材编写过程中，得到了全国中医药院校的大力支持，在此表示诚挚的感谢！希望各地中医院校广大师生在使用本教材过程中提出宝贵意见，以便我们进一步改进提高，共同做好温病学课程教材的建设工作。

《温病学》编委会

2021 年 4 月

目　录

上　篇

扫一扫，查阅本章数字资源，含PPT、音视频、图片等

温病学是研究温病发生发展规律及其预防和诊治方法的一门学科。其任务主要是阐明温病的病因、发病、病理变化、诊断方法及其预防和治疗措施。温病学理论不仅对外感温热病的诊治具有重要指导意义，同时又是防治临床内、外、妇、儿各科相关病证的理论基础。因此，温病学被誉为中医学经典课程之一，是学习中医的必修课程。

温病学的研究对象是温病。温病属于外感疾病中性质属热的一类疾病。温病是临床上的常见病和多发病，一年四季均可发生，男女老幼皆可罹患。因其发病与四时气候变化密切相关，故又称为四时温病。温病包括现代医学的多种急性传染性疾病和部分感染性疾病，以及一些非感染性的发热性疾病。温病中大多数病种起病急骤、来势较猛、发展迅速、病情较重，甚至导致死亡，或留有后遗症，尤其是近年来新发传染病不断出现，严重威胁人们生命健康，已成为临床医学的重大难题。

温病学是历代医家防治温病的经验积累和理论总结，是中医学理论体系的重要组成部分。实践证明，温病学理论与经验具有很高临床实用价值，运用温病学的基本理论，治疗包括多种急性传染病在内的感染性疾病，以及一些发热性疾病，取得了很好的疗效。特别是21世纪以来，温病学在新发疾病如传染性非典型肺炎（SARS）、人猪链球菌病、人感染高致病性禽流感、新型冠状病毒肺炎（COVID-19）等突发公共卫生事件的防治中发挥了积极作用，引起国内外医学界的重视并获得好评，充分体现了温病学的生命力和实用价值。因此，今后的任务是结合防治各种传染病和感染性疾病的重大需求，拓展传统温病学的研究空间，进一步推动温病学的理论发展和温病防治水平的提高。

温病学的形成经历了漫长的历史发展过程，大致可以分为四个阶段：

一、萌芽阶段（战国~晋唐时期）

这一时期《黄帝内经》《难经》《伤寒杂病论》等经典著作先后问世，中医学形成了初步理论体系，并已有温病因症脉治等方面的记载。

《黄帝内经》中首次提出温病病名。《素问·六元正纪大论》有"气乃大温，草乃早荣，民乃厉，温病乃作"的记载，有多篇内容与温病关系密切，如《素问·热论》《素问·刺热》《素问·评热病论》《灵枢·热病》。另外，《素问·本病论》《素问·刺法论》《素问·六元正纪大论》等篇亦论述了许多有关热病内容，涵盖了温病因症脉治各方面。在病因方面，认为除了时令之气异常可诱发温病外，《素问·生气通天论》和《灵枢·论疾诊尺》有"冬伤于寒，春必温病"和"冬伤于寒，春生病热"的论述，这是温病伏邪病因学说的最早理论根据。在证候表现方面，突出了温病的温热特征，如《素问·评热病论》指出："有病温者，汗出辄复热，而脉躁急，不为

汗衰，狂言不能食。"《灵枢·论疾诊尺》有"尺肤热甚，脉盛躁者，病温也"的记载。在治疗方面，《素问·至真要大论》提出"热者寒之""温者清之"等，是治疗温病的基本原则。在预后方面，《素问·玉版论要》提出"病温虚甚死"。在预防方面，《素问·刺法论》提出了预防疫病的关键在于"正气存内"和"避其毒气"，强调既要增强人体正气，以抵抗外邪入侵而发病，又要避免外来"毒气"的侵袭。但限于当时的认识水平，《黄帝内经》将温病归属于伤寒的范畴，如《素问·热论》："今夫热病者，皆伤寒之类也。"《难经》也把温病归属于广义伤寒，如《难经·五十八难》："伤寒有五：有中风，有伤寒，有湿温，有热病，有温病。"

《伤寒论》将外感热病初起热象较盛者视为温病，如"太阳病，发热而渴，不恶寒者为温病"。该书虽然未明确给出太阳温病的治疗方药，但《伤寒论》中所述之清热、攻下、养阴等法及方药，为温病治疗学的形成奠定了基础。晋唐时期的文献对温病病因做了进一步探索，如晋代王叔和提出寒邪"中而即病者，名曰伤寒，不即病者，寒毒藏于肌肤，至春变为温病，至夏变为暑病"。（《伤寒论·伤寒例》）亦有医家认识到温病的病因是一种特殊的致病因素——"乖戾之气"，如东晋葛洪《肘后备急方》中说："岁中有厉气，兼夹鬼毒相注，名曰温病。"《诸病源候论》也提出温病是"人感乖戾之气而生病"。在治疗上，《肘后备急方》《备急千金要方》《外台秘要》记载了一些治疗温病的方剂，如黑膏方治疗温毒发斑、葳蕤汤治疗风温、大青汤治疗温病热盛阴伤、犀角地黄汤治疗蓄血及出血证等。同时，上述文献中还收录了许多预防温病的方剂，如屠苏酒预防温病交相染易、太乙流金散熏烧辟瘟等。《备急千金要方》还指出："天地有斯瘴疠，还以天地所生之物防备之。"此即说明可以用药物来预防疾病。

由此可见，唐代以前对温病虽已有了一定认识，但在理论上较朴素，在概念上把温病隶属于伤寒的范围。因此，从战国到晋唐时期是温病学理论的萌芽阶段。

二、成长阶段（宋~金元时期）

宋代开始，随着对温病认识的深入和实践经验的不断积累，有关温病治法和相关理论有了新的进展和突破。在温病治疗方面，开始突破了法不离伤寒、方必遵仲景的藩篱。自《伤寒论》问世以后，对外感热病的治疗，多以《伤寒论》的理法方药为依据。至宋金元，随着社会经济的发展，民族的融合，不同地区的人口流动和集中，致疫病的流行及外感病的病种不断增多。许多医家在实践中发现完全遵循《伤寒论》的方法已经不能适应临床治疗的需要，因而提出发展和变革的主张。如韩祗和在《伤寒微旨论》中批评对仲景方"竟不能更张毫厘"的做法，提出治疗热病可"别立方药而不从仲景方"的主张。朱肱在《类证活人书》中也提出运用《伤寒论》麻黄汤、桂枝汤等辛温发表剂治疗外感热病时，须因时、因地、因人灵活加入寒凉清热药。他认为"桂枝汤自西北二方居人，四时行之，无不应验。自江淮间，唯冬及春初可行自春末及夏至以前，桂枝证可加黄芩半两，阳旦汤是也，夏至后有桂枝证，可加知母一两，石膏二两，或加升麻半两。若病人素虚寒者，正用古方，不再加减也"。这对突破当时医家墨守经方的局面，产生了一定影响。对于温病的病因，郭雍在《伤寒补亡论》中提出："冬伤于寒，至春发者，谓之温病；冬不伤寒，而春自感风寒温气而病者，亦谓之温。"提出发于春季的温病，既有冬季寒伏而后发者，也有感受春季时令之邪而发的。后世认为温病有伏邪、新感两类，实即导源于此。

金元时期中医学领域出现了"百家争鸣"的局面，推动了温病学的发展，特别是金元四大家之一的刘河间，在热病的治疗方面大胆地创新论、立新法、订新方，他提出伤寒六经传变皆是热证，六气皆从火化的理论，在治疗上强调热病初起不可纯投辛温，创制了双解散、防风通圣散等表里双解之方，将解表药和寒凉清热药配合应用，主张治疗应以寒凉为主，故被后世称为"寒凉派"。为了防止热性病初起滥用麻、桂辛温之弊，这些见解为后世建立以寒凉清热药为中心的温病治疗学奠定了理论基础，是温病学发展史上的重大转折，故后世有"伤寒宗仲景，热病崇河间"之说。

元代罗天益在《卫生宝鉴》中按邪热在上、中、下三焦及"气分""血分"不同部位分别制方用药，对温热病的证治做了规律性的探索，对温病学辨治体系的形成有一定影响。元末医家王履在《医经溯洄集》中则从概念、发病机制和治疗原则上把温病和伤寒加以区别。他强调"温病不得混称伤寒"，认为伤寒和温病的发病机制迥然不同，温病属里热外发，即使有表证亦多为里热郁表所致，因而主张对温病的治疗应当以清里热为主，解表兼之，并认为亦有里热清而表证自解者。清代温病学家吴鞠通称其"始能脱却伤寒，辨证温病"。至此，温病开始从伤寒体系中分离出来。

总之，这一时期医家在理论、治法、方药等方面对热病理论进行变革，创立新学说，使温病逐渐从《伤寒论》体系中分化出来，为以后温病学的自成体系奠定了基础。因此，这一时期是温病学的成长阶段（表1-1）。

表1-1 宋金元时期对温病学创立做出贡献的主要医家及其学术观点

朝代	医家	学术观点	意义
宋代	韩祗和 朱肱	反对墨守经方，变通《伤寒论》治法方药	初步变革
	郭雍	春季的温病有伏邪，也有新感	
金代	刘河间	创新论——六经传变，皆是热证 立新法——寒凉为主，表里双解 制新方——表里双解剂	重大转折
元代	王履	概念——温病不得混称伤寒 病机——里热自内外达 治则——清泄里热	脱却伤寒 辨证温病

三、形成阶段（明清时期）

温病学发展到明清时期已渐趋成熟。诸多医家在继承、总结前人有关温病理论和经验的基础上，结合临床实践，对温病的认识不断深化，理论日益完善，治法不断丰富，创造性地总结出比较完整的温病辨证论治体系，从而使温病学成为一门独立学科。

明代医家吴又可编著了我国医学发展史上第一部温疫专著《温疫论》，对温疫的病因、发病、治疗等提出了独特的见解。在病因方面，认为温疫并非风、寒、暑、湿等六气所感，而是自然界中独特的致病因素"杂气"所致，其中致病暴戾的名为"疠气"，这是对温病病因学的一大创见。在流行特点方面，提出了温疫具有强烈传染性，如"无问老少强弱，触之者即病"。在感染途径方面，提出"邪自口鼻而入""有天受，有传染"之别。在治疗方面，强调以祛邪为第一要义，并创疏利透达膜原之法。这些认识在当时历史条件下确是重大的创新性发展，与传统"六淫"病因学说不同，更接近于现代的病原微生物学说。其后，清代戴天章《广温疫论》、杨栗山《伤寒瘟疫条辨》、余师愚《疫疹一得》等，均在吴又可《温疫论》基础上，对温疫的病因、病机、诊法和辨治方面做出了补充与发展，并创制了许多行之有效的方剂，形成了温病学中的温疫学派。

此外，清初喻嘉言在《尚论篇》中提出瘟疫的治疗应根据上、中、下三焦病位以逐秽解毒为主，并倡导"秋伤于燥"，对燥邪为病的病机和治疗做了论述。

至清代，温病学形成了以卫气营血和三焦辨证治疗为核心的理论体系，在清代众多的温病学家中，以叶天士、薛生白、吴鞠通、王孟英为代表医家，被称为"温病四大家"。被誉为"温热大师"的叶天士，其门人据其口授整理而成的《温热论》，是温病学理论的奠基之作。在《温热论》中，系统阐述了温病的病因、病机、感邪途径、侵犯部位、传变规律和治疗原则等。其指出温邪从口鼻而入，初犯肺卫，在病程传变中有顺传和逆传的不同，并创立了卫气营血辨证施治的理论体系，发展了温病的诊断方法，如辨舌、验齿、辨斑疹白㾭等。此外，在《临证指南医案》中有治疗温病的大量病案，为温病的临床辨证用药提供了范例。与叶天士同时代的医家薛生白编撰的《湿热病篇》，对湿热病的病因、病机、辨证治疗进行了较为全面系统的论述。此后，吴鞠通在叶天士学术思想的基础上，结合临床经验，编著了系统论述四时温病的专书《温病条辨》，创立三焦辨证治疗理论，以三焦所属脏腑的病变，分析温病的病理变化，提示证候传变，确立治疗大法和方药，使温病学辨证论治的内容更趋完善。王孟英则"以轩岐仲景之文为经，叶薛诸家之辨为纬"，汇集了具有代表性的温病学著作，并参合自己的实践认识编著成《温热经纬》，对温病学的文献做了较全面的整理，系统梳理了温病学理论体系。此外，陈平伯的《外感温病篇》、柳宝诒的《温热逢源》、雷丰的《时病论》及俞根初的《通俗伤寒论》等，也从不同侧面丰富充实了温病学的内容。

由此可见，温病学发展到明清时代，通过温病学家的努力，总结了新经验，创立了新理论，制订了新治法，在理法方药方面已形成一套完整的体系。在中医治疗外感热病方面取得了划时代的成就，直到今天其依然有效地运用于临床，指导着温病的辨证施治。所以，明清时期是温病学的形成阶段（表1-2）。

表1-2　明清时期对温病学形成做出贡献的主要医家及其学术成就

医家	代表著作	学术成就
吴又可	《温疫论》	论温疫之先河；立杂气致病学说；创疏利透达膜原之法
叶天士	《温热论》	创立卫气营血辨证论治体系；阐明温病病因病机；发展温病诊法理论
薛生白	《湿热病篇》	著湿热类温病专论；丰富温病理论及证治
吴鞠通	《温病条辨》	倡导三焦辨证论治体系；规范四时温病证治
王孟英	《温热经纬》	以经典为经，后世名著为纬，系统梳理温病学理论体系

四、发展阶段（近现代）

温病学在清代形成较为完整的理论体系后，在晚清、民国时期，随着西医学的传入，其思维方式与诊疗手段的应用，对一些急性感染性疾病的防治取得了较好效果。但同时，给包括温病学在内的中医学发展带来极大冲击。尽管如此，但温病学在防治急性传染病方面仍取得了一定成绩，涌现出一批卓有成就的温病学家，对开拓温病学的临床运用做出了贡献。代表性医家和温病学著作有吴瑞甫所著《中西温热串解》《八大传染病讲义》；丁甘仁所著《喉痧证治概要》《孟河丁氏医案》；张锡纯著《医学衷中参西录》；何炳元著《重订广温热论》《全国名医验案类编》，并勘校《重订通俗伤寒论》等。民国时期，随着中医私人办学的兴起，江苏、浙江、上海、广东、湖南、四川、湖北、江西、山西等省市创办了中医学校、国医学院，编写了温病学教材，如时逸人编著《温病全书》等。

中华人民共和国成立以来，随着国家对中医药的重视及各地中医院校、中医研究机构和中医院的建立和发展，温病学的理论与实践进入快速发展阶段。在临床研究、温病文献和理论研究、实验研究等多方面都取得显著成绩，从而促进了温病学的蓬勃发展。在防治包括急性传染病在内的急性感染性疾病和其他发热性疾病的实践中，广泛运用温病学理论和经验，取得了显著成就，显示出温病学在治疗急性热病方面的优势。1954 年，石家庄地区运用温病学理论和方法治疗流行性乙型脑炎，取得了显著疗效，展示了中医治疗急性传染性疾病的效果，引起了医学界的高度重视。此后，温病学理论和经验更广泛地运用于防治流行性脑脊髓膜炎、流行性乙型脑炎、麻疹、白喉、细菌性痢疾、肠伤寒、钩端螺旋体病、肾综合征出血热、肺炎、急性肝炎、急性胆道及泌尿道感染、艾滋病等传染性和感染性疾病，都取得了较好的疗效。不仅如此，运用温病学理论认识一些新发传染病并指导其防治，亦取得显著成绩。如 1988 年上海地区甲型病毒性肝炎流行，根据温病学理论，以清热解毒和清热化湿为主要治法，运用板蓝根和甘露消毒丹等方药治疗，取得了很好的疗效；2003 年传染性非典型肺炎（SARS）、2009 年甲型 H1N1 流感，特别是 2019 年新型冠状病毒传染病（COVID-19）在全球肆虐，运用温病学理论，采取中西医结合方法防治上述新发传染病，在缩短病程、减轻病情、提高治愈率、降低死亡率、减少西药毒副反应方面有显著优势。

在理论研究方面，通过系统研究整理，特别是结合教材编写，使温病学基础理论更加系统、规范、科学。温病学界相继对一些温病重要概念和理论展开了深入、系统的研究和讨论，如卫气营血辨证与三焦辨证的关系、卫气营血和三焦病机实质的研究、新感与伏邪的争论、"寒温之争"及统一外感热病辨证纲领的研究、温病治疗中的"截断疗法"、温病伤阴及养阴学术思想等，活跃了学术气氛，促进了温病理论的发展。在温病学文献研究方面，对温病学古代医籍进行深入系统整理，重印、校注和译释大量温病古籍；在整理古代文献、总结临床经验的基础上，编著出版了一批高质量的温病学专著及名老中医研究温病的专著、医案、医话等。这充分体现了对温病学理论的继承和发展，有力推动着现代温病学理论的发展。

利用现代科学技术研究温病学，也是提高温病学学术水平、发展诊治手段、提高临床疗效的重要途径。如采取中西医结合的方法，根据卫气营血辨证理论，联系现代对传染病的认识，对温病卫气营血传变规律及其本质进行探讨；运用生理学、病理学、组织学、生物化学、病原微生物免疫学等知识和方法对温病的舌苔变化进行了系统的观察和研究，取得了一定的成绩；对包括各种急性传染病在内的急性感染性疾病及其他一些发热性疾病的辨证分型、治疗规律进行了探索和总结；对温病治疗的有效方药，在肯定疗效的基础上，进一步通过实验研究以阐明其药理作用。特别是通过对温病中常用的清热解毒、活血化瘀、攻下通里、养阴生津、开窍固脱等方药的系统研究，研制出一大批疗效确切、质量稳定、使用方便的新药和新制剂，显著提高了临床疗效。中国科学家屠呦呦在研究黄花蒿抗疟效果的过程中，得到了葛洪《肘后备急方》的启发，改换了提取方式，成功获得了有活性的青蒿素。青蒿素的发现，使疟疾患者的病死率显著降低，挽救了几百万患者的生命，获得美国拉斯克医学奖后又荣获 2015 年诺贝尔生理学或医学奖，为弘扬中医药学做出贡献。目前，面对仍然给人类生命健康带来严重威胁的传染性疾病和感染性疾病，病原体耐药性和抗生素的滥用现象，如何进一步加强温病的理论与临床研究，规范中医对传染性疾病和感染性疾病的诊断、辨证、治疗的标准；提高综合抗感染的生物学效应，进一步挖掘针对病原体的特异性治疗；开发更多疗效确切、能多途径给药的新制剂等，都给温病学提出了更高的要求。温病学已经进入一个全面发展的新时代，需要继续努力，以促进温病学的进一步发展和提高。

　　总之，温病学是研究温病发生发展规律和诊治方法的一门理论与实践紧密结合的学科。既有全面而系统的理论，又有较高的临床实用价值。温病学既具有基础课程的特点，又具有临床课程的属性。学好温病学，提高温病诊治水平，适应当前传染性疾病和感染性疾病等发热性疾病防治的需要，具有十分重要的意义。同时，由于温病学理论对内科、外科、妇科、儿科、皮肤科、急症科等各科均有广泛指导意义，因此，学好温病学理论，对临床各科疾病的诊疗均有重要价值。在学习过程中，首先应注意系统掌握温病学的基础理论、基本知识和基本技能，要明确概念，学习温病学原理。在此基础上，结合时代特点，重点掌握温病的各种病证特点，以及不同温病的证治规律。并且还要注意前后内容的联系和比较，融会贯通。同时还必须贯彻理论联系实际的原则，致力于运用基础理论知识指导临床病例的分析和诊断治疗，在实践中不断提高分析问题和解决问题的能力。

小　结

　　温病学是研究温病发生发展规律及其预防和诊治方法的一门学科。主要内容是阐述温病的病因、发病、病理变化及转归，以揭示温病的本质，并进而探讨其诊断方法、预防和治疗措施，从而有效防治急性感染性疾病。温病学的发展经历了漫长的历史过程，大致可以分成四个阶段：战国至晋唐时期为萌芽阶段，这一时期的医家对温病虽有了一定认识，但论述较简，理论上较朴素，概念上把温病隶属于伤寒范围；宋金元时期为成长阶段，这一时期的特点在于更加关注温病与伤寒的区别，逐步从理论、治法、方药等方面进行变革，创立新说，使温病逐渐从伤寒体系中分化出来，为以后温病学自成体系奠定了基础；明清时期为形成阶段，以清代叶天士、薛生白、吴鞠通、王孟英温病四大家等确立卫气营血、三焦辨证为核心的理论体系为标志，在理法方药方面形成了完整体系，从而创立了新的独立学科；近现代为发展阶段，随着国家对中医药的重视及各地中医院校、中医研究机构和中医院的建立和发展，温病学进入快速发展阶段，在临床研究、温病文献和理论研究、实验研究等多方面都取得显著成绩，这些均促进了温病学的发展。

思考题

1. 简述《黄帝内经》对温病学的学术贡献。
2. 温病学与《伤寒论》在学术体系中有什么联系与区别？
3. 刘河间对外感热病理论的发展有何贡献？
4. 如何理解王履"始能脱却伤寒，辨证温病"？
5. 吴又可创立的"疠气"病因学说有何启示？
6. 简述叶天士、薛生白、吴鞠通、王孟英等医家对温病学的贡献。
7. 学习温病学有何重要现实意义？

第二章

温病概念

扫一扫，查阅本章数字资源，含PPT、音视频、图片等

温病是感受温邪所引起的，以发热为主症，多具有热象偏重、易化燥伤阴等特点的一类急性外感热病。温病的病因是外感温邪，温邪可通过多种途径侵入人体而导致发病；温病主要的临床表现是发热；温病的病理特点是在病变过程中热象偏重，且很容易损伤阴液；温病是指一类外感疾病，而不是指某一具体的疾病。

第一节 温病特点

温病所包括的多种外感热病，它们在病因、发病、病机和临床表现方面具有共同特点，这些特点对于揭示温病的发生发展规律、掌握温病的诊断辨证方法、确立温病的防治原则和措施具有重要的意义。

一、致病因素的特异性——温邪

温病有特殊的致病因素，即温邪。温邪是存在于自然界的致病物质，通过皮毛、口鼻等途径从外而侵入人体，故与内伤杂病的病因不同；温邪具有阳热性质，所以由温邪引起的温病热象偏重，且容易伤阴等临床表现和病机特点，从而有别于伤寒等风寒性质的外感疾病。温邪包括范围较广，凡是从外界感受的，具有温热性质或湿热性质的病邪，均属于它的范围。除了风热、暑热、湿热、燥热病邪及寒邪伏藏化热的温热病邪外，还包括了具有温热性质的疠气和温毒之邪等。

古代医家对温病的病因有多种认识，如《黄帝内经》从"冬伤于寒，春必病温"之论出发，把寒邪作为温病的病因。金元时期的医家刘河间认为"六气"皆能化火，"六淫"之邪化热火化是外感疾病的主要致病原因。明代医家吴又可继承了前人关于疠气致病的病因理论，提出了"疠气"是引起温疫的原因。另外还有医家根据某些温病初起可见局部红肿溃烂或透发斑疹等热毒表现，而提出了"温毒"病因说。叶天士综合前人的认识，结合自己的临床实践和理论研究体会，在《温热论》中明确提出了"温邪"的概念，对温病的病因给予了高度的概括。

二、多具有传染性、流行性、季节性、地域性

（一）传染性

传染是指疾病在人群中的相互感染。大多数温病具有程度不等的传染性，其致病因素可以通过各种途径在人群中传播。这种传染在《黄帝内经》中叫作"染易"，如《素问·刺法论》中说：

"五疫之至，皆相染易，无问大小，病状相似。"染易，即指温邪可在人群中移易传播。其后刘河间《伤寒标本》中称疫疠为"传染"，并列有传染专节加以讨论。吴又可《温疫论》中对温疫病的传染途径做了具体描述："邪之所着，有天受，有传染。"其所谓"天受"是指通过空气传播，"传染"则是指通过与患者的直接接触而感染。这些论述都指出了温病的传染特征。

温病的传染性是针对大多数病种而言，同时温病的传染程度强弱差异很大，有的具有强烈的传染性，有的则传染性较小，主要取决于温邪的性质、毒力和人体对病邪的反应状态，亦即正气的强弱。虽然大多数温病具有程度不等的传染性，但温病并不能与传染病完全等同，如狂犬病、破伤风和部分寄生虫病等传染病因不具有"温热"的特征，故不属温病范围。

（二）流行性

由于多种温病具有传染性，所以在一定条件下，可以造成在人群中不同程度的流行。古代文献中将流行称为"时行""天行"。王叔和在《伤寒例》中说："非其时而有其气，是以一岁之中长幼之病多相似者，此则时行之气也。"这指出了流行的特点和成因。庞安时在《伤寒总病论》中说："天行之病，大则流毒天下，次则一方，次则一乡，次则偏着一家。"这与现代把流行程度分为大流行、小流行、暴发和散在发生等不同情况相似。引起流行的因素是多方面的，除了与病邪本身性质有直接关系外，与自然因素、社会因素等均有关。

（三）季节性

温病的发生大多具有明显的季节性，故有"四时温病"之称。所谓季节性，是指某些温病在特定季节条件下发生或流行，如春温发生于春季、暑温发生于夏季、秋燥发生于秋季等；或某些温病多发生于某一季节，如风温多发于冬春、湿温多发于长夏等。这主要是由于各种温邪的形成及其致病与四季的不同气候条件密切相关。不同季节由于气候特点及变化不同，所形成的温邪也各不相同。如春季气候温暖多风，易形成风热病邪，故多风温之病；夏季气候酷热，暑气炎蒸，易形成暑热病邪，故多暑温之病；长夏天气虽热，但湿气亦重，易形成湿热病邪，故多湿温之病等。另一方面，不同季节不同的气候变化，可对人体的防御功能发生影响，造成人体对病邪反应性的差异。如冬春季节肺卫功能降低，容易导致风热病邪侵犯肺卫，病变以上焦为主；夏秋季节热盛湿重，人体脾胃功能呆滞，易导致湿热病邪侵犯脾胃，病变以中焦为主。

（四）地域性

温病的发生和流行还常呈现地域性特点，即某种温病在某一地域较为多见。这主要是由于我国疆域辽阔，不同地域的地理环境、气候条件等差别很大，从而影响到温邪的产生和传播。另一方面，不同地域居住的人们在生活习惯、卫生条件、体质类型等方面存在着差异，也会对温邪的感受、传播、流行等产生不同的影响。如叶天士《温热论》中说："吾吴湿邪害人最广。"陈平伯在《外感温病篇》中也指出："东南地卑水湿，湿热之伤人独甚。"这些都提出我国东南沿海地区地势低平，河网稠密，湖泊众多，夏季炎热潮湿，湿热类温病易于发生。

总之，温病以上特点均与特异的致病因素有紧密联系。温病的传染性与流行性主要由温邪的特性和致病力所决定，而季节的变化和地域的不同也是促使其温邪形成、传播和流行的条件；温病的季节性和地域性主要与气候变化和地理环境有关。因此，温病的传染性、流行性、季节性、地域性是相互联系的。

三、病程发展的阶段性

温病病程的阶段性，是由在温邪作用下，卫气营血与三焦所属脏腑的功能失调和实质损害具有规律性变化所决定的，故这种病变过程的阶段性变化，可用卫分证、气分证、营分证、血分证，以及上焦证、中焦证、下焦证来概括。叶天士《温热论》："大凡看法，卫之后方言气，营之后方言血。"吴鞠通《温病条辨》："温病由口鼻而入，鼻气通于肺，口气通于胃。肺病逆传则为心包，上焦病不治，则传中焦，胃与脾也；中焦病不治，即传下焦，肝与肾也。始上焦，终下焦。"皆论述了温病的发展规律。温病病变初期，温邪大多袭于肌表，表现为恶寒发热等表证的病理改变，多为正盛邪轻；温病中期阶段，邪正剧烈相争，属正盛邪实，多表现为高热、神昏、斑疹、出血等里实热证的病理改变；温病后期阶段，多属邪少虚多、干咳少痰、口干咽燥、舌光红少苔等肺胃阴伤或低热颧红、咽干齿燥、舌干绛枯痿等肝肾阴伤的证候表现较为突出。总体而言，温病前期阶段邪在卫分、气分，病变多以人体的功能失调为主；中后期阶段，病邪入营迫血，病变多以实质损害为主。

温病的病变发展趋势，一般为病位由表入里，病势由浅入深，病情由轻转重，病性由实致虚。即温病发病初起，大多从卫分表证开始，病位较浅，病情较轻。随着病程发展，病邪内传入里，病情随之加重，出现里热实证。如病变继续发展，则可出现邪热更甚而正气虚衰，或邪热虽退但正气衰败的危险证候。

四、临床表现的特殊性

温病的临床表现由于温邪的性质决定其具有一定的特殊性，这些表现既是区别于其他疾病的客观依据，也是各种温病的共同特征。概括起来有以下几方面：

（一）起病急，传变快，病情重

温病大多起病急骤，传变迅速，病情重。所谓起病急骤，是指患者有较确切的近期发病时日。病变过程中传变较快，变化较多，病情严重者，可一日一变，甚或一日三变。同时，温邪致病力强，如果治疗不及时，病情发展快，很容易转为重症。这与一般内科杂病的起病情况和演变过程明显不同。此外，某些湿热类温病如湿温起病相对较缓，传变较慢，所以上述的"急""快"也是相对而言的。

（二）以发热为主症，热象偏重

发热是温病的主要见症，各种温病自始至终都有发热表现。只是不同类型温病和在温病的不同阶段，发热的性质和具体表现有所不同。所谓热象偏重，不仅是指热势较高，还包括了烦渴、尿赤、舌红、苔黄等一系列"热"的征象。如温病初起邪在卫表时，即表现出发热重恶寒轻、舌边尖红、脉浮数等特点，邪热入里后则热势壮盛，并伴有心烦、小便黄赤短少、苔黄舌红、脉数等邪热亢盛征象。

（三）易化燥伤阴

温邪具有阳热之性，易于灼伤阴液，尤其是热邪炽盛高热不退时，很容易出现阴液损伤的表现。正如吴鞠通在《温病条辨》中所说："温热阳邪也，阳盛伤人之阴也。"所以在温病过程中易于出现口渴、舌干、唇焦、齿燥、小便短少等阴液受伤的表现。在温病后期，阴伤的表现尤其明显。一般来说，邪在上焦、中焦或卫分、气分阶段，多易损伤肺胃之津液，阴伤的程度尚轻，以口鼻唇咽的干燥征象为主要表现；邪入营血或深入下焦，则阴伤程度较重，常表现为全身性的津枯液涸，肝肾阴精耗竭。

此外，湿热性质温病的初起阶段湿重热轻，湿热蕴蒸，化燥伤阴的病理变化并不明显，故较少出现阴液耗伤的干燥征象。一旦湿热化燥化火，其病机变化随即演变为与温热类温病相同，化燥伤阴的病理特点即会显现。

（四）易内陷生变

温邪袭人传变迅速，病程中常因邪热炽盛，正不敌邪，致使邪热深陷于里，出现一系列急重、险恶证候。如热陷血分，迫血妄行所致的皮肤斑疹密布，多部位脏器等出血；热邪内闭心包产生的神志昏迷；热陷肝经，热盛动风引起的手足抽搐；邪陷正脱造成的气阴外脱、阳气外脱或内闭外脱，且闭窍和动风常可同时出现。以上见症均属温病严重而危急的证候，如不及时有效地进行治疗，可进一步引起邪热内陷，正气溃败外脱的严重后果而危及生命。温病过程中这些急速出现的重险表现，亦是区别于一般内科杂病的重要特点之一。

以上四个方面，是温病的共同特点，就某一温病而言，这些特点可显示出程度上的差别及本身固有的特性，因此，不同的温病又各具一定的特点。

第二节　温病范围及命名

一、温病范围

温病属于外感疾病的范畴，根据历代中医文献记载，温病范围是随着温病学的发展而逐步扩大的。在明清之前，温病所指范围较小，大多数医学文献都是根据《素问·热论》所载的"凡病伤寒而成温者，先夏至日者为病温，后夏至日者为病暑"的认识，把温病仅看作是发生于春季的一种性质属热的外感病。明清以后随着温病学的发展形成，温病的范围逐渐扩大，包含的病种不断增加，如清代温病学代表著作《温病条辨》提出："温病者，有风温，有温热，有温疫，有温毒，有暑温，有湿温，有秋燥，有冬温，有温疟。"将一年四季的多种外感热病归属于温病的范畴。本教材所论述的温病范围，就是以吴鞠通所提出的病种为主要依据，结合其他医家的见解而确定的。包括的病种有风温、春温、暑温、湿温、秋燥、伏暑、大头瘟、烂喉痧、温疫、疟疾、霍乱等。除上述病种以外，原来一些也属于温病范畴的如温疟、湿热痢、急黄、麻疹、痄腮、白喉等疾病，现在已分别按其特点归属其他相关学科，本教材不予论述。

西医学中的多种传染性、感染性疾病，如流行性脑脊髓膜炎、流行性乙型脑炎、细菌性肺炎、传染性非典型肺炎、流行性感冒、人感染高致病性禽流感、伤寒、肾综合征出血热、登革热及登革出血热、麻疹、流行性腮腺炎、传染性单核细胞增多症、钩端螺旋体病等；少数非感染性的急性发热性疾病，如热射病、小儿夏季热等，具有温病的性质和特点，也可归属于温病的范畴。温病虽然与急性感染性疾病有密切的关系，但温病的病种与急性感染性疾病的病种并不完全相同，某些急性感染性疾病如狂犬病、破伤风等不具有温病的性质，不属于温病的范畴；有些温病如高温中暑、夏季热等，虽具有温病的特点，但不属于急性感染性疾病范畴。

二、温病命名

对温病的命名大致有五种方式：一是根据发病季节命名，如发生在春季的春温、发生在冬季的冬温。二是根据四时主气命名，如风温、暑温、湿温等。三是把发病季节与主气相结合命名，如秋燥。四是根据临床特点命名，如大头瘟是因其头面肿大、灼热疼痛，而定名为大头瘟；烂喉痧是因其咽喉红肿，甚至糜烂疼痛，肌肤丹痧密布，故命名烂喉痧。五是根据流行情况命名，如将温病中具有强烈传染性甚至引起较大流行的一类疾病称为温疫。

第三节 温病分类

临床可依据不同温病所具有的某些共性特点，加以分类，有利于临床掌握规律，执简驭繁，指导辨证施治。温病分类的方法大致有以下两种：

一、根据病证性质分类

温病按其病证性质是否兼湿可分为温热与湿热两大类。温热类温病有风温、春温、暑温、秋燥、大头瘟、烂喉痧等。湿热类温病有湿温、伏暑、暑温夹湿等。温热类温病和湿热类温病的鉴别见表2-1。

表 2-1 温热类温病和湿热类温病比较表

	温热类温病	湿热类温病
病邪性质	温热性质病邪（如风热、暑热、燥热病邪等）	湿热性质病邪（如湿热、暑湿病邪等）
初起病位	多首犯肺卫或气分、营分	多在卫气或脾胃
起病、传变及病程特点	起病较急，热象较著；传变较快，病程相对较短	起病较缓，初起热象不显；传变较缓，病程相对较长，缠绵难愈
转归	易伤阴	既可伤阴又可伤阳
代表病种	春温、风温、暑温等	湿温、伏暑、暑温夹湿等

二、根据发病类型分类

温病按其发病初起是否有里热证可分为新感与伏邪两大类。新感温病是指初起病发于表，以表热证为主而无明显里热表现的一类温病，如风温、秋燥等。伏邪温病，又称伏气温病，是指初起病发于里，以里热证为主的一类温病，如春温、伏暑等。新感温病初起一般出现表证，其病机传变一般多为由表入里、由浅入深，治疗当以解表为主。伏邪温病初起以里热证为主，其病机传变有两种情况，一为病邪进一步深入，一为病邪向外透解，治疗当以清泄里热为主。区分新感与伏邪的主要意义是在于区别温病发病初起的证候类型，揭示病变的浅深、病情的轻重、传变的趋势，从而有助于临床的辨证论治。

第四节　温病与伤寒、温疫、温毒的关系

一、温病与伤寒

温病与伤寒都是感受外邪而引起的疾病，都属于外感热病的范畴。伤寒有广义、狭义之分：广义伤寒是一切外感热病的总称，凡由外邪引起的外感热病都属于伤寒的范围，其中既有风寒性质的，也包括温热性质的。正如《素问·热论》所说："今夫热病者，皆伤寒之类也。"《难经·五十八难》更具体地指出："伤寒有五，有中风，有伤寒，有湿温，有热病，有温病。"其中中风、伤寒属于风寒性质，湿温、热病、温病则属于温热性质。由此可见，"伤寒有五"之伤寒是一切外感热病的总称，即为"广义伤寒"，而其中之一的伤寒，则为感受寒邪引起的外感热病，属"狭义伤寒"。

温病的范围是随着温病学的发展而逐步扩大的。在《黄帝内经》时期，温病只是指发生于春季的某些特殊的外感热病，如《素问·热论》中说："凡病伤寒而成温者，先夏至日者为病温，后夏至日者为病暑。"其所说的"病温"是专指发于春季的伏气温病。而《难经·五十八难》则把温病作为广义伤寒中病种之一，与中风、伤寒、湿温、热病并列。宋代郭雍《伤寒补亡论》中则把温病作为春季多种外感疾病的总称，其中包括了"冬伤于寒至春发者"，也包括了"冬不伤寒，而春自感风寒温气而病者"，还包括了"春有非节之气中人为疫者"。至清代吴鞠通《温病条辨》明确了温病有9种，包括风温、温热、温疫、温毒、暑温、湿温、秋燥、冬温、温疟。由此可见，随着温病学理论的发展，温病的范围逐步扩大，包括了外感热病中除了风寒性质以外的所有病种。

温病与因感受寒邪引起的狭义伤寒，两者是并列关系。温病学形成独立体系，从伤寒中脱离出来，其范围也明显扩大了，目前温病已成为多种外感热病的总称。

温病与狭义伤寒虽同属外感热病，但在临床表现上差异明显，治疗方法也截然不同，须严格加以区分。如狭义伤寒与风温两者在病因病机、证候、治疗等方面都有明显的不同，详见表2-2。

表 2-2　伤寒（狭义）与风温比较表

病证	风温	伤寒（狭义）
病因	风热病邪	风寒病邪
感邪途径	自口鼻而入，先犯手太阴肺经	自皮毛而入，先犯足太阳膀胱经
病机特点	初起邪犯肺卫，继则肺胃热盛，甚则热陷心营，后期易伤肺胃阴液	初起寒束于表，郁闭卫阳，继则寒邪化热内传入里，后期易伤脾肾阳气
初起证候	发热重，恶寒轻，口微渴，咳嗽，咽痛，无汗或少汗，苔薄白，舌边尖红，脉浮数	恶寒重，发热轻，头痛身痛，无汗，苔薄白，脉浮紧
初起治法	辛凉解表	辛温解表
初起用方	银翘散、桑菊饮等	麻黄汤、桂枝汤等
后期治法	滋养肺胃	温补脾肾
后期用方	沙参麦冬汤等	理中汤、四逆汤等

二、温病与温疫

温疫是指温病中具有强烈传染性，并能引起流行的一类疾病。对温病与温疫的关系，历来有两种看法。一种认为，二者名异实同，温疫是温病的别名，如吴又可说："热病即温病也，又名疫者，以其延门阖户，如徭役之役，众人均等之谓也。"强调二者都具有温热性质和传染性，所以温病也可称为温疫。另一种观点认为，二者截然不同，区别在传染与否，传染者为温疫，不传染者为温病，如陆懋修说："温为温病，热为热病……与瘟疫辨者无它，盖即辨其传染不传染耳。"周扬俊说："一人受之谓之温，一方受之谓之疫。"

上述两种观点都存在一定的片面性。因为温病实质上包括了现代医学所说的多种感染性疾病，大多数都具有不同程度的传染性，所以不应该将是否具有传染性作为绝对依据，而把温病与温疫对立起来。而各种温病的传染性和流行性，在程度上又有显著的差别，因此，把温病一概视为具有强烈传染性并能引起流行的一类疾病，在概念上将温病和温疫混为一谈，也是不妥当的。

由于温疫大多来势迅猛、病情危重，危害较一般温病更甚，因此将温疫与温病在概念上加以区别，其意义在于引起对温疫防治上的高度重视，以便及时采取有效的预防和治疗措施，控制温疫的发展和蔓延。

三、温病与温毒

温病与温毒在概念上的关系和温病与温疫一样，亦是既有联系，又有区别。

在古代中医文献中，有关温毒的含义大致有两种：一为病名，即指具有独特表现的一类疾病，即温毒疾患；二为病因，即时毒病邪。本节主要阐释前者。

温毒作为疾病名称主要是指因感受时毒病邪引起的一类具有独特临床表现的急性外感热病。它除了具有一般急性温热性疾病的临床表现外，还具有局部红肿热痛，甚则溃烂，或肌肤密布斑疹等特征。包括了多种温毒疾患，如大头瘟、烂喉痧、痄腮等。如雷少逸指出："然有因温毒而发斑、发疹、发颐、喉肿等，不可不知。"可见，温毒是包括了多种具有"毒"的特殊表现温病的统称。

古代医家对温毒疾病概念的认识不尽一致。温毒之名最早见于王叔和《伤寒例》，该书载："阳脉洪数，阴脉实大者，更遇温热，变为温毒，温毒为病最重也。"其意是指冬伤于寒，伏而未发，过时又遇温热之邪而发病，临床症状较严重的一种疾病。葛洪《肘后备急方》中明确指出了"温毒发斑"的临床特点为肌肤发出斑疹，并载有温毒发斑的治法，"治温毒发斑，大疫难救，黑膏，生地黄半斤切碎，好豉一升，猪脂二斤，合煎五六沸，令至三分减一，绞去滓，末，雄黄麝香如大豆者，内中搅和，尽服之，毒从皮中出，即愈"。其后，郭雍《伤寒补亡论》中对温毒的病因病机和临床表现做了较系统的论述，认为温毒一病，既非伤寒，又非温病，为冬季先感受冬温不正之毒，又感受寒邪，毒为寒所折，毒不得入，亦不能退，到天气暄热去其外寒而温气得通，郁于内的热毒得以向外而伤及肌肤，致皮肤出现斑疹如绵纹，或烂为疮。除此以外，有的医家认为温毒是发生于温病、伤寒之中的一种特殊病证，如熊立品在《瘟疫传症汇编》中所说："温毒：凡伤寒、瘟疫并各种温病，初感外邪未得解散，留滞经络、肌肉、脏腑，杳无出路，常于颈、项、胸、胁、腰、膀、胫中忽然焮肿，或小如李实，或大如覆杯，坚硬红晕，痛如锥刺，畏寒作热，脑闷头昏。"而《温病条辨》则把大头瘟、蛤蟆瘟等作为温毒，即"温毒，咽痛喉肿，耳前耳后肿，颊肿，面正赤，或喉不痛，但外肿，甚则耳聋，俗名大头瘟、蛤蟆瘟……"可见，不同的医家对温毒所指的范围及其临床表现的描述不完全一致。

因此，温病为温热性质外感热病的总称，温毒因其具有显著温热性质这一特点而隶属于温病范围，即为温病中具有肿毒或发斑表现的一类特殊病种。

小　结

温病是感受温邪引起的，以发热为主症，多具有热象偏重、易化燥伤阴等特点的一类急性外感热病。温病的共同特点包括：有特异的致病因素，多具有传染性、流行性、季节性和地域性，病程发展有阶段性，临床表现有特殊性。温病属于外感疾病范畴，温病可根据病证性质分为温热与湿热二大类，也可根据发病初起的证候特点分为新感温病与伏邪温病两大类，以便执简驭繁，指导临床辨证治疗。温病与伤寒都是感受外邪而引起的疾病，都属于外感热病的范畴，从概念而言，温病属于广义伤寒范畴，与狭义伤寒是并列关系。温疫与温毒均是温病中具有特殊表现的一类疾病，属于从属关系。

思考题

1. 如何理解温病的概念？
2. 简述温病的特点。
3. 怎样理解温病病机变化的规律性和临床表现的特殊性？
4. 温病的分类依据是什么？对临床有何指导意义？
5. 温病与伤寒、温疫、温毒在概念上有何联系与区别？

温病的病因分为外因与内因，外因是主要发病因素，称为温邪。在强调外因的同时，也要重视机体脏腑功能失调对发病的影响，外因通过机体内因导致温病发生。

第一节　温病病因

温病的主要致病原因是外感温邪。温邪是指外邪中具有温热性或湿热性的一类致病邪气，其特点主要表现在：①从外感受。温邪从外侵袭人体，多由口鼻或皮毛而入。②性质属热。表现为发热及相关热象，并且致病迅速。③季节相关。温邪的发生及致病多有一定的季节相关性，又称之为时令温邪，或简称时邪。④病位有别。不同温邪入侵人体的部位有别，如风热病邪首犯肺系，湿热病邪多以脾胃病变为中心等。

古代医家认为温病的致病原因主要是"六淫"邪气，只是在性质上具有属热的特点。普遍认为是根据四时不同的气候变化，联系发病的季节性和临床特点，通过症、舌、脉等分析，在实践中形成了"辨证求因""审证求因"的方法，一直有效地指导着临床实践。这种对病因做出的概括，贯穿了人与自然相适应的"天人相应"和"倒果求因"的思维。温病的发生之所以具有独特的规律而有别于内伤杂病，其根本原因就在于它的病因是感受外界致病之邪。但由于历史条件的限制，对外邪的认识只能根据临床观察和实践体验，把人体能明显感觉到的气候变化看成是外感病的致病原因。

从现代角度分析，温病包括大多数急性传染病在内的感染性疾病，其致病原因主要是病原微生物的感染。同时，四时气候的变化，可影响病原微生物的生长繁殖和传播，并可影响机体的体质和防御能力。此外，还有地理、自然环境、社会环境等因素，也与温病的发生相关联。因此，温病病因不是传统的外感"六淫"，不能简单归结于气候变化，而应是包括了气候、病原微生物、地理、环境等在内的多种生物、物理因素与机体相互作用所产生综合反应的结果。

温病病因学说的意义不仅限于阐明温病的发生原因，温病病因包括了病因与病机双重意义，更重要的是在于指导临床治疗，它已成为中医指导临床辨证施治的重要依据。掌握温邪致病特点及其致病规律，临床上可以通过对不同证候特点的分析，推断出致病原因，实现审证求因施治。因此，把握各种温邪的致病特点，对于掌握相应温病的发生发展规律并进行诊治具有重要作用。

一、温病外因

导致温病发生的外感病邪统称为温邪，主要包括风热病邪、温热病邪、暑热病邪、燥热病邪、湿热病邪、时毒病邪、疠气。

（一）风热病邪

具有风热性质的病邪称之为风热病邪。感受风热病邪所引起的温病称为风温。风热致病以春季为多，因风为春令主气，此时阳气升发，气候温暖多风，故易形成风热病邪。但如冬令气候反常，应寒反暖，亦可形成风热病邪而发为风温，因其于冬季致病，又称为冬温。叶天士："春月受风，其气已温。"陈平伯："春月风邪用事，冬初气暖多风，故风温之病，多见于此。"吴鞠通："风温者，初春阳气始开，厥阴行令，风夹温也。"风热病邪具有以下致病特点。

1. 先犯上焦肺卫　风邪具有升散、疏泄的特性，热性炎上，风热侵犯人体，肺卫首当其冲。正如叶天士在《三时伏气外感篇》中所说："肺位最高，邪必先伤。"肺主气其合皮毛，肺受邪袭，卫表亦为邪郁。风热病邪致病，初起症见发热、微恶风寒、头痛、少汗、咳嗽、口微渴、苔薄白、舌边尖红、脉浮数等肺卫热证。

2. 易伤肺胃阴津　风与热均属于阳邪，风热相搏，最易耗伤阴津，叶天士在《温热论》中指出："风夹温热而燥生，清窍必干，谓水主之气不能上荣，两阳相劫也。"风热病邪初起以肺经为病变中心，继则留于肺胃，正如陈平伯所云："人身之中，肺主卫，又胃为卫之本，是以风温外薄，肺胃内应，风温内袭，肺胃受病。"故风热病邪多耗伤肺胃阴津。

3. 变化迅速，易逆传心包　因风邪"善行数变"，温邪又具有"热变最速"的特性，故风热病邪入侵人体，变化较快。初起邪在肺卫，易逆传心包，出现神昏谵语、舌蹇肢厥等危重证候，正如叶天士《温热论》所说："温邪上受，首先犯肺，逆传心包。"

4. 易出疹、动风　风热病邪致病以肺经病变为主，而手太阴肺经热邪易内窜营分，从肌肤而出，发为疹，如陆子贤所说："疹为太阴风热。"小儿脏腑筋脉柔嫩，热邪易侵入肝经，或郁热波及肝经，熏灼筋脉导致热盛动风。

（二）温热病邪

根据《素问·生气通天论》"冬伤于寒，春必温病"的论述，冬感寒邪，当时未发病，至春随阳气升发，内伏寒邪化热，因其不兼具风、暑、湿、燥等病邪的性质，而以温热性质为主发为温病，而故称之为温热病邪。感受温热病邪所引起的温病称为春温。因其致病初起即见里热证，有伏藏的特性，故所致疾病称为伏气温病。温热病邪具有以下致病特点。

1. 初起即见里热证　温热病邪内郁而发，或因时令之气引发，起病急骤，初病即见里热炽盛证候。其发于气分者，症见灼热、烦渴、尿赤、舌红苔黄等；发于营（血）分者，初病即见身热、斑疹、神昏、舌绛，或有出血等。若新感引发，则兼见卫表证。

2. 易闭窍、动风、迫血　由于温热病邪的温热特性突出，里热炽盛而易化火生毒，多见闭窍、动风之变而发生神昏、痉厥。郁热内炽，易内迫血分，损伤血络，迫血妄行，出现斑疹显露或腔道出血等症状。

3. 易耗伤肝肾真阴　由于温热病邪伤人病位深而邪热重，故极易耗伤阴液。初起即可见烦渴、小便短赤、便秘等症；病程中期阴伤症状突出；病程后期易伤肝肾真阴，出现低热，颧赤，口燥咽干，脉虚神倦，或手足蠕动，舌干绛而痿等。

应注意将温热病邪与温邪概念的区别，温邪是温病致病因素的总称，而温热病邪则是春季的一种温病病因，属于温邪范畴。

（三）暑热病邪

具有暑热性质的病邪称之为暑热病邪。暑为夏令主气，性质属火热。感受暑热病邪所引起的温病称为暑温。《说文解字》称："暑，热也。"又说："暍，伤暑也。"故王孟英说："暑也，热也，暍也，乃夏令一气之名也。"暑热病邪的形成主要与感受气候条件所滋生的病原微生物密切相关，也与夏季高温物理因素致病有关，所以其致病具有明显的季节性。暑热病邪具有以下致病特点。

1. 多先入阳明气分 暑为火热之邪，其性酷烈，传变极速，故暑温初起大多邪入气分而无明显卫分过程。初起以壮热、大汗、面赤、口渴、脉象洪大等暑热炽盛于阳明气分为主要表现。叶天士说"夏暑发自阳明"，即概括指出了暑热病邪的这一致病特点。

2. 易损伤津气 暑性炎热酷烈，不仅易于劫灼津液，而且易于耗气，临床可见身热、汗出、口渴、齿燥、神倦、脉虚等症状。如耗气伤津太过，可致津气两脱而危及生命。《素问·举痛论》说："炅则气泄。""炅则腠理开，荣卫通，汗大泄，故气泄。"此即指出了暑邪伤津耗气的致病特点。

3. 易入厥阴，闭窍动风 暑性属火，与心气相通，伤人急速，王孟英说："暑是火邪，心为火脏，邪易入之。"暑性酷烈，暑热病邪既可直中心包，也可由气分深入营血。暑邪入于厥阴，可引动肝风，闭塞机窍，出现高热、猝然神昏、抽搐之候。若暑热病邪从外直中于心包，称为暑厥；若暑热动风，称为暑风。

4. 易兼夹湿邪、寒邪 夏季炎热，天暑下迫，地湿上腾，暑热盛而湿气重，故暑热病邪往往夹有湿邪而成暑温兼湿之证。又因炎夏盛暑之季，人们每喜恣食生冷，贪凉露宿，空调无度，以致暑邪又常夹湿兼寒而成暑湿兼寒之证。关于暑邪是否夹湿，古代医家有"暑必兼湿"与"暑易夹湿"两种不同见解。以叶天士、章虚谷为代表的医家认为暑必兼湿。叶天士说："长夏湿令，暑必兼湿。"章虚谷说："盖夏至以后，相火湿土二气交会，合而为暑。"而以王孟英为代表的医家认为：暑乃天之热气，纯阳无阴，虽可夹湿，但非必然。他强调："暑与湿原是二气，虽易兼感，实非暑中必定有湿也。"结合临床来看，暑易夹湿之论更符合临床实际。

（四）燥热病邪

具有燥热性质的病邪称之为燥热病邪。感受燥热病邪所引起的温病称为秋燥。燥为秋令主气，具有干燥的特性，其性质亦有属寒属热的不同，这与秋令气候的偏凉偏温密切相关，燥热病邪性质属热，是燥邪中的温燥。燥热病邪具有以下致病特点。

1. 病位以肺经为主 燥金之气内应于肺，侵袭人体多从口鼻上受犯于肺经。燥热病邪致病初起有发热、微恶风寒等肺卫见症，兼有咳嗽少痰、鼻干咽燥等肺燥见症。

2. 易致津液干燥 燥邪具有干燥的特性，易消耗津液，这是燥邪致病的主要特点。燥热病邪致病初起必有明显的津液干燥见症，如唇干鼻燥、咽喉干燥、口干而渴、干咳无痰或少痰、舌苔少津等。病变过程中多伤肺胃之阴。少数严重病例后期可损及下焦肝肾之阴。

（五）湿热病邪

具有湿热性质的病邪称之为湿热病邪，感受湿热病邪所引起的温病称为湿温。湿热病邪四季均可产生，但长夏季节最明显。因长夏之季暑气犹盛，且雨水较多，湿热郁蒸，易形成湿热性质的病原微生物。湿热病邪具有以下致病特点。

1. 病位以中焦脾胃为主　脾为湿土之脏，胃为水谷之海。湿土之气同类相召，故湿热之邪易犯中焦脾胃，多见有脘痞、腹胀、呕恶、便溏等湿困脾胃、升降失司的症状。薛生白："湿热之邪从表伤者十之一二，由口鼻入者十之八九。阳明为水谷之海，太阴为湿土之脏，故多阳明、太阴受病。"

2. 易遏阻气机　湿为重浊阴邪，侵犯人体后极易困遏清阳，阻滞气机。湿温发病具有隐袭性，初起阳热之象多不显著，而以身热不扬、恶寒、头身重等湿困卫阳，以及脘痞腹胀等湿阻气机为主要表现。症状具有矛盾性，尤其是初中期，热为阳邪，湿为阴邪，阴阳合邪，表现出矛盾的两方面。如初起湿邪困遏，虽有发热，但出现脉不数而缓濡、面不红而淡黄、口渴不欲饮或不渴、大便不干结而黏滞等矛盾症状。

3. 病势缠绵，传变较慢　湿为有形之邪，湿热相结，如油入面，不似寒邪束表发汗即解，也不似热邪一清而愈，病程中化热较缓，传变较慢，大多病程较长，缠绵难解，且瘥后易于复发。湿热之性，弥漫不解，蒙上流下，病变的各阶段界限不明显，病情具有黏腻性。

（六）时毒病邪

时毒病邪是具有温热性质，且局部有肿毒特征的一类温邪。其致病多在冬春季节，由于传染性和流行性，故又称为时毒。时毒病邪具有以下致病特点。

1. 攻窜流走　时毒病邪可内攻脏腑，外窜肌腠，上冲头面，下注阴器，其病变部位的差异与时毒病邪性质及感邪轻重有关。如时毒攻肺，可使肺失清肃，或肺气壅滞，甚则化源速绝；时毒攻心，闭塞机窍，则出现神昏谵语，或引动肝风发生痉厥；时毒窜扰肌腠，可致肌肤丹痧、斑疹密布等。

2. 蕴结壅滞　时毒病邪客于脉络，可致局部血脉阻滞，毒瘀互结，而形成肿毒特征，局部出现红肿疼痛，甚则破溃糜烂等。若病变在上，则多发于咽喉部位；若时毒结于阴器，可致睾丸肿胀疼痛。时毒引起的肌肤斑疹或皮下结节，也与其蕴结壅滞的致病特点有关。

（七）疠气

疠气亦称戾气，是指致病暴戾，有强烈传染性并能引起较大范围流行的一类温邪。其形成与非时之寒暑、疾风淫雨、久旱大涝等气候反常有关，亦与某些特殊气候地理环境有关，如岭南地区山岚瘴气较易形成疠气。此外，战乱之后及灾荒之年，环境卫生恶劣，均易致疠气的形成。疠气的属性有寒热之分，属温热性质者能引起温疫的发病、传染和流行。疠气致病具有如下特点。

1. 其性暴戾，致病力强　疠气致病往往无问老幼，触之即病。

2. 具有强烈的传染性，易于流行　疠气致病来势凶猛，传染性极强，在短时间内可引起疫病的大面积流行。

3. 多从口鼻而入，有特异的病变定位　疠气的感邪途径以口鼻为主，即通过空气或饮食侵入人体。不同性质的疠气，对脏腑经络有不同的定位倾向，常见肺、脾胃、膜原等。

4. 病情严重，病势凶险　疠气侵袭人体，发病迅速，传变极快，症状复杂多变，病情险恶，致死率高。如《温疫论》所说："此一日之间而有三变。""缓者朝发夕死，急者顷刻而亡。"

5. 致病有种属选择性　疫疠病邪致病，对人或不同种属动物有一定的选择性。某些病邪只引起人患病而不引起其他动物患病，而某些病邪只引起某些动物患病但不能使人患病。

现将温病常见病因及致病特点归纳为表3-1。

表 3-1　温病常见病因及致病特点

常见病因	主要致病特点
风热病邪	先犯上焦肺卫；易伤肺胃阴津；变化迅速，易逆传心包；易出疹、动风
暑热病邪	多先入阳明气分；易损伤津气；易入厥阴，闭窍动风；易兼夹湿邪、寒邪
湿热病邪	病位以中焦脾胃为主；易遏阻气机；病势缠绵，传变较慢
燥热病邪	病位以肺经为主；易致津液干燥
温热病邪	初起即见里热证；易闭窍、动风、迫血；易耗伤肝肾真阴
时毒病邪	攻窜流走；蕴结壅滞
疠气	其性暴戾，致病力强；具有强烈的传染性，易于流行；多从口鼻入，有特异的病变定位；病情严重，病势凶险；致病有种属选择性

二、温病内因

一般说来，温病的发生有赖于人体内因，即易感体质或机体内环境的失调。《素问·刺法论》："正气存内，邪不可干。"温邪能否侵入人体发病，取决于人体正气的强弱及邪气的盛衰。

温病常见的内因有：①素体阴分亏损，精血津液不能化生卫气而致防御下降。②素体内热偏盛，嗜食肥甘厚味，或五志化火，又外感温邪，两阳相遇，同气相求，内外皆热。③脏腑功能一时性失调，过度劳累，或大汗出，卫外失司，温邪乘虚而入。④小儿纯阳之体，阳常有余，阴常不足，脏腑娇嫩，卫外失固，易感温邪，发生温病，或小儿饮食不节易停食积热，形成胃肠积热。古人云："内不伤，外不感"。⑤素体脾胃虚弱，脾虚湿停易发湿热病证，即薛生白所谓"太阴内伤，湿饮停聚，客邪再至，内外相引，故病湿热"。

第二节　温病发病

发病主要指疾病发生的机理和规律。温病发病的包括温病的发病因素、感邪途径、感邪部位及发病类型等。

一、发病因素

影响温病发生及流行的因素是多方面的，除了感受温邪外，还与自然因素、社会因素密切相关。

（一）自然因素

自然因素与温病的发生有着密切的关系，主要包括气候因素、地理因素和环境因素。其中特别是气候的变化对温病的发生有着重要的影响。由于时令气候的不同，对温邪的形成和机体的反应，都会产生不同的影响，从而可导致不同类型温病的发生。例如，在夏季气温偏高，雨多湿重的自然条件下，不仅湿热之邪易于形成，而且人体的脾胃运化功能亦易呆滞，所以易致暑湿或湿热为病。至于气候的异常变化，如暴寒暴暖、久旱淫雨等，更是导致温病发生和流行的一个重要因素。除气候外，现代越来越复杂的外环境，如各种辐射、特殊职业环境、地理、环境等，也是影响温病发生的重要因素。

（二）社会因素

社会因素包括经济水平、营养状况、体育活动、风俗习惯、饮食起居、卫生制度等，对温病的发生有重要的影响。在中国古代社会，人民生活水平低下，体质较差，抗病力弱，且经济文化落后，卫生设施较少，加上战争频繁，灾荒不断，社会动荡，所以经常导致温病的发生和流行。中华人民共和国建立后，社会安定，经济发展较快，人们安居乐业，同时又确立了"预防为主"的方针，而有效地控制和降低了多种急性传染性温病的发生与流行。而在当今世界上有一些国家和地区，或因贫穷落后，或因战火频繁，温病的发生情况仍较严重。

二、感邪部位

温邪侵犯人体的部位因病邪种类而有不同。主要有如下几种。

（一）邪从皮毛而入

皮毛为一身之表，在卫气作用下，通过正常开合以保持机体内外环境的统一，防御外邪的侵袭。一旦卫外功能下降，皮毛失固，外邪即可乘虚而入，以致形成卫气与外邪抗争，皮毛开合失司的卫表证候。

（二）邪从口鼻而入

温邪易通过人的口鼻而侵入机体。鼻气通于肺，经呼吸而侵入人体的病邪，其病位多在上焦手太阴肺，如风温、秋燥等。口气通于胃，口和胃为人体摄纳饮食的重要器官，故邪从口入者大多因饮食不洁，其病位多以中焦脾胃为主，湿热性质的温病即属于这一类型。明清之前，大多数医家根据《黄帝内经》"皮毛主一身之表"的理论，以及外感病初起多有皮毛开合失司见症，认为外邪侵袭人体大多从皮毛而入。明清以后，随着温病学的发展，不少温病学家，如吴又可、叶天士、薛生白等，根据温病初起的病位所在，创造性地提出了邪从口鼻而入，首先犯肺，或直趋中道，或客于膜原的感邪部位，这些论述更切合临床实际。

（三）邪从前后二阴而入

温邪可通过尿道、阴道、肛门等处侵入人体，从下而受，形成初发于生殖系、泌尿系的感染性病变。

三、感邪途径

温邪可通过空气、饮食、接触等传播和感染。

（一）空气相染

古代医家很早就认识到："一人病气，足充一室。"人经呼吸道吸入被污染的空气就可以受邪发病。通过空气相染的温病如风温、秋燥、大头瘟、烂喉痧等。

（二）饮食相染

温邪可通过饮食入口，口气通于胃，温邪可直犯脾胃入肠道而发病。邪从口腔而入，多系饮食不洁所致。

（三）接触相染

与某些具有传染性的温病患者接触，病邪可从皮毛、黏膜而入引起发病。蚊虫、体虱等叮咬皮肤，也可将温邪传入而发病。接触疫水而感邪发病，也属于接触相染。

四、发病类型

发病类型是指温病发病后在证候上所表现出的不同类型。温病虽然种类很多，但根据其发病后的临床表现，可概括为病发于表和病发于里两大类型，即新感温病和伏邪温病。

（一）新感温病

新感温病简称"新感"，是指感受当令之邪即时而发的温病，与伏邪温病伏而后发相对而言。新感温病发病特点是：初起病多在表，以发热、恶寒、无汗或少汗、头痛、咳嗽、苔薄白、脉浮数等卫表证候为主要表现。其传变趋势是由表入里，由浅入深；由于体质状态不同，抗病力有差异，感邪轻重有区别，故温邪有不传变而自行消退者，有按卫气营血层次呈渐进性深入者，有自肺卫内陷心营者；一般病情较轻，病程较短。有的温病虽然初起时也以里热证为主要表现，属于感邪后即时发病，并无伏藏，所以仍然属于新感温病。如暑温，虽然初起时表现为阳明里热证，但仍为感受暑邪而即时发病，故属于新感温病。初起治疗以解表透邪为基本大法。属新感温病的有风温、秋燥、暑温、湿温、大头瘟、烂喉痧等。

（二）伏邪温病

伏邪温病又称伏气温病，简称"伏邪"，是指感受外邪伏藏于体内过时而发的温病。伏邪温病的发生往往与人体阴精不足有密切的关系，《素问·金匮真言论》："夫精者，身之本也，故藏于精者，春不病温。"伏邪温病发病特点是：初起病多在里，以灼热、烦渴、溲赤、舌红苔黄，或身热夜甚、斑疹、舌绛等热郁于里的证候为主要表现。伏邪温病亦有初起兼见表证而呈表里同病的，称为"新感引动伏邪"。其传变如伏邪由里外达，为病情好转的表现；如里热进一步内陷深入，则为病情加重，伏邪温病一般病情较重，病程较长。若伏邪不能外达，或透邪不尽则病情反复，变证迭起，病难速愈。初起治疗以清泄里热为主。主要病种有春温、伏暑。

新感温病与伏邪温病是两大不同的发病类型（表3-2）。两者从概念虽是以感邪后是否即时发病为区别，实际是根据温病发病初起的不同证候特点，通过分析比较而对发病类型做出的概括。其临床意义主要是为了区别病位的浅深轻重，提示病机的传变趋向，从而确定不同的治疗方法。

表3-2　新感温病与伏邪温病比较

鉴别点	新感温病	伏邪温病
发病	感邪后立即发病	感邪后邪气伏藏，过时而发
传变	邪自表解，或由表传里	伏邪自里达表，或向里内陷
证候	初起为卫表证	初发为里热证，如外感引发，则可兼表证
病程	病程多较短	病程多较长，伏邪透出不尽，则病难速愈
病情	病情多较伏邪为轻	病情多较新感为重
治疗	初起以疏卫解表为主	初起以直清里热为主
代表病种	风温、暑温、秋燥、湿温等	春温、伏暑

小 结

温病病因分为外因与内因，外因是主要发病因素，称为温邪。不同温邪具有不同的致病特点。风热病邪伤人易先犯上焦肺卫；易伤肺胃阴津；病情变化迅速，易逆传心包；易出疹、动风。温热病邪的致病特点为初起即见里热证；易闭窍、动风、迫血；易耗伤肝肾真阴。暑热病邪致病则多先入阳明气分；易损伤津气；易入厥阴，闭窍动风；易兼夹湿邪、寒邪。燥热病邪致病病位以肺经为主；易致津液干燥。湿热病邪致病特点是病位以中焦脾胃为主；易遏阻气机；病势缠绵，传变较慢。时毒病邪致病则易攻窜流走；蕴结壅滞。疠气的致病特点为其性暴戾，致病力强；具有强烈的传染性，易于流行；多从口鼻而入，有特异的病变定位；病情严重，病势凶险；致病有种属选择性。掌握了温邪的致病特点，有助于把握温病病机演变规律，对温病的辨证施治有重要的指导意义。温病的发生有赖于人体内因，温病常见的内因有素体阴分亏损，素体内热偏盛，脏腑功能一时性失调，素体脾胃虚弱，小儿脾弱，胃肠积热等。

影响温病发生及流行的因素是多方面的，除了感受温邪外，还与自然因素及社会因素等密切相关。温病的感邪途径有空气相染、饮食相染、接触相染。温邪感邪部位，有从皮毛而入、从口鼻而入、从前后二阴而入。根据温病发病后的临床表现，可将温病分为新感温病和伏邪温病两大类型。

思考题

1. 什么是温邪？如何理解温邪的生物致病性？温邪致病有哪些共同特点？
2. 试述风热病邪、温热病邪、暑热病邪、燥热病邪、湿热病邪的致病特点？
3. 疠气、时毒病邪的致病特点主要有哪些？
4. 影响温病发生的因素有哪些？
5. 试述新感温病和伏气温病的概念及临床意义。

扫一扫，查阅本章数字资源，含PPT、音视频、图片等

温病辨证以卫气营血和三焦辨证理论为指导。温邪侵犯人体发病后的病机变化，主要表现为卫气营血和三焦所属脏腑的功能失调和实质损害。温病辨证是阐明卫气营血、三焦所属脏腑在温病发生发展过程中的生理病理变化、临床表现特征、病情传变规律等。卫气营血辨证和三焦辨证是温病学的核心理论。

温病辨证的临床意义在于：①辨明病邪性质，判断病证性质，包括温热类和湿热类。②归纳证候类型，分析病理变化。③标志病位浅深，了解病情轻重。④阐明发病规律，认识传变形式。如吴鞠通《温病条辨》中言："温病由口鼻而入，鼻气通于肺，口气通于胃，肺病逆传则为心包；上焦病不治则传中焦，胃与脾也；中焦病不治则传下焦肝与肾也；始上焦，终下焦。"⑤确立治疗原则，制定治法方药。如叶天士《温热论》中言："在卫汗之可也，到气才可清气，入营犹可透热转气……入血就恐耗血动血，直须凉血散血。"吴鞠通提出："治上焦如羽（非轻不举）；治中焦如衡（非平不安）；治下焦如权（非重不沉）。"

第一节　卫气营血辨证

卫气营血辨证理论是以清代叶天士为代表的医家，依据温病发生发展规律，结合《黄帝内经》及历代医家有关营卫气血的论述，将营卫气血理论引申发挥形成的辨证理论，以阐明温病病变的浅深层次和先后阶段，概括温病的病理变化及证候类型，从而指导温病治疗。卫气营血辨证既是不同脏腑证候的类型辨析，更是温病不同阶段的辨析。这种动态发展的辨析，是中医辨证的优势所在。

营卫气血由水谷化生，是维持人体生命活动的精微物质，其分布、化生有表里先后的不同。卫敷布于肌表，气充养全身，卫行于脉外，营行于脉中，奉心化赤则为血。卫气营血分布的表里层次差别和化生先后不同，引申说明温病病变的层次、阶段，以及病情轻重程度。卫气营血的作用各不相同。卫的作用是捍卫肌表，温养分肉，抵御外邪。气是脏腑生理活动的动力及整体防御机能的体现。营与血的功能相似，对全身及脏腑起着营养和滋润的作用。因此，可根据卫气营血功能的失调，判断病变性质，确定证候类型。

研究发现，温病卫气营血的传变规律，与西医学急性传染病的发病规律是共通的。卫气营血各期临床见证可以用现代病理学加以验证。卫气分表明机体功能失调、代谢障碍，表现为细胞炎性反应、电解质紊乱、细胞肿胀变性等，临床症状为口渴、汗出、咽痛等；这个过程是可逆的，病位浅、病情轻、机体反应性强，正邪斗争激烈。营血分表明机体重要脏器受到损害，如心、肝、肾、脑等，临床出现心悸、神昏、痉厥等；这个过程是不可逆的，病位深、病情重，正衰邪减。

一、卫气营血的证候与病机变化

（一）卫分证

卫分证是指温邪初犯人体肌表，导致卫气功能失调而引起的病变。其临床表现为：发热，微恶风寒，头痛，无汗或少汗，咳嗽，口微渴，苔薄白，舌边尖红，脉浮数等。其中以发热、微恶寒、舌边尖红、舌苔薄白、脉浮数为辨证要点。

卫气是人体阳气的一部分，由肺通过宣发作用输布于人的体表，具有温养肌肤、调节皮毛汗孔和抵御外邪侵袭等作用。温病初起，温邪从上而受，多先犯肺卫。肺主皮毛，故病变部位以表为主，卫分首当其冲。卫气与邪相抗争，卫气郁而不宣则发热；卫阳为邪所遏，肌肤失却温养，故见恶寒；因系感受温邪，故多表现为热重寒轻。卫气被郁，不能正常调节皮毛开合，则无汗或少汗。头为诸阳之会，温邪袭表，阳热上扰清窍，加之卫气郁阻，经气不利故见头痛。肺气失宣则咳嗽。温邪为阳邪，初起伤阴不甚，可见口微渴，但病变初起伤津不重故仅表现为口微渴。苔薄白、舌边尖红、脉浮数则是温邪在表之征象。卫分证的病机特点是：温邪初袭，肺卫失宣。

此卫分证候是以风热病邪致病为例，温邪的种类较多，性质各异，各种温邪所致的卫分证又有差异。如燥热病邪所致者，除具上证外，津伤之象较为明显；而湿热病邪所致者，则又湿象明显，并伴有湿阻中焦气机的表现。温病初起在肺，或在中焦，都可以出现卫分的证候，如起于脾胃者，则可见胸闷脘痞、身重、肌肉酸重等表现。卫分常见证候类型有风热犯卫、燥热犯卫、湿遏卫气等。

邪在卫分其病位最浅，病情最轻，持续时间也较短，其转归有三：一是经过及时、正确的治疗，邪由此而解；二是因感邪过重，或失治误治，使病邪传入气分，病势进一步发展；三是可因心气阴素虚，或感邪过重，或失治误治，使病邪由肺卫逆传心包，形成危重病势。

（二）气分证

气分证是指病邪入里，影响人体气的生理功能所产生的病变。凡病邪由表入里而未入营血的病证，皆属气分范围。病变的所在部位有在肺、胃、脾、肠、胆、胸膈等不同，深入气分的病邪也有温热、湿热的区分，所以其证候表现也各有区别。其中以热盛阳明最具代表性，其临床表现是：壮热，不恶寒，但恶热，汗多，渴欲冷饮，尿黄，舌质红，舌苔黄燥，脉洪数有力等。热在气分一般以壮热、不恶寒、口渴、苔黄为辨证要点。

气是人体脏腑功能活动的物质基础，有"熏肤、充身、泽毛"的作用。邪在卫分不解，向里传变而进入气分，可直接影响气的正常功能。如邪入阳明气分，由于正邪剧烈抗争，引起发热加重，且邪在里，故表现为不恶寒而但恶热。里热蒸腾而津液受伤，引起大汗出，大渴引饮，且多渴喜凉饮。气分热盛则苔由白转黄燥，脉洪大有力。其病机特点主要是：正邪剧争，热炽津伤。

湿热性质的病邪所引起的气分证，临床症状表现与温热性质病邪所引起的气分证有较大的不同。其多表现为：发热，脘腹痞满，苔腻。具体临床表现随湿热偏盛程度而异：湿偏盛者，热为湿遏而多表现为身热不扬，渴不欲饮，苔白腻，脉濡缓；热偏盛者，因湿热交蒸，身热较盛而不为汗解，苔黄腻，脉濡数。脘腹痞满为湿热郁阻气机的表现，苔腻为湿热征象。一般把身热汗出、脘腹痞满、苔腻作为气分湿热证的基本表现。其病机特点主要是：湿热郁蒸，阻滞气机。气分常见证候类型有阳明热炽证、阳明热结证、邪热壅肺证、热郁胸膈证、热郁少阳证、湿热困脾证等。

气分病变较卫分更深入了一层，病情较重，其转归有三：一是在正气未衰，抗邪有力的情况下，或经过及时而妥当的治疗，正胜邪退而病愈；二是在邪正剧争过程中，邪盛正却，或失治误治，使温邪进一步深陷营血；三是气分邪热过盛，使津气耗伤过甚，或患者素体元气不足，易致津气欲脱的危重证候出现。

（三）营分证

营分证是指热邪深入，劫灼营阴，扰乱心神而产生的病变。其临床表现是：身热夜甚，口干但不甚渴饮，心烦不寐，时有谵语，斑疹隐隐，舌质红绛，脉细数等。其中以身热夜甚、心烦、时有谵语、舌质红绛为辨证要点。

水谷之精气，其清者为营，流注脉中，化以为血，有运送营养物质、和调五脏、洒陈六腑、灌输全身、平衡阴阳、增强人体抵抗力等功能。热邪在气分不得清泄，则津灼正亏，致深入营分；或因营阴素虚，邪由肺卫而内陷入营；或体内热邪郁伏，暗耗营阴而病发于营。热陷营分灼伤阴液，则身热夜甚而脉细数；营热蒸腾则口干不甚渴饮而舌质红绛；营为血之清者，与脉相贯，营热及血，热窜血络则斑疹隐隐；营气通于心，心主神明，热扰心神则神志异常，轻者心烦不寐，重者时有谵语。营分证的病机特点是：营热阴伤，扰神窜络。

营分常见证候类型有热灼营阴证、热陷心包证等。营分病变较气分证深，较血分证浅。由于它有外转出气分或内入血分之机，故治之得法，则可外出气分而邪退病减；反之则深入血分而病转危重。大致有这样几种情况：一是在营分的邪热得以转出气分，即原有的营分证症状如身热夜甚、斑疹隐隐、舌红绛等消失，仅留下某些气分证症状，这是病情好转的现象；二是在营分的邪热进一步深入血分，出现迫血症状，如斑疹大量透发、腔道出血等，这是病情加重的表现；三是营热炽盛而严重影响到脏腑功能，特别是内陷手足厥阴，出现神昏、痉厥等症状。

（四）血分证

血分证是指热邪深入，引起耗血迫血之变而产生的病变。其临床表现是：身灼热，躁扰不安，或神昏谵狂，吐血、衄血、便血、尿血，斑疹密布，舌质深绛等。其中以斑疹，多部位、多窍道出血，舌质深绛为辨证要点。

血为营气和津液化成，运行脉中，周流全身，有输气布津，营养五脏六腑、肢体百骸的功能。营分热邪未能及时透转而解，可深陷血分；或卫、气分之邪未解，亦可能径入血分。邪热入血，血热炽盛，灼伤血络，迫血妄行，溢于脉外，故见多部位、多窍道的出血和斑疹密布。同时，由于血热炽盛，血为热搏而被耗，血受热煎熬而成瘀，阻滞脉络，症见斑疹色紫、舌深绛等。又心主血藏神，热邪入血，扰乱心神则身热、躁扰不安，甚则神昏谵语。血分证的病机特点是：血热扰心，迫血耗血，热瘀互结。

血分常见证候类型有热盛迫血证、热与血结证等。血分证是温病过程中最为深重的阶段，邪入血分为病变的最深层，多见于温病的极期、后期，病多危重。转归有二：一是邪势不减而正气先溃，病情急剧恶化，导致生命危险；二是经过积极恰当的救治，正气恢复，邪势被遏而衰减，则病情趋缓。

二、卫气营血的相互关系及传变

人体卫气营血之间密切关系。卫与气以脏腑生理功能活动为主，营与血是营养全身的物质，卫、气属阳，营、血属阴。卫与气虽同是指功能活动，但其作用范围有表里之分，卫分属表，气分属里，故卫是气的浅层。营与血同源于水谷之精微，但二者又有区别，营行脉中化以为血，故营分较血分病情轻浅。叶天士说："卫之后方言气，营之后方言血。"就是从卫气营血的生理、病理方面，概括了温邪入侵的浅深层次、病变轻重及其相互传变。总的来说，病在卫分浅于气分，而病在血分则深于营分。具体而言，邪在卫分，病位最浅，持续时间较短，病情最轻；邪在气分为病已入里，邪势转盛，病位深入一层，其病变多影响脏腑的功能活动，病情较邪在卫分为重，但此时正气尚盛，抗邪力量较强，如治疗及时，易驱邪外出，使疾病趋向好转或痊愈；邪热深入营分、血分，不仅营血被耗伤，而且心神亦受影响，病情最为深重。一般而言，温病初中期病邪多在卫气分，病变多以机体功能失调为主；后期病邪多在营血分，病变多以脏腑实质损害为主。气分阶段如果治疗不及时，出现邪盛正虚，病邪深入营血分，则机体损伤较重，故要注重"把住气分关"。

　　卫气营血浅深轻重的层次变化，一般可作为温病发展过程的传变顺序。温邪多从卫分开始，而后向里传变，即由卫到气，进而内陷营血，这种发展变化，为温病传变的一般规律。但由于有感邪性质的不同、患者体质的强弱、治疗能否及时恰当等因素的影响，上述传变规律也不是固定不变的。在临床上有不传和特殊传变两种情况，所谓不传，是指邪犯卫分，经治疗后邪从外解而病愈；所谓特殊传变，是指病发于里，即开始就见气分或营血分病变，而后转出气分，逐渐趋向好转。这种初起即见里证的温病，往往反复性大，病情较重。此外，有卫气同病者，也有气分未罢而内陷营血者，更有外透而复内陷者，这是温病特殊传变中的一些不同形式。

　　要掌握温病的发展变化规律，关键是要抓住卫气营血各个阶段的证候特点（表4-1）。认清这些证候特点，不仅有助于掌握其病变部位的浅深、病情发展及病机传变的变化，而且能够据此确定治疗方法。

表4-1　卫气营血辨证

阶段	病机	临床表现	辨证要点
卫分	温邪初袭，肺卫失宣	发热，微恶风寒，头痛，无汗或少汗，咳嗽，口微渴，舌苔薄白，舌边尖红，脉浮数	发热，微恶风寒，舌苔薄白，舌边尖红，脉浮数
气分	正邪剧争，热炽津伤；湿热郁蒸，阻滞气机	温热性质：壮热，不恶寒，但恶热，汗多，渴欲冷饮，尿赤，舌质红，苔黄燥，脉洪数有力 湿热性质：身热不扬，渴不欲饮，脘腹痞满，苔白腻，脉濡缓；或身热较盛而不为汗解，脘腹痞满，苔黄腻，脉濡数	壮热，不恶寒，口渴，苔黄，脉洪数；或发热，脘腹痞满，苔腻
营分	营热阴伤，扰神窜络	身热夜甚，口干不甚渴饮，心烦不寐，时有谵语，斑疹隐隐，舌质红绛，脉细数	身热夜甚，心烦，时有谵语，舌质红绛
血分	血热扰心，迫血耗血，热瘀互结	身灼热，躁扰不安，神昏谵狂，吐血、衄血、便血、尿血，斑疹密布，舌质深绛	斑疹，多部位、多窍道出血，舌质深绛

第二节　三焦辨证

　　三焦辨证是吴鞠通依据《黄帝内经》对三焦部位与功能的论述，结合临床实践而创立的辨证纲领。把温邪在病变过程中，由上及下、由浅及深所引起各种病证的发展变化规律用三焦加以概括和说明，用以划分证候、分析病机、明确病位、判断传变趋势。

　　《黄帝内经》《难经》用三焦概念将人体划分为上、中、下三部，并论述了三焦的功能。时至汉代，开始涉及三焦的病理变化。到金元时期，对三焦病机研究日臻深入，如金元四大家之一的刘完素，从多方面论述了外感疾病、内伤杂病的三焦病机变化，还将三焦病变作为外感热病的分期，即上焦为初期，中焦为中期，下焦为后期，如他在《素问病机气宜保命集》中称斑疹"首尾不可下者，首曰上焦，尾曰下焦"。时至清代，喻嘉言强调温疫的三焦病变定位，并提出三焦分治原则；叶天士在创立卫气营血辨证的同时，还论述了三焦所属脏腑病机变化及其治疗方法；吴鞠通总结前人有关三焦的理论，结合自己对温病的实践体会，给三焦赋予了新的内涵，创立了三焦辨证理论，以作为温病的辨证纲领。《温病条辨》分列上焦、中焦、下焦篇，系统论述了三焦所属脏腑的病机及其相互传变的规律，总结出了相应的治疗方药。

三焦辨证与脏腑辨证在辨别脏腑病机变化、病变部位、病变性质和证候类型等方面，具有相似之处，但三焦辨证还能用于说明温病的发生、发展及传变规律，预测疾病的发展趋向，判断温病的预后。

一、三焦的证候与病机变化

（一）上焦证

上焦证主要包括肺、心包的病变。常见的证候类型有如下几种。

1. 邪袭肺卫证　温病初起，病邪多先犯于肺，肺合皮毛而统卫，所以温邪犯肺之初主要表现为卫气邪郁、肺气失宣，又称为邪袭肺卫证。主要临床表现有发热，微恶风寒，咳嗽，头痛，口微渴，舌边尖红，舌苔薄白欠润，脉浮数等。由于温邪初侵于肺卫，卫气奋起抗邪，郁而不宣，故发热；肺气不宣，卫气不能正常敷布，肌肤失于温煦，故微恶风寒；温邪犯肺，导致肺气失宣，故咳嗽；初起伤津液不甚，故口微渴。该证候属于卫气营血辨证中的卫分证，其中以发热、微恶风寒、咳嗽、舌边尖红、苔薄白、脉浮数为辨证要点。

2. 肺热壅盛证　如犯于肺卫的温邪进一步由表入里，肺热亢盛，可造成邪热壅肺、肺气闭阻，又称为邪热壅肺证。主要临床表现有身热，汗出，咳喘气促，口渴，舌红苔黄，脉数等。由于邪热入里，耗伤津液，则可导致身热、汗出、口渴；邪热壅肺，肺气郁闭，可引起咳喘气促；苔黄脉数是里热偏盛征象。其中以身热、咳喘、舌红苔黄为辨证要点。

3. 湿热阻肺证　湿热性质的病邪，亦可犯于肺，使卫受邪郁，肺气失宣，即吴鞠通所说的"肺病湿则气不得化"。主要临床表现有恶寒发热，身热不扬，胸闷，咳嗽，咽痛，苔白腻，脉濡缓等。由于湿邪郁于卫表，困遏卫阳，则表现为恶寒；湿热互结，热为湿遏，则身热不扬；湿热郁肺，导致宣肃功能失司，则见胸闷、咳嗽、咽痛等；发病的初期，湿邪偏盛，故多见舌苔白腻、脉濡缓等。其中以恶寒、身热不扬、胸闷、咳嗽、苔白腻为辨证要点。

4. 热闭心包证　心包位于上焦，故心包的病变也属上焦病变。热闭心包是指邪热内陷或内传，引起心包络机窍阻闭，心不能主神明的病机变化。主要临床表现见身灼热，神昏谵语，甚或昏愦不语，肢厥，舌謇，舌绛等。邪热内闭心包的途径有多种：其中有肺卫之邪热逆传至心包者，称为逆传心包；有气分邪热渐传心营者；有营血分邪热犯于心包者；有外邪直中，径入心包者等。热陷包络，逼乱神明，则见神志异常，如神昏谵语，甚或昏愦不语；心窍为邪热所闭，气血周行郁阻，不能布达四肢，故四末失去温煦而厥冷不温，一般冷不过肘膝；心开窍于舌，包络被痰瘀闭阻故舌謇；心主血属营，邪热犯于心包，易致营血受病，故舌质红绛。其中以神昏、肢厥、舌绛为辨证要点。

热闭心包还常常夹痰兼瘀，正如何秀山所说："非痰迷心窍，即瘀塞心孔。"《温热论》中所说的"平素心虚有痰，外热一陷，里络就闭"，即指痰热内闭心包之证，症见神昏、喉间痰鸣、舌绛苔垢等。其夹瘀者，多系邪热与瘀血互结，瘀热闭塞心窍所致，主要临床表现见神昏谵语或神志如狂、唇黑甲青、舌质紫晦等。如心包邪热亢盛，津液耗竭，不能与阳气维系，或邪热闭阻，消耗心气，均能导致阴阳离决而正气外脱，称为内闭外脱，是热闭心包所引起的危重病变。

5. 湿蒙心包证　湿蒙心包指气分湿热酿蒸痰浊，蒙蔽心包络的病机变化，又称为湿热酿痰蒙蔽心包证。主要临床表现见身热，神识昏蒙，似清似昧或时清时昧，舌苔垢腻，舌色不绛，脉濡滑数等。因有痰湿蒙蔽心窍，心神困扰，故神志昏蒙；邪留气分，未入营血，故舌质不绛；湿热上泛，故舌苔垢腻。其中以神志昏蒙、舌苔垢腻为辨证要点。

上焦证手太阴肺的病变，尤其是肺卫证，多见于温病初起，病情轻浅，若正气充足，治疗及时妥当多可从表而解，不再传变。上焦手太阴肺病变不解，多传入中焦，导致中焦病变。如邪热犯肺而病变严重者，可导致化源欲绝。化源欲绝是指肺不主气，生气之源衰竭的病机变化。肺吸纳天气，复与水谷精气结合，积于胸中，名曰宗气。宗气上出喉咙以司呼吸，通过心脉而布散全身。百脉皆朝宗于肺，脏腑、经络、形体均受其荣养，若肺受邪乘，生气之源告困，清气难入，浊气难出，脏腑失养，则可危及生命，症见喘促鼻扇、汗出如涌、脉搏散乱，甚则咳唾粉红血水、面色反黑、烦躁欲绝等。上焦证手厥阴心包的病变，本已险重，若不能得到及时正确的治疗，则可发生邪气闭于内，正气脱于外的内闭外脱危候。其表现为在昏愦不语的基础上出现大汗淋漓、脉微细无力或欲绝等症。

（二）中焦证

中焦证包括胃、脾、大肠的病变。中焦证常见的证候主要有以下几种。

1. 阳明热炽证　热入阳明，里热蒸迫而盛于内外的证候，又称胃热亢盛证或阳明热盛证。主要临床表现见壮热，大汗出，心烦，面赤，口渴引饮，脉洪大而数等。足阳明胃为多气多血之经，被称为十二经之海，故其抗邪时阳热极盛。邪热入胃，正气奋起抗邪，邪正剧争，里热蒸迫，迫津外出，故见壮热、大汗出；邪热扰心则心烦；邪热上蒸，则见面红赤；邪热耗伤阴液则口渴而多饮，且渴喜凉饮；脉洪大而数亦是邪热盛于内外的表现。因蒸腾之热弥漫内外而未里结成实，故称其病理变化为"散漫浮热"或"无形热盛"。其中以壮热、汗多、渴饮、苔黄燥、脉洪大为辨证要点。

2. 阳明热结证　肠中邪热与糟粕相结，耗伤阴津，肠道传导失司的证候，又称热结肠腑证或阳明腑实证。主要临床表现见日晡潮热，或有谵语，大便秘结或热结旁流，腹部硬满疼痛，舌苔黄、灰、黑而燥，脉沉实有力等。由于里热结聚于肠道，而午后阳热较盛，邪正交争加剧，故发热日晡益甚；胃肠邪热可扰乱心神，故谵语；肠道热结津伤，传导失职，故大便秘结不通，或热迫津液从燥结旁流而表现为下利稀水，其气臭秽；肠道中燥屎热结阻塞，气机不通，故腹部硬满疼痛；腑实津伤则舌苔老黄而干燥，甚则可见黑燥之苔；脉沉实有力是肠腑热结之征。其中以潮热、便秘、苔黄、灰、黑而燥、脉沉实有力为辨证要点。

3. 湿热中阻证　湿热病邪困阻于中焦脾胃的证候。湿热中阻证因湿热偏盛而有不同表现。湿重热轻者，脾气受困，气机郁阻，主要临床表现见身热不扬，胸脘痞满，泛恶欲呕，舌苔白腻，或白厚，或白苔满布，或白多黄少等。由于热处湿中，热势为湿邪所遏，故身热不扬；湿困太阴，气机不畅，故胸脘痞满；脾失健运，胃失和降，浊气上逆，故泛恶欲呕；舌苔白腻或白苔满布或白多黄少等，均系湿邪偏盛的征象。如湿渐化热，形成湿热并重或热重湿轻者，主要临床表现见高热持续，汗出而热势不为汗衰，烦躁不安，脘腹痞满，恶心欲呕，舌苔黄腻或黄浊。里热偏盛，故见高热持续；湿热相蒸，故虽汗出而热势不衰；中焦湿热互结，升清降浊受阻，气机失于宣展，则脘腹痛满；湿热中阻，胃气上逆，则恶心呕吐。舌苔黄腻或黄浊，亦为湿热互结的征象。湿热中阻证以身热、脘痞、呕恶、苔腻为辨证要点。

4. 湿阻大肠证　湿热类温病病程中，湿浊闭阻于肠道，湿浊之气不得下泄而蒙上的证候，主要临床表现见大便不通，神识如蒙，少腹硬满，苔垢腻，脉濡等。本证多因湿热之邪流连气分，阻滞肠道，传导失司所致。肠道湿滞气结，气机痹阻则大便不通；由于大便不通，邪无出路，浊湿弥漫，上蒙清窍则神识如蒙，下闭浊道则少腹硬满；湿浊偏盛则苔垢腻，脉濡。其中以大便不通、少腹满、苔垢腻为辨证要点。

5. 湿热积滞搏结肠腑证　为肠腑湿热与糟粕积滞相搏，肠道传导失职的证候，又称为湿热滞肠。主要临床表现见身热，胸脘痞满，大便溏垢如败酱，便下不爽，舌红，苔黄腻或黄浊，脉滑数等。肠腑有湿热熏蒸则身热烦躁；湿邪郁阻气机则胸脘痞满；湿热积滞内阻肠道，气机不通，故见腹痛、便溏不爽；舌红，苔黄腻或黄浊，脉滑数为湿热内盛之象。其中以身热、大便溏垢、苔黄腻或黄浊为辨证要点。

温病中焦病证一般发生于疾病的中期和极期，病机总的特点是病邪虽盛，正气亦未大伤，故邪正斗争剧烈，只要治疗得当，尚可驱邪外出而解。但若邪热过盛或腑实严重，可导致津液或正气大伤，或湿热秽浊阻塞机窍，均属危重病证，可以危及生命。另外，湿热久在中焦，若素体阳气不足则往往湿从寒化，进一步损伤阳气而形成湿胜阳微或寒湿之证。中焦病证如邪气太盛而正气大虚，亦属重危，如《温病条辨》中记载中焦温病死证有二："一曰阳明太实，土克水者死；二曰脾郁发黄，黄极则诸窍为闭，秽浊塞窍者死"。

（三）下焦证

下焦包括肝、肾的病变。下焦证常见的证候如下。

1. 肾精耗损证　邪热深入下焦，耗伤肾精，形体及脏腑失于滋养的证候，又称真阴耗伤证。主要临床表现见低热，神惫委顿，消瘦无力，口燥咽干，耳聋，手足心热甚于手足背，舌绛不鲜干枯而痿，脉虚。由于肾精耗损，形体失养，故神惫委顿、消瘦无力、脉虚；肾精不足，不能上养清窍，则耳聋，即所谓"脱精耳聋"；阴液不能上滋，故口燥咽干；肾阴不足，阴虚内热，症见低热持续、手足心热甚于手足背等；舌绛不鲜干枯而痿为肾阴不足之象。肾精耗损，多由中焦病变发展而来，特别是阳明邪热不去，阴液耗伤过甚，更易引起本证。正如吴鞠通所说："温邪久羁中焦，阳明阳土，未有不克少阴癸水者，或已下而阴伤，或未下而阴竭。"如肾阴耗伤过甚，导致阴竭阳脱，可危及生命。肾精耗损证以手足心热甚于手足背、口干咽燥、舌绛不鲜干枯而痿、脉虚为辨证要点。

2. 虚风内动证　肾精虚损，肝木失养，风从内生的病机变化，即所谓"水不涵木"，又称为阴虚风动证。主要临床表现见神倦肢厥，耳聋，五心烦热，心中憺憺大动，手指蠕动，甚或瘈疭，脉虚弱等。虚风内动是在肾精虚损的病理基础上发展而形成，故有肾精虚损的基本表现；同时，肝为风木之脏，受肾水滋养，如肾水受劫，肝失涵养，筋失濡润，则风从内生，症见手指蠕动，甚或瘈疭；肾水亏耗，不能上济心火，心神不能内守，则见心中极度空虚而悸动不安，即所谓憺憺大动。虚风内动证以手指蠕动或瘈疭、舌干绛而痿、脉虚为辨证要点。

温病下焦证一般发生于疾病的后期，多为邪少虚多之候。病情虽已缓解，但因阴精已大衰，所以病情仍然较重。若正气渐复，驱除余邪外出则可逐渐向愈。但若阴精耗尽，阳气失于依附，则可因阴竭阳脱而死亡。

二、三焦证候的相互关系及传变

三焦所属脏腑的病机变化和证候表现，也标志着温病发展过程的不同阶段（表 4-2）。上焦手太阴肺的病变多为温病的初期阶段；中焦足阳明胃的病变，多为极期阶段；下焦是足少阴肾、足厥阴肝的病变，多为末期阶段。所以吴鞠通提出温病的传变"始上焦，终下焦"。但这是仅就一般病发于表的温病而言。由于病邪的性质不一，其发病初起，并非皆始于手太阴肺经。如湿温初起，其病变重心在足太阴脾，兼邪郁肌表；暑温发病之初即可见中焦阳明病证。另如暑风、暑厥，病一开始即呈足厥阴肝、手厥阴心包见证。正如王孟英所说："夫温热究三焦者，非谓病必上焦始，而渐及于中、下也。伏气自内而发，则病起于下者有之；胃为藏垢纳污之所，湿温疫毒，病起于中者有之；暑邪夹湿者，亦犯中焦；又暑属火而心为火脏，同气相求，邪极易犯，虽始上焦，亦不能必其在手太阴一经也。"所以，关于三焦的病程阶段，应根据每一具体疾病而分别对待。

表 4-2　三焦辨证

证型		病机	临床表现	辨证要点
上焦	温邪犯肺	卫气受郁，肺气失宣	发热，微恶风寒，咳嗽，头痛，口微渴，舌边尖红，舌苔薄白欠润，脉浮数	发热，微恶风寒，咳嗽，舌边尖红，苔薄白，脉浮数
		邪热壅肺，肺气闭郁	身热，汗出，咳喘气促，口渴，苔黄，脉数	身热，咳喘，舌红苔黄
		湿热阻肺，肺失清肃	身热不扬，胸闷，咳嗽，苔白腻，脉濡缓	恶寒，身热不扬，胸闷，咳嗽，苔白腻
	邪犯心包	邪热内陷，机窍阻闭	身灼热，神昏，肢厥，舌蹇，舌绛	神昏，肢厥，舌绛
		湿热酿痰，蒙蔽包络	神志昏蒙，时清时昧，舌苔垢腻，舌红或绛	神志昏蒙，舌苔垢腻
中焦	阳明热炽	胃经热盛，热炽津伤	壮热，大汗，心烦，面赤，口渴引饮，舌红，苔黄燥，脉洪大而数	壮热，汗多，渴饮，苔黄燥，脉洪大而数
	阳明邪结	肠道热结，传导失司	日晡潮热，神昏谵语，大便秘结或热结旁流，腹部硬满疼痛，舌苔黄、灰、黑而燥，脉沉实有力	潮热，便秘，苔黄、灰、黑燥，脉沉实有力
		湿阻肠道，传导失司	大便不通，神识如蒙，少腹硬满，苔垢腻，脉濡	大便不通，少腹满，苔垢腻
		湿热积滞，搏结肠腑	身热，汗出不解，烦躁，胸痞满，大便溏垢如败酱，便下不爽，舌赤，苔黄腻或黄浊，脉滑数	身热，大便溏垢，苔黄腻或黄浊
	湿热中阻	湿热困阻，升降失司	身热不扬，胸脘痞满，泛恶欲呕，舌苔白腻，脉濡缓等；或高热持续，不为汗衰，烦躁，脘腹痞满，恶心欲吐，舌红苔黄腻，脉滑数	发热，脘痞，呕恶，苔腻
下焦	肾精耗损	邪热久羁，耗损肾阴	身热不退，神惫委顿，消瘦无力，口燥咽干，耳聋，手足心热甚于手足背，舌绛不鲜，干枯而痿，脉虚	手足心热甚于手足背，口燥咽干，舌绛不鲜，干枯而痿，脉虚
	虚风内动	肾精虚损，肝失涵养	神倦肢厥，耳聋，五心烦热，心中憺憺大动，手指蠕动或瘈疭，舌干绛而痿，脉虚	手指蠕动或瘈疭，舌干绛而痿，脉虚

　　三焦所属脏腑的证候传变，一般多由上焦手太阴肺开始，可向中焦阳明传变，致阳明热炽或热结肠腑，亦可传入心包；中焦病不愈，则多传入下焦肝肾。正如吴鞠通所说："温病由口鼻而入，鼻气通于肺，口气通于胃。肺病逆传，则为心包；上焦病不治则传中焦，胃与脾也；中焦病不治，即传下焦，肝与肾也，始上焦，终下焦。"这是一般的传变情况，但并不是固定不变的，在传变过程中，有上焦证未罢而又见中焦证者，亦有中焦证未除而又出现下焦证者。

第三节　温病辨证应用

一、卫气营血辨证与三焦辨证理论的区别与联系

　　卫气营血辨证、三焦辨证的病机变化和证候表现，既有联系，又有区别。如上焦手太阴肺卫的病变，相当于邪在卫分，热壅于肺而无表证的，则属气分范围；上焦热入心包的病变，虽可归属于营分范围，但其病机及证候与卫气营血辨证中的营分证不尽一致，前者主要是邪热炼痰内闭心窍，后者主要是热损营阴而心神被扰；中焦足阳明胃和足太阴脾的病变虽都属气分范围，但邪在气分者并非仅仅限于中焦病变，凡邪不在表而未入营血的病证都属气分病变范围；下焦肝肾的病变和邪在血分则完全不同，前者是热伤肝肾真阴，其证属虚，后者病变不限于下焦，以热迫血溢为主，其证属实中有虚之候。卫气营血辨证与三焦辨证都是用以分析温病病机变化，明确病变部位，把握病势轻重，认识病情传变，归纳证候类型，从而确立治疗方法的理论依据。因此，两者在很大程度上有其共同之处，能够经纬相依，相辅而行。在临床运用时，必须把两者有机结合起来，才能更全面地指导温病的辨证论治。

二、温病辨证理论与其他辨证理论的关系及应用

（一）温病辨证理论与六经辨证

　　温病卫气营血和三焦辨证的理论体系，与《伤寒论》的六经辨证体系，都是外感热病的辨证纲领，它们认识外感热病的发展都是由表入里、由浅至深、由轻到重，在内容上也有共同之处并相互联系。在温病学中运用了一些六经辨证的内容，如热邪在足阳明胃的病变、邪在足少阳胆经的病变等。而对湿热之邪伤阳后的病变，亦多以太阴病、少阴病论之。但《温病学》与《伤寒论》研究的内容各有侧重，研究方法也各有特点，卫气营血、三焦辨证论治体系的创立，补充了《伤寒论》六经辨证论治体系在外感病辨治上的不足，是中医学术体系在继承中的重要发展。

（二）温病辨证理论与脏腑辨证、气血津液辨证

　　温病辨证理论与脏腑辨证、气血津液辨证的关系也十分密切。脏腑辨证理论主要用于指导内伤杂病的辨证，用它来探讨和归纳内伤疾病发生演变过程中，脏腑功能活动失常所引起的病理变化，从而为此类疾病的治疗方法提供依据。气血津液是脏腑功能活动的物质基础，气血津液辨证是用以概括和说明人体气血、津液病机变化的一种辨证方法。卫气营血与三焦辨证虽然代表了温病由表入里、由浅入深的病变层次，但无论在哪个阶段，都必须落实到具体的病变脏腑，否则，就缺乏病变的准确定位，给临床治疗带来一定的盲目性。如在临床上见高热、烦渴、气喘、咳嗽、痰黄、舌红苔黄、脉数，用卫气营血辨证，显然属气分证，但由于气分证的病变涉及的脏腑较多，仅仅定位于气分，而没有落实到脏腑，则难以有效地指导临床治疗。又由于气血津液是人

体脏腑功能活动的物质基础和表现形式，故只有落实到某一脏腑的气血津液之上，才能更好地确定治法和方药。同时，在温病过程中，常有伤津耗气、动血瘀血等病变，也须运用气血津液辨证的方法。因此，温病卫气营血和三焦辨证在具体应用时还须与脏腑辨证、气血津液辨证相结合，每以卫气营血、三焦辨证为纲，脏腑辨证、气血津液辨证为目，对温病不同阶段、不同病位、不同性质的病证进行全面的病机分析。

综上可见，正是由于温病辨证理论与六经辨证、脏腑辨证、气血津液辨证等关系十分密切，共同构成完整的中医辨证理论体系，因此，温病辨证理论对中医内科、外科、妇科、儿科等临床各科的医疗实践，均具有重要的指导价值。

小 结

温病的辨证理论，包括卫气营血辨证和三焦辨证。卫气营血辨证中的卫气营血虽然与人体生理的卫气营血有联系，但并非是生理概念，而有其特定的内涵。卫气营血辨证以营卫气血构成人体的基本物质为重点，结合与之密切联系的脏腑区分病位。在卫属表证，在气及营血均为里证；卫气病证以功能障碍为主，多见卫表和脏腑的正盛邪实证候，营血病证以实质损害为主，多呈虚实并见或邪少虚多的证候。三焦辨证强调上中下三焦所属的脏腑，除上焦肺卫属表外，其他皆系里证；上焦心肺受病，以实热为主；中焦脾胃受病，有实热、湿热之别；下焦肝肾受病，以阴虚为主或虚实夹杂。

在具体运用辨证纲领时，首先熟练掌握卫气营血和三焦的辨证要点，要在掌握各证辨证要点的基础上，对于卫分证辨证需注意有无里热郁伏，如在恶寒、头痛无汗的基础上，见有高热、烦渴、小便短赤等里热证候，为新感引动伏邪；气分证辨证注意脏腑病变特异表现加以定位；营分证需注意气分之邪是否尽解，动血症状如斑疹显露、绛舌变深等营热深入血分是否有加重趋势和营阴耗损的程度；血分证需注意出血的情况、血脉瘀滞的程度和有无气脱之象。对于上焦证辨证，尤须注意的是手厥阴心包之证较危重，此证发展迅速，证情险恶，若抢救不及时往往导致病人死亡，故尤需多加注意；中焦证辨证注意阳明热盛证，常见到神志异常，多为兼证，阳明热邪一去其昏即已。湿热中阻证则需辨湿热的轻重程度；下焦证的病机重心在于肾阴耗损。总之，邪在三焦诸证的临床辨治，可与卫气营血辨证的卫分证、气分证、营分证和血分证的证型结合应用，使临床辨治更全面。

思考题

1. 温病卫气营血辨证理论与《黄帝内经》中所论述的卫气营血在概念上有何联系和区别？
2. 温病三焦辨证理论与《黄帝内经》中所论述三焦在概念上有何联系和区别？
3. 卫分证、气分证、营分证、血分证的定义是什么？病理特点及证候表现各是什么？
4. 上焦证、中焦证、下焦证各有哪些证型？其病理特点及证候表现各是什么？
5. 如何辨别证候由卫入气、由气入营、由营入血？
6. 卫气营血辨证和三焦辨证在临床上如何相辅运用？

扫一扫，查阅本章数字资源，含PPT、音视频、图片等

诊断是治疗的先决条件，正确的治疗取决于准确的诊断。温病的诊断方法不外望、闻、问、切四诊，具有温病特色的诊法如辨舌验齿望咽喉、辨斑疹白㾦等。由于温病具有"急""热""变"等特点，所谓"急"是指起病急；"热"是指发热或热象重；"变"是指病情变化快，且易内陷生变。因而熟练而正确地运用温病的各种诊法，能够最大限度地收集进行卫气营血辨证、三焦辨证等所需的临床资料，为准确诊断，并进而辨证、治疗提供客观依据。因此掌握温病的常用诊断方法，具有极为重要的临床价值。

第一节　辨舌验齿望咽喉

叶天士提出温病的诊断"必验之于舌""看舌之后亦须验齿"，肺、胃、肾等多脏腑经络循经于咽喉，温邪上受，脏腑经络受邪，易多显现于咽喉。可见，辨舌验齿望咽喉是温病特色的诊断方法之一。

一、辨舌

温病诊法中，舌诊意义尤为突出，历来为温病学家所重视，有"杂病重脉，温病重舌"之说。由于温病发展变化较快，而舌象能较及时、准确地反映病情。如吴坤安所说："病之经络脏腑、营卫气血、表里阴阳、寒热虚实，皆形于舌。故辨症以舌为主，而以脉症兼参之。"因此，诊察温病的舌象具有重要的意义。

辨舌主要包括辨舌苔、辨舌质及辨舌态3个方面。

（一）辨舌苔

舌苔为胃气熏蒸所形成，在温病发展过程中，舌苔的变化主要反映卫分和气分的病变，同时可反映病邪的性质与津液的盈亏情况。辨舌苔着重观察舌苔的色泽、润燥、厚薄等方面的变化。

1. 白苔　有厚薄、润燥之分。薄者，多主表，病属卫分，一般见于温病初期，病变尚轻浅；厚者，主里，病属气分，多见于湿热为患。润者主津伤不甚，如呈浊腻则提示湿痰秽浊为患，燥者则标志津液已伤。

（1）舌苔薄白欠润，边尖略红　舌苔薄而色白，近似正常舌苔，惟欠滋润，且舌边尖色红，为温病初起邪袭卫分的征象，多见于风温初起。风寒表证也可见薄白苔，但质地润泽，舌色正常。

（2）舌苔薄白而干，舌边尖红　舌苔薄白而干燥乏津，舌边尖红。为温病表邪未解、肺津已

伤的征象。

（3）舌苔白厚而黏腻　白苔满布，质地较厚，垢腻润泽，紧贴舌面。为湿热相搏于气分之象，多见于湿温病湿重于热阶段，湿阻气分而湿浊偏盛的病证。

（4）舌苔白厚而干燥　舌面白苔较厚而干燥，舌质多偏红。为脾湿未化而胃津已伤的征象；也可见于胃燥气伤、气不化液之证，即胃津不足不能上承，而肺气又受伤，气不能化液，故舌苔白厚而干。

（5）舌苔白腻而舌质红绛　白苔垢腻而舌质红绛。一般属气分病变，为湿遏热伏之征象，即湿邪阻遏而致热邪内郁不能外达。此外，热邪已入营分而兼有气分湿邪未化者也可见到此种舌象。

（6）白苔滑腻厚如积粉而舌质紫绛　白苔厚而满布无隙，如白粉堆积，润泽滑腻，刮之不尽，舌质紫绛。为湿热秽浊郁闭膜原之特有舌象，多见于湿热性质温疫。

（7）白碱苔　舌苔垢白厚粗浊而板滞，状如碱状。为温病胃中有宿滞而兼夹秽浊郁伏之征象，多见于湿热性质温病。

（8）白砂苔　舌苔白而干硬如砂皮，扪之糙涩，又称水晶苔。为邪热迅速化燥入胃，苔色未及转黄而津已大伤之象。

（9）白霉苔　满舌生白衣，甚至蔓延到颊颚等处，或如霉状，或生糜点，或如饭粒样附着，或如豆腐渣样，刮之易去。为秽浊之气上泛而胃气衰败之征象，预后多属不良。

总之，舌苔薄者主表，厚者主里，润者津液未伤，燥者主津已伤，厚浊黏腻者主湿痰秽浊，干硬粗糙者主里热实结。白苔所主，一般病情较轻，预后较好，但白苔中的白砂苔、白霉苔、积粉苔却是危重症的表现，其中白砂苔提示里有热结，白霉苔则为正气衰败的征象，苔白如积粉舌质紫绛为温疫凶险之证。

2. 黄苔　温病黄苔多由白苔转化而来，提示邪热已入气分，有厚薄、润燥之分，诊察需与舌质情况结合起来判断。

（1）薄黄苔　舌苔黄而色淡，苔质较薄，有润燥之分。润者多为邪热初入气分，津伤不甚；燥者为气分热盛，津液受伤。

（2）黄白相兼苔　黄苔微带白色或有部分白苔未转黄色。苔黄白而薄者，为邪热已入气分，表邪尚未尽解；苔黄白而厚腻者，多是气分湿郁化热之征。

（3）黄燥苔　舌苔色黄干燥，苔质不甚厚，舌质红赤。为气分邪热炽盛，津伤较重的征象。

（4）老黄苔　苔色深黄，质地苍老，或如沉香色，或如金黄色，甚则苔焦燥起芒刺，中有裂纹。为热结肠腑、阳明腑实之象。

（5）黄腻苔　舌面黄苔满布，板贴细腻，润泽多津，为气分湿热内蕴之象。

总之，黄苔为邪在气分之象，主里、实、热证。薄者病浅，厚者病重；润者津伤不甚，燥者为津液已伤；黄而浊腻者系热邪夹湿，黄而厚燥者主里有燥实。

3. 灰苔　多由黄苔转化而来，诊察应辨析其润燥之不同。

（1）灰燥苔　舌苔色灰厚而干燥，甚则焦燥起刺，或有裂纹。为热结肠腑而阴液大伤之征象。

（2）灰腻苔　舌苔色灰而腻，润泽多黏液。为温病兼夹痰湿内阻之征象。

（3）灰滑苔　灰苔满布，润泽多津，苔质光滑细腻。多为温病后期阳虚内生寒湿之征象，湿温病因湿邪戕伤阳气而演变为寒湿之证时，可见此舌苔。

总之，灰苔所反映的病理变化，有寒热虚实及痰湿之别。

4. 黑苔　温病的黑苔，大多数由黄苔及灰苔发展而来，往往是病情危重的标志，诊察应辨析其厚薄润燥之不同。

（1）黑苔焦燥起刺，质地干涩苍老　舌苔黑而干，中心较厚，焦燥起刺，扪之糙涩无津。多为热结肠腑、肾阴耗竭之征象。此种舌象多由老黄苔或灰燥苔进一步发展而来。

（2）黑苔薄而干燥或焦枯　舌苔黑干薄而无津，燥而无刺，或舌体枯痿，绛而不鲜。为温病后期，邪热深入下焦而肾阴耗竭的征象。若兼舌质红，心中烦不得卧，为真阴欲竭，壮火复炽所致，即所谓"津枯火炽"。

（3）遍舌黑润　舌遍体黑润而无明显苔垢，为温病兼夹痰湿之征象。

（4）舌苔干黑，舌质淡白无华　舌苔黑而干燥，舌质淡白而无荣泽。湿温病湿邪化热化燥，深入血分，灼伤肠络，大量便血导致气随血脱时，可见此种舌象。因气随血脱而舌质变为淡白无华，但由于病变发展迅速，原有邪热亢盛而产生的黑苔未及转化而苔色仍黑。

（5）黑苔滑润而舌淡不红　舌苔色黑而润滑多津，舌淡不红。为湿温病后期湿胜阳微，转化为寒湿证之征象。

总之，黑苔所反映的病变，以热盛伤阴者居多，多主重危病证。一般而言，黑苔焦燥起刺者，为腑实阴伤；薄黑而舌体枯痿者，为真阴耗竭；黑苔润滑多夹浊痰，或由湿温转化为寒湿之象。

（二）辨舌质

舌为心之苗窍，舌质由血液荣养，心主血属营，故舌质与心及营血的关系非常密切。在温病过程中，当邪热深入营血，营阴耗损，动血耗血时，舌质必然出现相应的变化。因此，温病中舌质主要反映营分和血分的变化。通过诊察舌质色泽、润燥等的变化，可辨别病势浅深轻重和邪正的消长变化。

1. 红舌　指比正常人舌色更红的舌质，多为邪热渐入营分的征象。通常，温邪在卫分，多舌边尖红，罩有薄白苔；邪入气分，多舌红苔黄；温邪渐入营分则全舌纯红无苔。

（1）舌尖红赤起刺　舌红而尖部尤甚，且多有红刺。多为邪入营血的早期，心火上炎之征。

（2）舌红有裂纹，或舌中生红点　舌红出现裂纹，或现红点，为心营热毒极盛的表现。

（3）舌质光红柔嫩　舌质红嫩光泽，望之潮湿，扪之干燥无津，为邪热初退、津伤未复之象。

（4）舌淡红而干，色不荣润　比正常舌色淡，舌面干涩乏津，不荣润。为温病后期，邪热已退而气阴两虚的征象。

总之，温病的红舌有虚实之别，实者多为邪热入于心营，舌色红赤鲜明；虚者属气阴不足，舌色淡红不荣。

2. 绛舌　绛为深红色，多由红舌发展而来，是邪热深入营血的标志。通常根据绛舌色泽浅深、质地润枯、苔垢有无综合判断。

（1）舌纯绛鲜泽　舌绛而鲜明润泽，不罩苔垢，为热入心包的征象。

（2）舌绛而舌面有大红点　为热毒乘心、心火炽盛之征象。

（3）舌绛而干燥　舌绛无苔，干燥无津，为邪热入营、营阴耗伤之象。

（4）舌绛而有黄白苔　为邪热初入营分、卫气分之邪未尽的征象。

（5）舌绛上罩黏腻苔垢　舌质色绛，舌面罩有黏腻苔垢，滑腻多津。为营分受热、气分兼夹痰湿或秽浊之征象。

（6）舌绛光亮如镜　舌绛无苔，干燥无津，光亮如镜，又称镜面舌。为温病后期，邪热渐退而胃阴衰亡之征象。

（7）舌绛不鲜，干而枯痿　舌色绛而晦暗，舌体干枯痿软。为温邪深入下焦，肾阴欲竭之象，病情危重。

总之，温病过程中见绛舌多为邪热入营的征象，表示病位较深，病情较重。绛舌亦分虚实，实者绛舌鲜艳干燥，虚者光亮如镜，或干枯不荣。察绛舌的罩苔，辨析气分之邪，黄苔为气分邪热未尽，上罩黏腻苔垢为气分兼痰湿秽浊之气。

3. 紫舌　较绛舌色泽更深而暗，或见青赤色，病情深重复杂。营血热毒炽盛，或营热阴竭，或素有瘀血，邪热久稽等均可形成。

（1）焦紫起刺　舌紫而干，有点状颗粒突起于舌面，状如杨梅，又称杨梅舌。为血分热毒极盛的征象，常为动风、动血的先兆。

（2）紫晦而干　舌色紫而瘀暗，舌体干而枯痿，状如猪肝，又称猪肝舌。为肝肾阴竭之象，预后多不良。

（3）舌紫而瘀暗　舌紫暗而有瘀痕，扪之潮湿，或舌紫并有深色点片状瘀斑。为温病兼夹瘀血的征象。

总之，紫舌在温病中出现，多属危重病证。有虚实之别，焦紫起刺，为血分热毒极盛之象，紫而瘀暗为温病夹瘀，属实证；紫晦而干枯，为肝肾阴竭之象，属虚证。

（三）辨舌态

舌体形态的变化可以反映病情的进退变化和虚实情况。

1. 舌体强硬　舌体强硬，转动不利，言语不清。临床意义有二：一是邪陷心包之象；二是气液不足，舌本失养，每为动风痉厥之兆。

2. 舌体短缩　舌体短缩，不能伸出口外。为痰阻舌根、内风扰动之征象，多见于痉厥之中。

3. 舌卷囊缩　舌体卷曲，兼有阴囊陷缩，为热毒深入手足厥阴的危重之象。

4. 舌体痿软　舌体痿软无力，不能伸缩或伸不过齿。为温病后期，肝肾阴竭、筋脉失养的征象。

5. 舌斜舌颤　舌体歪斜，或发生颤抖，为热入厥阴肝经，动风发痉之征象。

6. 舌体肿胀　舌体明显胀大。若上有黄腻苔垢满布者，多为湿热蕴毒上泛所致；若舌色紫晦者，多为酒毒冲心之象。

（四）温病舌诊的运用

温病的舌象包括舌苔、舌质、舌态3部分，舌诊除了掌握以上3个部分的征象及所主病证外，还应注意以下几点。

1. 舌苔舌质互参　舌苔和舌质所反映的情况虽各有侧重，但通常对邪正状况的体现是一致的，如舌红而苔黄燥反映了气分热盛而阴液被伤。但也存在二者的变化不一致的情况，如见舌质红绛而苔白滑腻者，其病变既可为气分湿遏热伏之象，也可能是湿浊未化而邪热已入营分，气分之邪未尽所致。因此，在舌诊中必须强调把舌苔和舌质的变化结合起来进行综合分析，才能得出正确的判断。

2. 注重舌象的动态变化　温病多起病急，传变快，舌苔、舌质往往随着病情有较快的变化，因此要随时诊察舌象，这有助于判断病势发展和邪正的进退。如舌苔由薄白变黄，提示病邪从表入里，病势发展；如舌苔由厚浊变薄，或由板滞而转松散多为病邪消退之象。如原有红绛舌经治疗后转为红色，标示病情减轻；如苔垢突然退尽而舌面光剥，为胃阴耗亡，预后多不良。

3. 注意季节变化对舌象的影响　正常舌象往往随季节不同而发生一些变化，一般认为夏季暑湿较盛，胃纳欠佳及脾运呆滞，故舌苔较厚，或有淡黄苔出现；秋季燥气较盛，舌苔多薄而乏津；冬季寒冷，舌苔多润泽。

4. 注意与染苔的鉴别　最常见的是药物染苔，温病过程中患者多有咽喉疼痛，而使用润喉含片，这类药物易将舌苔染成黄色或黑色，通过询问病史，不难做出鉴别。此外，吃枇杷、柑橘可染成黄苔；食乌梅、橄榄可染成黑苔。吸烟多者，多见黄浊苔微带黑晕；嗜酒之人亦多见黄浊苔，而舌质常见青紫色，应注意鉴别。

二、验齿

验齿也是温病诊断中的一种独特诊法。叶天士说："温热之病，看舌之后，亦须验齿。齿为肾之余，龈为胃之络，热邪不燥胃津，必耗肾液。"因此，通过诊察牙齿的润燥、齿缝流血、齿龈和齿垢等情况，对判断热邪的轻重、病变部位和津液存亡具有一定的参考意义。

（一）牙齿润燥

齿燥多由津液亏损，牙失濡养，或津液不能上布，牙失润泽而干燥乏津，其中以门齿尤为明显。主要诊察门齿的润燥帮助判断温病病理变化的浅深轻重。

1. 光燥如石　齿面干燥，但仍有光泽，多为胃热伤津、肾阴未竭之象。亦有见于温病初起，肺卫郁遏，表气不通，津液不能上布者。

2. 燥如枯骨　齿面枯燥而无光泽，状如枯骨。为肾阴枯竭，多见于温病后期真阴耗损之证，预后不良。

3. 齿燥色黑　齿面干燥无津，其色焦黑。为邪热深入下焦，肝肾阴伤，虚风渐动之象。

（二）齿缝流血

齿缝流血总由邪火动血所致，有虚实之分。早期多属实，病在胃；后期多属虚，病在肾。

1. 齿缝流血，齿龈红赤肿痛　齿缝流血，色鲜红而量较多，同时伴有齿龈红肿疼痛，且多兼口秽喷人等。多由胃火冲击所致，其证属实。

2. 齿缝流血，齿龈暗红无肿痛　血由齿缝浸出，色暗红而量少，无齿龈肿痛。多由肾阴耗伤而虚火上炎动血，其证属虚，预后较差。

（三）齿龈结瓣

齿龈结瓣指热邪深逼血分，迫血妄行，血从上溢，结于齿龈所致，有紫色和黄色不同。

1. 紫如干漆　血瓣色紫，甚则如干漆状。为阳明胃热亢盛动血所致，又称阳血结瓣。

2. 黄如酱瓣　血瓣色黄，犹如酱瓣。为肾阴下竭，阴不敛阳，虚阳载血上浮所致，又称阴血结瓣。

（四）齿垢

齿垢指齿根部所积垢浊，系胃中浊气为胃热所蒸，升腾于上，结于齿根所致。辨齿垢包括齿垢有无、齿垢形质等。

1. 辨齿垢有无　齿焦有垢，为火盛而气液未竭；齿焦无垢，主肾水枯，胃液竭，因肾水枯涸则齿焦，胃液耗竭则无垢，示预后不良。

2. 察齿垢形质　齿垢如灰糕样，为胃肾两虚，津气耗竭，而湿浊内盛，病属难治。

三、望咽喉

咽喉为肺胃之门户，咽通胃腑，喉通于肺，手太阴肺经从咽喉与肺结合部横出；足阳明胃经，其支者，循喉咙；足少阴肾脉循喉咙；足厥阴肝经循喉咙之后；足少阳胆经上行咽部而出于口。可见，咽喉的异常，可反映诸多脏腑的病变，而尤其反映肺、胃、肾的变化。察咽喉与望舌验齿同样重要，也是温病的特色诊法之一，通过诊察咽喉的红肿与疼痛情况，对判断病证虚实与邪之轻重有重要的参考意义。主要有以下几方面：

1. 咽喉红肿疼痛　咽喉红肿疼痛多属于风热袭肺，风温初起常伴见，并有发热咳嗽。秋燥病燥热上干清窍者也常出现咽喉红肿疼痛。若为湿热蕴毒上壅之证，常并有发热、胸痞腹胀、舌苔黄腻等。

2. 咽喉红肿疼痛溃烂　咽喉红肿疼痛溃烂为肺胃热毒上冲，是烂喉痧必有见症。温疫病疫毒上攻也见此症。若咽喉腐烂而颜色紫黑，为热毒极盛，属危证。

3. 咽喉色淡红，不肿微痛　咽喉色淡红，不肿微痛多为气液两虚，虚热上扰而致，常并见喉痒干咳等症。若咽喉红色娇嫩，为肾阴亏损，虚火上炎。咽后壁有颗粒状突起，色暗红，为阴液耗损，气血瘀滞。

4. 咽喉上覆白膜　咽喉上覆白膜，若擦之不去，重剥出血，剥后旋而复生，伴咳嗽声嘶者，为白喉，多由肺胃热毒伤阴所致。伪膜经久不退，或有自行脱落，喘息痰鸣，声如犬吠，或直视抽搐，脉绝，属白喉凶证，为疫毒攻心，痰浊郁闭咽喉。

总之，咽喉的征象主要表现为红肿与疼痛，辨证可虚可实。红肿多属于实者，为温热类病邪侵犯肺胃所致。湿热邪气也可蕴毒上攻，但常并湿热证的其他征象。色淡多属于虚者，为肺胃气液两虚，或肾阴亏损，虚热上扰。

第二节　辨斑疹白㾦

斑疹、白㾦是温病过程中常出现的特殊体征。观察其色泽、形态、分布等，可以帮助了解感邪轻重、病变浅深、证候顺逆等，对于指导临床治疗具有重要意义。

一、辨斑疹

斑疹是温病中的常见体征，为肌肤上出现的红色皮疹。辨识其形态、色泽、疏密、分布等，对于判断病邪性质、病位浅深、病情轻重、气血津液盛衰及证候顺逆等具有重要的意义。

（一）斑与疹的形态区别

斑，点大成片，平展于皮肤，有触目之形，无碍手之质，压之不退色，消退后不脱屑的红色斑块；疹，点小呈琐碎小粒，形如粟米，高于皮面，抚之碍手，压之退色，消退后常有脱屑的红色皮疹。斑与疹可同时出现，故前人常举斑以赅疹，或称疹而实指斑，也有统称斑疹者。

（二）斑疹的分布

斑多先起于胸腹，渐及四肢，而疹的外发因病的不同而有多重形式。如麻疹，多先起自上颚、口腔，继而布于耳后、头面及背部，再则布于胸腹四肢，约三四日，以手足心见疹为出齐；丹痧则多先见于颈项，渐及胸、背、腹部及四肢，一日之内即可蔓延全身。

（三）斑疹的成因

温病过程中出现斑疹，均提示热邪深入营血。如章虚谷说："热闭营中，故多成斑疹。"但斑疹的形成，病位有异，病机有浅深之别，其中斑多为热毒炽盛，郁于阳明，内迫营血，灼伤血络，血从肌肉外溢而致；疹为风热伏郁于肺，内窜营分，达于肌肤血络所致，故清代医家陆子贤说："斑为阳明热毒，疹为太阴风热。"

（四）斑疹透发的先兆

斑疹欲透未透之际，往往可见一些先兆症状。如见壮热无汗、闷瞀异常、起卧不安、呕恶、耳聋、肢冷、脉伏或脉躁动等，如邵仙根说："邪热郁伏于中，蒸热为斑，故汗不出，而烦闷呕恶，足冷耳聋，此是斑疹将发之见象，犹天将雨而闷热郁蒸也。脉沉伏，由于邪伏于内，脉道不利所致，寸脉躁动者，伏邪勃发之兆也。"

（五）斑疹的诊察及临床意义

在温病过程中，斑疹既是邪热深入营血的标志，也提示邪热有外透之机。如叶天士说："斑疹皆是邪气外露之象。"故诊察斑疹的色泽、形态、分布及兼见脉症，有助于判断病邪浅深、正气盛衰和病情顺逆，对确定治法和判断预后有重要意义。

1.观察色泽　斑疹的色泽可以反映气血盛衰、邪毒轻重和病情顺逆。斑疹红活荣润为顺，是气血流畅、邪热外达的征象；若色艳红如胭脂，为血分热毒炽盛的表现；若色紫赤如鸡冠花为营血热毒深重；若色黑为火毒极盛，病情严重，但黑而光亮，说明气血尚充，若黑而隐隐，四旁赤色，此为火郁于内，气血尚活，皆可救治；若晦暗枯槁则为邪气深入，气血郁滞，正气衰败的危象。总之，斑疹的颜色加重，说明病情加重，诚如雷少逸所说："红轻，紫重，黑危"。另，若见斑疹色淡红，而病势很重，则多为气血不足、邪毒无力透发之象，病情亦多危重。

2.审视形态　斑疹的形态与病情轻重、预后顺逆有关，尤其能够反映热毒是否能够顺利外泄。斑疹松浮洋溢，如洒于皮表，多为邪热外达的顺证，预后大多良好；若斑疹紧束有根，从皮里钻出，如履透针，如矢贯的者，为热毒锢结的逆证，预后多不良；斑点中心低凹溃烂，为瘀热锢结，血脉瘀阻，不能外达，预后多不良。

3.注意疏密　斑疹的疏密可以反映热毒的浅深轻重和正气的盛衰。斑疹发出量少，稀疏均匀，为热毒轻浅、邪有外达之象，预后较好；若发出量多，甚至稠密融合成片，则标志热毒深重，预后不良。故叶天士称斑疹"宜见而不宜见多"。章虚谷注称斑疹"不见则邪闭，故宜见；多见则邪重，故不宜多"。

4.结合脉症　诊察斑疹时应结合脉症分析，有助于判断病情顺逆和预后。斑疹透出后，若身热渐退，脉静身凉，神志转清，呼吸平稳，为外解里和的顺证，预后较好；若斑疹虽出，身热不退，烦躁不安，或斑疹甫出即隐，神昏谵语，肢厥，脉伏等，为正不胜邪、邪火内闭的逆证，预后不良；若斑疹已出，二便不通或腹泻不止，或呼吸急促，鼻扇痰鸣，或痉厥，或体温骤降，大汗淋漓、四肢厥冷等，均为逆证或险重症。

5.重视变化 斑疹的色泽、形态、分布与全身症状的动态变化，有助于判断邪正的消长和病情的顺逆。斑疹色泽由红变紫，甚至变为黑色，提示热毒逐渐加重，病情转重，反之则为病情渐轻之象；形态由松浮而变得紧束有根，为热毒渐深、毒火郁闭之兆，病情属逆，反之则为热毒外达之象；分布由稀疏而转为融合成片，为热毒转盛之象；如甫出即隐，则为正不胜邪、热毒内陷之兆。

此外，温病中还可见到一种"阴斑"，其斑色淡红，隐而不显，分布稀疏，多在胸背微见数点，伴见面赤足冷、口不甚渴、四肢厥冷、下利清谷等症。多为温病治疗中过用寒凉，中伤阳气，导致中气亏虚，阴寒下伏，致无根失守之火载血上行，溢于肌肤所致。阴斑与实火发斑在病因、病机和症状等方面不同，临床应注意鉴别。

二、辨白㾦

白㾦是湿热病邪留恋气分，郁蒸于肌肤而形成的细小白色疱疹。多见于湿热类温病，如湿温、暑湿、伏暑等病。何廉臣说："温热发㾦，每见于夏秋湿温伏暑之症，春冬风温兼湿症亦间有之。"临床诊察白㾦对于判断病变部位和机体津气盛衰具有重要的意义。

（一）形态和分布

白㾦形如粟米，色如珍珠，突出于皮肤，扪之碍手，内含少量白色透明或半透明浆液，多分布于颈、胸、腹部，四肢少见，头面更少见，在消退时可有细小的皮屑脱落。

（二）病因和病机

白㾦是湿热郁阻于气分，胶结难解，蕴蒸于肌表所致。如王孟英说："湿热之邪，郁于气分，失于轻清开泄，幸不传及他经，而从卫分发白㾦者，治当清其气分之余邪。"白㾦每随发热与出汗而透发。因湿热病邪黏腻滞着，非一汗即能透解，每随身热增高，热达汗出，即透出一批，所以白㾦常反复多次透发。一般在透发之前，每因湿热郁蒸较重而有胸闷不舒等症。既透之后，由于病邪有外达之机，则胸闷等症也暂时得以缓解。

（三）诊断意义

1.辨病证性质 在温病过程中出现白㾦透发，即是诊断湿热之邪郁阻气分的重要依据。

2.辨津气盛衰 根据白㾦的色泽、形态等情况，可辨别津气之盛衰和病情之轻重顺逆。㾦出晶莹饱绽，颗粒清楚，称为"水晶㾦"，又称"晶㾦"，往往㾦出之后，热势递减，神情清爽，为津气充足、正能胜邪、邪气外透的佳象。若㾦出空壳无浆，色如枯骨，称为"枯㾦"，且每伴见身热不退、神志昏迷等症，则为津气俱竭、正不胜邪、邪气内陷的危象，正如叶天士所说："或白如枯骨者多凶，为气液竭也。"

第三节　辨温病常见症状

温病患者出现复杂多样的临床症状，是各种温邪导致卫气营血及三焦所属脏腑生理功能失常或脏腑实质损害的外在表现。因此，仔细询问、观察，认真比较、鉴别温病中出现的常见症状，并结合其他四诊资料，综合判断，是分析病因病机、准确辨证的一个重要环节。

一、辨发热

发热是指体温升高，或虽体温不高但自觉身热的表现，是各种温病必具的主症之一。通常，口腔温度超过37.3℃，或腋下温度超过37℃，或肛门温度超过37.6℃，确定为发热。温病过程中的发热是由于感受温邪后，正气抗邪，邪正相争或阴虚阳亢而引起的结果，是机体对温邪的一种全身性反应。因此，发热是人体阳气亢奋的表现，对祛除病邪有一定的作用。如正能胜邪，则热渐退而病却，病情向愈。但发热对人体也会产生消极影响，尤其是高热和长期发热，不仅影响人体各种功能活动，而且还会消耗人体阴液，甚至导致脏腑组织的实质损害，如高热可耗气伤津，甚至可能导致阴竭阳脱而危及生命。

温病发热有虚实之分，初起邪在肺卫，邪气未盛，正气未衰，多属实证发热；温病中期，邪在气营血分，虚实错杂，邪实为多；温病后期，邪热久羁，阴液损耗，正虚邪少，多属虚证发热。

卫气营血不同阶段的发热表现不同，温热类温病、湿热类温病的发热也各有特点。因此对发热的诊察有助于判别病邪性质、病变浅深、病情轻重及病势进退。温病的发热类型主要有以下几种。

1. 发热恶寒　发热的同时伴有恶寒，一般发热重而恶寒轻。其临床意义：一是温病初起，邪袭肺卫，热郁卫表之证，多伴有口微渴、舌边尖红、脉浮数等症；二是外寒诱发伏邪，出现里热外发、寒邪外束的"客寒包火证"，表现为身热，甚至壮热、形寒怕冷的症状；三是暑热内炽阳明，里热迫津外出，汗大出，气随汗泄而腠理疏松时，可见壮热的同时伴有背微恶寒。

2. 寒热往来　恶寒与发热交替出现，往来起伏如疟状，定时或不定时发作。提示邪在半表半里。其临床意义：主要见于湿热类温病中，一是湿热痰浊郁阻少阳，枢机不利，可伴见口苦、烦渴、胸脘痞闷、舌苔黄腻等症状；二是湿热郁阻三焦，多热势持久不退，伴有恶寒、胸脘痞闷；三是湿热秽浊郁闭膜原之象，起初多恶寒重而热像不显，舌苔多白厚腻如积粉。

3. 壮热　通体皆热，热势炽盛，但恶热而不恶寒。为邪入气分，邪正剧争，邪热蒸腾于内外，里热蒸迫之象。当热盛阳明时，壮热可伴大汗、口渴、脉洪大等症状。

4. 日晡潮热　日晡即申时，相当于午后3～5时。日晡潮热指发热于下午3～5时为甚。多见于热结肠腑，阳明腑实证，伴有腹满便秘或热结旁流、舌苔焦黄等症。湿温病亦可出现午后身热升高的征象，为午后湿热交蒸之象，伴见脘腹痞满、舌苔腻等症。

5. 身热不扬　身热稽留而热象不显，即自觉热势不甚而持续难退，初扪体表不觉很热，但扪之稍久则觉灼手。多见于湿温病初起，湿热病邪郁阻卫气，湿重于热，热为湿遏，热势不能外达，湿热蕴蒸所致。可伴见汗出热不解、胸脘痞闷、身重纳呆、舌苔白腻、脉濡缓等症。

6. 身热夜甚　发热入夜尤甚，灼热无汗。为温病热入营血，劫灼营阴，甚至深入血分，见于热入营血分之证。可伴见时有谵语、口渴不欲饮、斑点隐隐、舌绛、脉细数等症。

7. 夜热早凉　入夜发热，天明则热退身凉，但热退无汗。为温病后期余邪留于阴分之象。卫气夜行阴分，入夜与邪相争则发热，昼行阳分，不与邪争则热退，但病邪伏留阴分，故热退无汗、发热反复。此外，蓄血证也可见到夜热早凉，如吴鞠通所说："少腹坚满，小便自利，夜热昼凉，大便闭，脉沉实者，蓄血也。"

8. 低热　热势低微，持续难退。为温病后期阴伤虚热之征象。其临床意义：一若兼口舌干燥而渴，舌干红少苔，为胃阴受伤；二若兼见手足心热甚于手足背，舌质绛而枯痿者，为肝肾阴虚而虚热内生之证。

二、辨汗出

吴鞠通说："盖汗之为物，以阳气为运用，以阴精为材料。"汗液为水谷精微所化生，具有润泽肌肤、调和营卫、驱散邪气、调节体温的作用。在温病的过程中，由于感受外邪致气机郁闭，腠理开合失司，或阳热亢盛而迫津外泄，或津液亏损而汗源不足，或阳气外亡致津液不守等原因，均可出现各种汗出异常的表现。临床上辨汗出的有无、多少、时间、部位及伴随的全身症状等，有助于判断气机是否宣畅和津气损伤的程度。正如章虚谷所说："测汗者，测之以审津液之存亡，气机之通塞也。"

1. 无汗 皮肤干涩不润，无明显汗液。其临床意义：一是温病初起，邪在卫分，郁闭肌表，腠理闭塞所致，伴有发热、恶寒、头痛、舌苔薄白等症。二是热郁上焦，肺气失于宣展之职，腠理闭阖不开，津液失于敷布而无汗，常伴见身热、胸闷等症。三是因邪入营血分，热灼营阴，阴液亏损，汗源匮乏所致，伴见身热夜甚、舌绛、脉细数等症。

2. 时有汗出 汗随热势起伏而时出时止，多表现为热盛而汗出，汗出热退，继而复热。为感受湿热或暑湿之邪，热蒸湿动，湿遏热伏，气机不畅所致。正如吴鞠通说："若系中风，汗出则身痛解，而热不作矣；今继而复热者，乃湿热相蒸之汗，湿属阴邪，其气留连，不能因汗而退，故继而复热。"

3. 大汗 全身大量出汗。其临床意义：一是气分热炽，蒸腾内外，迫津外泄之象，伴有壮热、渴饮、脉洪大、苔黄等症；二是津气外脱的亡阴征象，表现为在温病过程中出现骤然大汗、淋漓不止、汗出黏稠、唇干齿槁、舌红无津、神识恍惚、脉散大；三是气脱亡阳征象，又称为"脱汗"，可见突然冷汗淋漓、肢体厥冷、面色青惨、神情委顿、语声低微或倦卧不语、舌淡无华、脉伏或微细欲绝等。

4. 战汗 温病发展过程中突见肢冷爪青、脉沉伏，继而全身战栗、大汗淋漓的表现。多为热气留连气分日久，邪正相持，正气奋起鼓邪外出的表现。战汗之后，脉静身凉，为邪随汗出，病情向愈；战汗之后，身热不退，烦躁不安，脉象急疾或神情萎靡，甚至昏迷，为邪盛正衰，病情危重；战汗之后，身热渐退，数日后又复发热者，为邪盛正虚，不能一战即退，过一段时间后可再发生战汗，如叶天士说："更有邪盛正虚，不能一战而解，停一二日再战汗而愈者，不可不知。"此外，还有全身战栗而无汗者，多因正气亏虚，不能托邪外达所致，预后较差。如吴又可说："但战而不汗者危，以中气亏微，但能降陷，不能升发也。"

三、辨二便

在温病的过程中，由于各种原因，经常出现小便或大便在性状、颜色、便次、便量等方面的异常。

（一）辨小便

凡温病发热，津液受伤，小便颜色就会加深。如温病初起，尿呈淡黄色；气分热炽，则小便黄赤等。而比较突出的小便异常主要有小便短少、涩痛和小便不通。

1. 小便短少 小便色黄量少。在温热类温病中出现小便黄赤短少，多因热伤津液，津液不足所致，可伴见高热、汗多、烦渴等症；湿热类温病中出现小便短少，多因气机不畅，水湿内停，或津液偏走大肠所致，伴见苔腻等症。

2. 小便涩痛 小便涓滴而下，其色黄赤，尿道灼热而痛，常伴有心烦渴饮等症，多为小肠热盛，下注膀胱所致。

3. 小便不通　小便不通多由小便短少发展而来，其原因有温热伤津和湿阻气机之别。如热结液干，可出现尿量极少，甚至尿闭，多伴见心烦、舌干红、少汗等症；如湿浊阻滞下焦，泌别失司，导致膀胱不利而小便不通者，多伴见热蒸头胀、呕逆神迷、舌苔白腻等症。

（二）辨大便

温病伤津或湿热郁阻肠道，均会导致大肠腑气不畅，传导失常，出现大便性状的改变。

1. 大便秘结　大便秘结为肠道传导功能失常所致。其成因主要有三：一是热结肠腑，伴见日晡潮热、神昏谵语、腹满硬痛而拒按、舌苔老黄焦燥起刺等症；二是津枯肠燥，多见于温病后期，便虽难解，但一般无腹满胀痛之苦，伴见发热不甚、口干、舌红少苔等症；三是湿阻肠道，气机痹阻，腑气不通者，伴见少腹硬满、神识昏蒙、舌苔垢腻等症。

2. 便稀热臭　大便形质稀溏，次数增加，其气臭秽。其成因主要有二：一是肠热下利，多见肛门灼热、身热口渴等症，若发生于风温病中，为肺热下移大肠所致；二是热结旁流，泄下稀水而无粪，其气臭秽异常，伴有腹满硬痛、舌苔黄厚焦燥起刺等。

3. 大便溏垢　大便稀溏垢浊，排便不畅，色如败酱，状如藕泥。为湿热与肠道积滞搏结，痹阻肠道，肠腑传导失司所致。常伴见胸腹灼热、汗出热不解、脘腹痞闷、恶心呕逆、舌苔黄腻等症。

4. 大便色黑　大便色黑如柏油，滑爽通利，易于排出，多见于肠腑蓄血证。正如吴鞠通说："瘀血溢于肠间，血色久瘀则黑，血性柔润，故大便黑而易也。"常伴见少腹硬满、神志如狂、舌紫绛而暗或有瘀斑、脉沉实或涩等症。

四、辨神志

心主藏神，所谓神，是指意识、思维、精神等方面的活动。神志异常是指心神失主，而致出现意识不同程度的丧失、言语错乱、行为失常等表现。由于包络代心行令，亦代心受邪，所以温病过程中发生的神志异常，每责其病位在心包络（又称心包），即病邪影响心包，导致心主神明的功能失常而引起神志异常。如叶天士说："吸入温邪，鼻通肺络，逆传心包络中，震动君主，神明欲迷。"此外，脑与神志活动也有直接的关系，如何廉臣说："盖以脑为元神之府，心为藏神之脏，心之神明，所得乎脑而虚灵不昧，开智识而省人事，具众理而应万机。"所以，温病神志异常的病理基础实与邪热侵犯心脑直接相关。由于温邪热变最速，易内犯营血，侵及心脑，故温病过程中常见神志异常的表现。温病发生神志异常还每与湿、痰、瘀等病理因素有关。因湿为阴邪，其性重浊黏滞，湿与温合，蒙蔽心窍，也可以使神明失用而神志异常；也可因邪热炼液成痰，或湿热内蕴而聚浊成痰，痰浊与邪热相搏内阻心窍，使神明失用而致神志异常；又有因热伤血脉致瘀，或宿瘀与热相搏，瘀热内闭心窍，而导致神明受损，神志异常；还有因机体正气大衰，气阴或阳气外脱而致心神失养，也可造成神志异常。

由于病邪性质有别，侵扰途径不同，温病发生神志异常的病机可分为扰、蒙、闭、脱、虚 5 类。扰，是病位不在心包，而由其他脏腑的热邪影响心神造成的，如胃热扰心、肠热扰心、营热扰心、血热扰心、瘀热扰心等。治疗时只要清除这些脏腑的热邪，神志就可以恢复正常。蒙，是指湿热酿痰蒙蔽心包，病机重点仍在气分，病情相对较轻。闭，是指邪热炼液为痰，痰热交结闭塞，病情较重。脱，即内闭外脱，在热邪内闭心窍的同时，又有阴竭阳脱，心神失养，如吴鞠通说："心神内闭，内闭外脱者死。"其病情最为危重。虚，是指正气虚衰，导致心神失养，髓海失充所致。温病过程中的神志异常主要有以下几种。

1. 烦躁不安　表现为心中烦乱，并可有身体及手足躁扰，但神志尚清，是神志异常中最轻者。热扰心神而不宁谓之烦，身为热动而不安谓之躁，由于二者常常兼见，故烦躁并称。临床意义有三：一是胸膈邪热扰心，包括热郁胸膈，或热灼胸膈，扰及心神，而致烦躁。二是胃肠邪热扰心。阳明无形热盛者，伴见大热、大烦、大渴、脉洪大；邪热里结胃肠，循胃络而乘于心者，伴见潮热、烦躁、便秘、舌苔老黄、焦燥起刺等。三是邪热初入营分，营热扰心，症见心烦不安、舌绛、口干反不甚渴饮等症。

2. 神昏谵语　神昏指神志不清，或意识丧失；谵语指语无伦次或胡言乱语。二者每同时出现，称为昏谵，为热扰心神或邪热闭于心包之征象，可见于气、营、血各阶段，多出现于以下病变中：一是热结肠腑，邪热循胃络上扰心神所致，称为"胃热扰心"，属气分病变，伴见语声重浊、潮热、腹满硬痛、便秘或热结旁流、舌苔老黄焦厚等症；二是营热炽盛，营热扰心所致，属营分病变，其神志异常多为神昏，时有谵语，伴见身热夜甚、口干反不甚渴饮、舌绛无苔、脉细数等症；三是血热扰心所致，属血分病变，其神志异常多见神昏谵语，如狂发狂，伴见身灼热、斑疹显露、多部位多窍道出血、舌深绛等症；四是热闭心包，扰乱神明所致，症见神昏谵语、身热肢厥、舌蹇、舌纯绛鲜泽等症。

3. 昏愦不语　意识完全丧失，昏迷不语，呼之不应，甚至对外界各种刺激全无反应，是神志异常中昏迷程度最深者。多为热闭心包，或邪热夹痰闭阻心包，或为瘀热闭阻心包之象。其中有因邪热内闭心包继而发生正气外脱者，则可伴见肢体厥冷、面色青惨、舌淡无华、脉微欲绝等症，此种神昏又称为神散，系心神失养，神无所依而致。除了内闭外脱证外，在汗出、泄泻及出血太过时，可因阴竭阳脱而致心神失养，出现昏愦不语，也属危笃之证。

4. 神志昏蒙　神志不清，时清时昧，似清似昧，或时有谵语，甚至可见嗜睡如昏，但呼之能应。多为气分湿热蒸酿痰浊而蒙蔽心包，扰及心神所致，伴见身热汗出不解、胸脘痞满、舌苔黄腻、脉象濡滑而数等症。

5. 神志如狂　神志昏乱，躁扰不安，甚则如狂。温病中出现神志如狂，主要见于以下情况：一是下焦蓄血，瘀热扰心，可伴见少腹硬满疼痛、大便色黑、舌质紫暗等症；二是热入血室，女子月经期中感受温邪，热入胞宫，与血相搏，瘀热互阻，扰及心神，症见神志如狂、喜忘，可伴见寒热往来、腹胁硬满疼痛等症。如《素问·调经论》曰："血并于下，气并于上，乱而喜忘。"

6. 神识呆钝　神清淡漠，反应迟钝。在温病的发生发展过程中，其临床意义主要有二：一是湿热之邪，上蒙清窍，心神被蒙，伴见身热不扬、胸脘痞闷、呕恶不饥、舌苔腻、脉濡缓等症；二是瘀热互阻，阻遏厥阴，心窍不灵，多见于温病后期，正气亏虚，余邪与营血相搏，阻塞心窍。可伴见语言不利或默默不语，甚至痴呆或手足拘挛、肢体强直等症。

总之，神志的异常表现，其程度有轻重之别，其病位有浅深之分，临床当根据热型、舌象和其他伴见症状加以鉴别。

五、辨发痉

痉又称动风，俗称抽筋，是指肢体拘挛强直或手足抽搐。温病中出现痉证，与足厥阴肝经密切相关，是病情危重的表现。邪热炽盛，燔灼肝经，或阴精损耗，水不涵木，皆可导致痉证。前者因热极生风，抽搐紧剧有力，称为实风内动；后者因阴虚风动，抽搐徐缓无力，或仅手指蠕动，称为虚风内动。

1. 实风内动　表现为来势急剧，手足抽搐频繁有力，颈项强直，牙关紧急，角弓反张，两目上视等。总属热极生风的征象，但因病变部位不同，而临床意义有别：一是阳明热盛引动肝风，伴见壮热、渴饮、汗出、苔黄、脉洪大等。二是肺热引动肝风，并见高热、咳喘、汗出、苔黄等。因肺金受刑，肝木失制而风从内生，故又称为"金囚木旺"。如雷丰说："暑风之病，良由暑热极盛，金被火刑，木无所畏，则风从内而生。"三是心营热盛引动肝风，兼见身热夜甚、昏谵、舌绛等。

2. 虚风内动　虚风内动表现为手指蠕动或手足徐徐抽搐，或口角震颤，或心中憺憺大动等，同时伴见低热持续、颧赤、五心烦热、消瘦、口干舌燥、耳聋失语、舌绛枯痿等症。多见于温病后期，邪热深入下焦，耗伤肝肾真阴，水不涵木，筋脉失于濡养，则拘急、痉挛；肾阴亏虚，心火失于既济则心中憺憺悸动。

3. 虚实兼夹　虚实兼夹表现为手足颤动，或手足拘挛，肢体强直等，持续日久而难解，并可伴见低热不退、心悸烦躁、神情呆钝、默默不语，甚则痴呆、失语、失明、耳聋等症状，多见于暑温病后期，气血阴精已虚而余邪未净，痰瘀滞络所致，属虚实夹杂证。

六、辨出血

温病过程中发生出血，大多数为热邪深入营血，损伤血络或迫血妄行所致。其临床表现，可为某一部位的局部出血，但更多见多部位的广泛性出血，与内伤杂病大多为局部出血不同。对于温病出血的辨别，须根据其出血的部位、出血量的多少、血的颜色及并见症状等综合分析判断。

1. 广泛性出血　广泛性出血即多部位同时出血，包括咯血、衄血、尿血、肌衄、阴道出血等。如见血色鲜红并身热烦渴，甚则神昏谵语、舌深绛者，为血分热盛、耗血动血之证；如血块较多，其色瘀暗，舌青紫或有瘀斑，脉涩者，为瘀血阻络之证；如出血过速过多，而致气随血脱，可见血溢不止、肢体厥冷、昏沉不语、舌淡无华、脉微细欲绝等症状。

2. 衄血　鼻窍出血，多为风热郁肺，损伤肺络的征象。风温犯肺，误用辛温发散，易损伤肺窍血络而衄血，吴坤安说："更有温热之证，药宜凉解，误用辛温而动经血亦能致衄，宜清血分，犀角、连翘、赤芍、牡丹皮、玄参、生地黄、牛膝、茜草根之属，清之解之。如衄后身凉脉静，邪从红汗而解也。"

3. 咯血　血随咳唾而出，为肺出血的表现，是邪热损伤肺络的标志。血量不多，其色瘀晦，并见胸痛、气促者，多为邪热壅肺，肺络受损所致。如初起咳唾粉红色血水，继则咯血不止，或血从口鼻喷出，并见躁扰不宁、面色反黑、脉搏急疾等，多为暑热伤肺，经血沸腾，血从清窍上溢所致，预后极差，常因化源速绝而死亡。正如吴鞠通所说："太阴温病……若吐粉红色血水者，死不治；血从上溢，脉七八至以上，面反黑者，死不治。"

4. 便血　血从大便而出，便下鲜血，系肠络损伤的表现。温热病邪深入血分，可损伤肠络，特别是湿温病过程中，湿热化燥，深入营血，更易损伤肠络，引起便血。此外，大便色黑，亦是便血的一种特殊表现，正如吴又可说："尽因失下，邪热久羁，无由以泄，血为热搏，留于经络，败为紫血，溢于肠胃，腐为黑血，便色如漆。"黑便常见于下焦蓄血证中，可并见少腹硬满疼痛、神志如狂、舌质紫暗等症。

七、辨厥脱

厥脱是温病发展过程中较为常见的危重证候之一，它包括了厥与脱两种证候。厥证有两个概念：一是指突然昏倒，不省人事，即为前述之昏厥；二是四肢清冷不温，即为肢厥，多由阳气虚衰或阳气内郁不能外达所致。肢厥临床上可分为热厥与寒厥。脱证是指阴阳气血严重耗损后，元气不能内守而外脱。发生脱证的原因较为复杂：或由热毒炽盛，灼耗阴液，阴竭而元气无所依附而致；或由邪闭太甚而素体正虚，以致邪陷正脱；或因大汗、吐甚、剧泻、亡血等致阴竭阳脱或气随血脱。故脱证临床可分为阴竭和阳脱。

因厥与脱在临床上常并见，所以每多称为厥脱。关于昏厥的辨别可参考神志异常部分，此处重点讨论以肢厥和脱证为主要表现的厥脱。厥脱进一步发展，则"阴阳离决，精神乃绝"而死亡。

1.热厥　四肢厥冷，但胸腹灼热。伴有烦躁、气息粗大、汗多、尿短赤、便秘等热盛于里的症状，或伴有神昏谵语，喉间痰鸣，牙关紧闭，舌红或绛，苔黄燥，脉沉实或沉伏而数等表现。为热毒炽盛，郁闭于里，气机逆乱，阴阳气不相顺接，阳气不能外达四肢所致，往往具有热深厥甚的特点。

2.寒厥　四肢不温，通体清冷。伴有面色苍白，汗出淋漓，或下利清谷，气短息微，精神萎靡，舌质淡，脉沉细微欲绝等症状。为阳气大伤，虚寒内生，全身失于温煦所致。

3.阴竭　阴竭又称亡阴、阴脱。其主要表现为身热骤降，汗多气短，肢体尚温，神情疲倦或烦躁不安，口渴，尿少，舌光红少苔，脉散大无力或细数无力。为热邪耗伤阴液，或因汗、吐、泻、亡血太多而致阴液大伤，阴竭而阳气无所依附所致，也称为气阴外脱。本证可与热厥并见，或由热厥发展而来，也可在温病过程中由大汗、剧泻或大出血而造成。

4.阳脱　阳脱即阳气外脱，又称亡阳。其主要表现为四肢逆冷，全身冷汗淋漓，面色苍白，神情淡漠或神识朦胧，气息微弱急促，舌淡而润，脉微细欲绝。为阳气衰竭不能内守而外脱之象。本证可与寒厥并见，或由寒厥发展而来；也可由阴竭而致阳气外脱，从而形成阴阳俱脱之证。

小　结

本章介绍了温病的常用诊法，由于温病临床表现的特殊性，形成了辨舌、验齿、望咽喉、辨斑疹白㾦，以及辨发热、汗出、二便、神志、发痉、出血、厥脱等常见症状的诊断方法。

舌苔主要反映卫分和气分的脏腑功能病变，舌质主要反映热入营血，脏腑实质损害的程度，而舌态则是病情进退、邪正虚实的体现。温病未有不伤阴津者，伤之浅者，其病在肺胃，伤之深者，可及下焦肝肾。齿为肾之余，龈为胃之络，故诊察牙齿的润燥、齿缝流血、齿龈和齿垢等情况，可判断热邪的轻重和津液的存亡。斑疹的辨析为历来医家重视，是温病分析邪热部位和病情顺逆的重要标志。咽喉为肺胃之门户，足少阴肾脉、足厥阴肝经、足少阳胆经亦皆循经于咽部，咽喉的异常可反映诸多脏腑的病变，诊察咽喉的红肿与疼痛，可以反映病证虚实与邪之轻重。白㾦为湿热类温病特有的症状，是诊断湿热病邪在气分的重要依据。温病的常见症状有发热、汗出、二便、神志、发痉、出血、厥脱等。其中发热类型有发热恶寒、寒热往来、壮热、日晡潮热、身热不扬、发热夜甚、夜热早凉、低热等，辨析发热类型有助于判别病邪的性质、病变的浅深和病势的进退。分辨无汗、时有汗出、大汗和战汗等汗出异常的表现，可帮助判断气机是否宣畅和津气的损伤程度。明晰不同程度的神志异常，如烦躁不安、神昏谵语、神志昏蒙、昏愦不语、神志如狂，对于判断意识丧失的程度和治疗有重要意义。发痉有虚实之分，实证因邪热燔灼肝经，热极生风，亦可有肺热壅滞，肝木失制而生风。虚证则多见温病后期，肝肾阴伤，水不涵木，筋失濡养而动风。出血是温病的常见症和危重症，辨别出血的部位和病因，利于早期治疗。厥有热厥、寒厥之分，脱有阴竭、阳脱之异，因二者临床常并见，且相互之间有密切联系，故厥脱并论，是临床常见的危重证候之一。总之，了解温病的特色诊法和常见症状，对于准确辨证，精确治疗，提高临床疗效具有十分重要的意义。

思考题

1. 简述舌苔在温病诊断上的意义。
2. 试述温病中常见红舌、绛舌、紫舌的临床意义。
3. 温病中望咽喉的临床意义。
4. 斑疹外发的意义是什么？如何辨别斑疹的顺逆？
5. 白㾦的临床意义是什么？如何辨识？
6. 温病中常见的发热类型有哪些？分别有何意义？
7. 温病神志异常的类型及其临床意义？
8. 温病发痉的类型及其临床意义？
9. 温病厥脱的类型及其临床意义？

扫一扫，查阅本章数字资源，含PPT、音视频、图片等

温病的治疗，是在温病辨证论治理论的指导下，明确病因病机，制定相应的治疗大法，选用相应的方药，以驱除病邪，调整机体，扶助正气，从而促使患者恢复健康。正确而及时的治疗不仅可以减少患者的病痛，提高治愈率，促使患者早日康复，而且对于其中具有传染性的温病而言，还有助于阻止其传播蔓延，保护健康人群。

第一节　温病治则及确立治法的依据

正确的治法来源于对病证本质的准确判断，而正确的治法又是选择方药并确定其剂量、用法的前提。华岫云在《临证指南医案》中所说的"药味分量或可权衡轻重，至于治法则不可移易……立法之所在，即理之所在，不遵其法，则治不循理矣"，正是指出了确立治法的重要性。

一、温病治则

温病的治则，除了中医学对温热病治疗的一般原则，如"热者寒之""实者泻之""虚者补之"等外，主要是祛邪护阴原则及卫气营血和三焦治则。

（一）祛邪扶正

温病的病因是温邪，因此祛除温邪是温病治疗的关键，吴又可说："大凡客邪贵乎早逐，乘人气血未乱，肌肉未消，津液未耗，病人不至危殆，投剂不至掣肘，愈后亦易平复，欲为万全之策者，不过知邪之所在，早拔去病根为要耳。"可见，温病治疗"祛邪为第一要务"，早祛其邪，可减少温邪对机体的损害，减少并发症的发生，阻止病变的进一步发展。不同季节发生的温病，由不同性质、不同种类的温邪引起，这些病邪有各自的致病特点，侵袭人体后表现出不同的证候，因而要审证求因，审因论治。温病的发生发展过程始终是邪正交争、盛衰消长的过程，正胜则邪却，正虚则邪陷。温邪为阳邪，最易耗伤人体阴液，而阴液的存亡，又直接关系到温病的预后。因此，温病的治疗，除了祛除温邪外，还应注意扶助正气，顾护阴液，在治疗中不但要时刻权衡感邪的轻重多少，还要注意正气的强弱盛衰，合理使用祛邪与扶正的方法。

（二）辨证论治

1.卫气营血治则　叶天士根据温病卫气营血证候的不同病理变化，提出"在卫汗之可也""到气才可清气""入营犹可透热转气""入血……直须凉血散血"的治疗原则。邪在卫分主要用"汗"法治疗，"汗"法即解表透邪法，在温病卫分证主要以辛凉透表为主。邪在气分主要

用清气法治疗，清气法以清解气分热邪为主，但由于气分证病位不同，病邪性质差异，往往尚需使用化湿、攻下、和解等法。邪在营分治以"透热转气"，即在清营泄热剂中配伍轻清宣透之品，使营分邪热透出气分而解。血分证治疗既要清热凉血，又要活血散瘀。

2. 三焦治则　吴鞠通提出"治上焦如羽（非轻不举）；治中焦如衡（非平不安）；治下焦如权（非重不沉）"的治疗原则。治上焦病应"轻"，其含义除了用药应主以质轻上行透邪之品外，同时也包含了治疗上焦病证所用药物一般选药质轻，剂量较小、煎煮时间较短等含义。对中焦病证的治疗应注意"平"，不仅体现了对该病证的治疗应以祛除病邪为主，邪去而正自安，同时强调恢复中焦升降平衡。再者，由于中焦病证每为湿热之邪所致，对其治疗应权衡湿与热之侧重，治湿与治热不可偏于一边，也含有"平"之意。对下焦病证治疗主以"重"，是指所用方药性质滋腻或沉降重镇，多用味厚腻浊之血肉有情之品或介石类药物，且用药剂量也较大、煎煮时间较长。

二、确立温病治法的依据

温病治法的确立，主要是依据病邪种类及性质和证候类型及病机，同时，也有根据某些特殊症状而制定某些特定的治法。

（一）审因论治

审因论治是根据引起温病发生的各种病因种类和在病变过程中形成的各种病邪的性质而确定治法。温病的病因有风热、暑热、湿热、燥热等区别，这些不同性质的病邪各具不同的致病特点。在临床上可以根据温病的症状表现，并结合发病季节等因素，推断出温病的病邪种类及病因性质，以此针对不同的病因而确定各种治法，即"审因论治"。如温病卫分证，其病邪有风热、湿热、燥热等不同，就分别有疏风散热、宣表化湿、疏卫润燥等不同治法。同时，在温病中又会形成各种病理产物，如热毒、瘀血、痰饮、积滞等，针对这些病邪也要采取清热解毒、活血化瘀、化痰逐饮、消积导滞等相应的治法。

（二）辨证施治

辨证施治是指辨别证候及病机而确立治法。温病不同的病变阶段和不同病变部位的证候及病机各不相同，针对这些具体证候及相应病机就有相应的治法，所以辨别温病的证候及病机，是确定治法的重要依据。温病的过程，主要表现在卫气营血和三焦所属脏腑的功能失调和实质损害，由此而形成各种证候。因此，应对温病过程中形成的各种证候，运用卫气营血和三焦辨证纲领，明确证候类型，区分病变部位，确定病邪性质，分析邪正虚实，并结合八纲辨证、脏腑辨证、气血津液辨证理论，全面分析病机，从而确立相应的具体治法。

（三）对症施治

对症施治是指针对特殊症状而确立治法。在温病的病变过程中会出现一些特殊症状或危急重症，如神昏、痉厥、斑疹、虚脱等，针对这些症状而分别确立相应的治法，如开窍、息风、化斑、透疹、固脱等；对于其他诸如发热、呕吐、泄泻、头痛等症状也可确定相应治法。如温病过程中出现斑疹，因"斑为阳明热毒，疹为太阴风热"，所以治斑宜清胃泄热，凉血化斑；治疹宜宣肺达邪，凉营透疹。针对特殊症状的治疗，并不完全只是对症处理，而是在辨证施治原则指导下，重点针对某些症状采用不同治法，如对神昏的治疗，应在辨别其病机属邪热内闭心包或是湿热酿痰蒙蔽心包的基础上分别采用清心开窍或豁痰开窍之法。

确立温病的治法，还要注意患者的体质因素，因人施治。如使用寒凉清热之剂时，若患者为阳虚体质，只能清凉到十之六七，过用寒凉，则易损伤阳气。若患者为阴虚火旺体质，服药后即使热退身凉，也要防止炉烟虽熄，灰中有火。若确有余热，应继用清凉，祛邪务尽。此外，还应兼顾兼证的治疗，对患者有夹痰、夹瘀、夹滞、夹郁等，在辨证论治基础上配合化痰、祛瘀、消积、理气等法。温病的治疗，还要注意辨证与辨病的结合，参考现代临床研究新进展，吸取辨病治疗的新方法，以提高疗效。

第二节　温病主要治法

温病的主要治法分为以下三类：一是祛邪为主的治法，这是温病治法的主要内容，包括泄卫透表、清解气热、和解表里、祛湿清热、清营凉血、通下逐邪等法；二是以扶正为主的治法，这是温病后期的主要治法，如滋阴生津法；三是用于急救的治法，包括开窍醒神、息风止痉、固正救脱等法。以上属于内治法，此外还可配合外治法。

一、泄卫透表法

泄卫透表法是驱除在表温邪，解除卫分表证的治法，具有疏泄腠理、逐邪外出、透热解表的作用。适用于温病初起，邪在卫表。根据温病在表之邪的不同，本法主要可分为以下几种。

（一）疏风散热

用辛凉轻透之品，疏散肺卫风热病邪。适用于风温初起，风热病邪袭于肺卫之证。症见发热，微恶寒，口微渴，无汗或少汗，舌边尖红，苔薄白等。代表方剂如银翘散。

（二）解表清暑

用辛温芳化合清凉之品，外解肌表之寒束，清化在里之暑湿。适用于夏日暑湿蕴阻于内，复受寒邪侵犯肌表之证。症见发热恶寒，头痛无汗，心烦，口渴，脘痞，舌红苔腻等。代表方剂如新加香薷饮。

（三）宣表化湿

用芳香透泄、宣肺祛湿之品，疏化肌腠湿邪。适用于湿温初起，湿热病邪侵于卫表之证。症见恶寒，头重如裹，身体困重，汗出胸痞，苔白腻，脉濡缓等。代表方剂如藿朴夏苓汤。

（四）疏卫润燥

用辛宣凉润之品，解除卫表燥热之邪。适用于秋燥初起，燥热侵袭肺卫之证。症见发热，微恶风寒，头痛，口鼻咽喉干燥，咳嗽少痰，舌红苔薄白等。代表方剂如桑杏汤。

泄卫透表法中疏风散热法和疏卫润燥法均用于温热表证，肺卫失宣。二者均以辛凉轻清宣透表热为主，而后者尚兼甘凉濡润之功。解表清暑法用于卫气同病，辛温之品外散表寒，清暑化湿之品解除在里暑湿。宣表化湿法侧重宣肺、芳化，以解除湿热侵袭卫气之证。

根据病情的需要，泄卫透表法常与滋阴、益气、化痰、消导、清气、透疹、解毒、凉血等治法配合使用，均须以有助于驱邪外出、解除表证为原则，若配合他法反而妨碍解表，则是本末倒置。

运用泄卫透表法应当注意，温病一般忌用辛温发汗，否则可助热化火，出现发斑、出血、谵妄等，此即吴鞠通所说："温病忌汗，汗之不惟不解，反生他患。"其"客寒包火"证不排除辛温之品的应用，但也只需微辛轻解，迨至表邪一解，即当清里为主。

二、清解气热法

清解气热法是清泄气分热邪，解除气分热毒的一种治法，又称"清气法"。本法具有清热除烦、生津止渴作用，属于八法中的清法。适用于温热病卫分之邪已解，气分无形里热亢盛，尚未与燥屎、食滞、痰湿、瘀血等有形实邪相搏结的证候。气分证范围广，清气泄热法的应用较广，主要分为以下几种。

（一）轻清宣气

用轻清之品透泄邪热，宣畅气机。适用于温邪初入气分，热郁胸膈，热势不甚或里热渐退而余热扰于胸膈，胸膈气机不畅之证。症见身热微渴，心中懊憹不舒，舌苔薄黄，脉数。代表方剂如栀子豉汤。

（二）辛寒清气

用辛寒之品透解邪热，大清气分。适用于阳明气分，邪热炽盛之证。症见壮热烦渴，汗出，舌苔黄燥，脉洪数等。代表方剂如白虎汤。

（三）清热泻火

用苦寒之品直清里热，泻火解毒。适用于邪热内蕴，郁而化火之证。症见身热口渴，烦躁不安，口苦咽干，小便黄赤，舌红苔黄，脉数等。代表方剂如黄芩汤或黄连解毒汤。

清解气热法适用范围较广，轻清宣气法重在清宣气热，作用偏于上焦胸膈，通过清凉透散的药物，既清热又宣透气机，使邪热外解。辛寒清气法重在清透气热，作用偏于中上焦，通过辛凉重剂和大寒药物，既清泄阳明无形大热，又宣透里热于外，使肺胃之热皆解。清热泻火法重在清泻火毒，通过苦寒药物，直折火热。

气分证的临床表现复杂，所以清气法在具体运用时，还应注意与其他治法配合。若热邪初入气分，倘表邪未尽，则须在轻清宣气中加入透表之品。若气分热邪炽盛，津液耗伤，则须在辛寒清气中加入生津养液之品。若火郁成毒，毒聚成肿成结者，则须在清热泻火中加入解毒消肿散结之品。若热在气分，邪热壅肺，当配合宣肺降气之品。若热郁肝胆当配疏利肝胆之品。

本法主治气分无形邪热，若邪热已与有形实邪相结，如湿邪、燥屎、食滞、痰浊、瘀血，必须祛除实邪才能解除邪热。热邪未入气分者不宜早用，以免寒凉冰伏邪气。素体阳气不足，应中病即止，不可过用之，防止寒凉过度而伐伤阳气。苦寒药有化燥伤津之弊，热盛阴伤或素体阴虚者慎用。

三、和解表里法

和解表里法是以和解、疏泄、宣通气机达到外解里和的治法。本法属于八法中的和法。在温病运用中，本法具有清泄少阳、分消走泄、开达膜原的作用。适用于温病邪已离表又尚未入里成结，而是郁滞于少阳或膜原、留连三焦的半表半里证。主要分为以下几种。

（一）清泄少阳

用辛苦芳化之品清泄少阳热邪，兼以化痰和胃。适用于热郁少阳，兼有痰湿犯胃之证。症见寒热往来，口苦喜呕，胁脘闷痛，烦渴溲赤，舌红苔黄腻，脉弦数等。代表方如蒿芩清胆汤。

（二）分消走泄

用辛开苦泄之品宣展气机，清化三焦气分痰热或湿热。适用于邪留三焦，气化失司，所致痰热、湿浊阻滞之证。症见寒热起伏，汗出不解，胸痞腹胀，溲短，苔腻等。代表方如三仁汤、温胆汤加减，或以叶天士所说的杏、朴、苓之类为基本药。

（三）开达膜原

用辛通苦燥之品疏利透达湿浊之邪。适用于湿热秽浊之邪郁闭膜原之证。症见寒甚热微，脘痞腹胀，身痛肢重，舌红绛或紫绛，苔白厚浊腻如积粉等。代表方如雷氏宣透膜原法或达原饮。

和解表里法在临床上有广泛的应用，上述治法虽然同治半表半里证，但由于感邪性质、感邪轻重及邪气所犯部位各不相同，选择的治法也不尽相同。清泄少阳法虽有透邪泄热作用，但其清热力量较弱，故适用于邪热夹痰湿郁阻于少阳，对气分里热炽盛者不宜用。分消走泄和开达膜原法以疏化湿浊为主，热象较著及热盛津伤者不宜单用，可配合清热法、养阴法等。湿浊偏盛者，也可加用祛湿的治法。

四、祛湿清热法

祛湿清热法是驱除三焦湿热的治法。本法具有宣畅气机、运脾和胃、通利水道等化湿泄热的作用，主要适用于湿热类温病气分阶段。临床根据湿热所在的部位和湿与热的轻重，分为以下几种。

（一）宣气化湿

用芳化宣通之品疏通表里气机，透化湿邪。适用于湿温病初起，湿中蕴热，湿遏表里气机之证。症见身热不扬，午后热甚，或微恶寒，汗出不解，胸闷脘痞，小便短少，舌苔白腻，脉濡缓等。代表方如藿朴夏苓汤、三仁汤。

（二）燥湿清热

用辛开苦降之品疏通中焦气机，祛除湿热邪气。适用于中焦湿热遏伏，湿渐化热，湿热俱甚，遏伏中焦之证。症见身热而汗出不解，口渴不多饮，脘痞腹胀，泛恶欲吐，舌苔黄腻，脉濡数等。代表方如王氏连朴饮。

（三）淡渗利湿

用淡渗之品清热渗湿，使湿从小便而出。适用于湿热阻于下焦，膀胱气化失司之证。症见小便短少，甚则不通，热蒸头胀，渴不多饮，舌苔白腻等。代表方如茯苓皮汤。

上述三法，其作用和适用证各有偏重，宣气化湿法偏于"宣上"；燥湿清热法偏于"畅中"；淡渗利湿法偏于"渗下"。但由于三焦为一个统一的整体，并且气机之宣畅、水道之通利常相互影响和促进，所以用药需配合使用，以利于湿邪的上下分消。例如分利湿热法虽用于湿热在下焦，但上焦、中焦有湿时，也可配合其他化湿法使用。此外，祛湿法还可根据病情需要与他法配合使用，热邪较盛，配合清热法；湿热郁蒸三焦，面目一身俱黄，可配合利湿退黄之剂；湿热与积滞相结，还配合消导化滞法；湿热中阻胃气上逆，则配合和胃降逆法等。

使用本法还应注意对于湿邪已经化燥者，不可再用。湿盛热微者，苦寒药当慎用或不用，应以辛温开郁、苦温燥湿为主。虽有湿邪而阴液亏损者慎用。总之，化湿法的应用须权衡湿与热的偏轻偏重及邪之所在部位而选用相应的化湿方药。

五、通下逐邪法

通下逐邪法是攻导里实、祛除肠腑有形实邪、通畅胃肠气机的治法。本法具有通腑泄热、荡涤积滞、通瘀破结、排除邪毒和给邪以出路的作用，属于八法中的下法。主要适用于热邪与有形实邪如燥屎、湿滞、瘀血等互结于肠腑的证候。由于内结实邪的性质、部位的不同，分为以下几种。

（一）通腑泄热

用苦寒攻下之品泻下阳明实热燥结。适用于热入阳明，内结肠腑之证。症见潮热便秘，或热结旁流，时有谵语，腹部胀满或硬痛拒按，舌苔黄燥或焦黑起刺，脉沉实等。代表方如调胃承气汤、大承气汤。

（二）导滞通便

用苦辛合苦寒之品通导肠腑湿热积滞。适用于湿热积滞搏结肠腑之证。症见身热，脘腹痞满，恶心呕逆，便溏不爽，色黄如酱，舌苔黄垢浊腻等。代表方如枳实导滞汤。

（三）增液通便

用甘寒滋润合苦寒通下之品滋养阴液兼以通下。适用于阳明热结而阴液亏虚之证，又称为"热结液亏"证。症见身热不退，大便秘结，口干唇裂，舌苔焦燥，脉沉细等。代表方如增液承气汤。

（四）通瘀破结

以泻下逐瘀及活血破结之品以破散逐除下焦瘀血蓄结。适用于温病热瘀互结，蓄于下焦之证。症见身热，少腹硬满急痛，大便秘结或色黑，小便自利，或神志如狂，舌紫绛，脉沉实等。代表方剂如桃仁承气汤。

通下逐邪法在温病治疗中较为常见，尤其通腑泄热法，如能恰当运用，则奏效甚捷。正如清代柳宝诒所说："胃为五脏六腑之海，位居中土，最善容纳……温热病热结胃腑，得攻下而解者，十居六七。"可见通下逐邪在温病治疗中占有重要地位。通腑泄热法，攻下热结，逐邪泄热，主治热结肠腑；导滞通便法，清化湿热，导滞化积通下，主治湿热夹滞阻于肠腑；增液通便法，攻下与滋阴增液并用，攻补兼施，主治热结而津液已伤；通瘀破结法，攻下活血并用，给瘀热蓄结以出路，主治瘀热互结于下焦。临床还可随证加减化裁，例如腑实而正虚者，攻下当配合扶正；腑实而兼肺气不降者，攻下当配合宣肺；腑实而兼热蕴小肠者，攻下当配合清泄小肠之火热；腑实而兼邪闭心包者，攻下当配合开窍。

本法驱邪力猛，若使用不当，容易伤正，故要注意里热未成实或无郁热积滞者不可妄用；平素体虚者，或在温病过程中阴液、正气耗伤较甚，虽有热结，也不宜一味单用攻下之法，应配合扶正药同用；阴亏肠燥便秘者，属无水舟停，忌单用苦寒通腑泄热。下后邪气复聚，若必须再度用下法，应防止过下伤正。

六、清营凉血法

清营凉血法是清解营热、凉散血热、滋阴透邪、活血散瘀的治疗方法，具有清泄营热、凉血解毒、滋养阴液、散血活瘀的作用，适用于温病热入营血，营热阴伤，动血耗血的证候。营分证和血分证的病机相近，但有轻重程度和病位浅深之不同，所以将清营法与凉血法合并论之。分为以下几种。

（一）清营泄热

用咸寒合甘寒、苦辛轻清凉透之品，清营养阴，透邪外达，以祛除营分邪热。适用于热入营分，郁热伤阴之证。症见身热夜甚，心烦，时有谵语，斑疹隐隐，舌红绛，脉细数等。代表方如清营汤。

（二）凉血散血

用咸寒合甘寒、苦寒凉血滋阴、活血散瘀之品，清解血热，散瘀宁络，以清散血分瘀热。适用于温病热盛血分，迫血妄行，热瘀互结之证。症见灼热躁扰，甚则昏狂谵妄，斑疹密布，各种出血，舌质紫绛或有瘀斑等。代表方如犀角地黄汤。

（三）气营（血）两清

用清营法或凉血法与清解气热法配合，双解气营或气血之邪热。适用于温病气分与营（血）分同病，即气营（血）两燔之证。若偏于气营同病，则出血倾向不重。症见壮热口渴，烦扰不寐，舌绛苔黄，代表方如加减玉女煎、化斑汤；若为气血两燔，热毒深重之证，则见壮热躁扰，甚或神昏谵妄，两目昏瞀，口秽喷人，周身骨节痛如被杖，斑疹密布，各种出血，舌质紫绛，苔黄燥或焦黑等。代表方如清瘟败毒饮。

以上 3 种治法，均有各自作用特点，清营泄热法在清解营分同时，强调了透达营分郁热从气分外出而解。凉血散血法在凉血解毒宁络的同时，重在活血养阴以达到瘀散血止的目的。而气营（血）两清法则是针对温病过程中气营（血）两燔之证的代表治法。热入营血，易致伤阴、闭窍、动风之变，常需分别配合养阴、开窍、息风等法。

运用本法时应注意热在气分而未入营、血分者不可早用。若营分、血分病变兼有湿邪者，应慎用本法，预防过用寒凉滋腻有碍邪热透达之弊，但辨证明确时也需本法与化湿法配合使用。

七、开窍醒神法

开窍醒神法是开通窍闭、苏醒神志的治法，具有清泄心包邪热、芳香清化湿热痰浊、醒神利窍的作用。适用于温病邪入心包或痰浊上蒙机窍所致的神志异常证候。具体应用分为清心开窍法和豁痰开窍法。

（一）清心开窍

用辛香透络、清心化痰之品清泄心包痰热，促使神志苏醒，适用于温病痰热内闭心包的证候。症见神昏谵语或昏愦不语，或昏狂，身体灼热，舌蹇肢厥，舌质红绛或纯绛鲜泽，脉细数等。代表方如安宫牛黄丸、紫雪丹、至宝丹。

（二）豁痰开窍

用芳香辟秽、化痰清热之品宣通窍闭，适用于湿热郁蒸，酿生痰浊，蒙蔽清窍的证候。症见神识昏蒙，时清时昧，时有谵语，舌绛，舌苔黄腻或白腻，脉濡滑或数。代表方如菖蒲郁金汤。

开窍醒神法主要用于治疗神志异常诸症，其目的是促使神志的苏醒。温病神志异常，其病变有在心营或在气分的不同。清心开窍法属凉开，主治邪入心营，热闭心包的神志异常证候，所以临床上往往在清心开窍的同时配合清营、凉血、息风、化瘀、益气固脱等治法同用。豁痰开窍法属芳香开窍，主治湿热留连气分或湿热酿蒸为痰浊蒙闭心包机窍的神志异常证候，故在豁痰开窍的同时须配伍清热化湿之品以芳香化浊，必要时还可配合苏合香丸等温开之品。

开窍醒神法属应急治法，一旦神志恢复正常，即不可再用，可根据病情而进行辨证施治。此外，在临床应用时，应注意祛除引起神志异常的原因，如气分热盛者应配合清气或攻下实结之法。

八、息风止痉法

息风止痉法是平肝息风、解除挛急的治法，具有凉泄肝经邪热、滋养肝肾阴液、息风止痉的作用。适用于温病热盛动风或阴虚生风的证候。分为凉肝息风法和滋阴息风法。

（一）凉肝息风

用甘苦合酸寒之品凉肝解痉，透热养阴，适用于温病邪热内炽，肝风内动之证。症见灼热躁扰，口噤神昏，四肢抽搐，甚则角弓反张，舌红绛苔黄燥或黄腻，脉弦滑数。代表方如羚角钩藤汤。

（二）滋阴息风

用咸寒合酸甘之品育阴潜阳，滋水涵木。适用于温病后期热入下焦，日久真阴亏损，肝肾阴竭，水不涵木，虚风内动之证。症见低热，手足蠕动，甚或瘛疭，肢厥神疲，舌干绛而痿，脉虚细等。代表方如三甲复脉汤、大定风珠。

临床须辨别温病动风之属虚属实，实风重在凉肝，虚风重在滋阴，两者各有侧重。实风抽搐剧烈者可重用息风止痉之品，尤其虫类药，以加强止痉的作用，但须注意避免其劫伤阴液之弊，阴虚动风证运用时尤当慎重；运用滋阴药时又须防其滋腻阴柔而恋邪。小儿患者在卫、气分阶段因高热而引起痉厥者，往往只需投用清热透邪之剂，或用物理降温方法，热退而抽搐自止，不可轻用息风之法治疗。息风法是为动风所设，其目的是迅速有效地制止痉厥，故而未出现痉厥或痉厥已经消失即不必使用。

九、滋阴生津法

滋阴生津法是滋阴养液，补充阴津损耗的治法。本法具有润燥生津、滋养真阴、壮水制火的作用，适用于温病后期邪热渐退，阴液耗伤之证。在温病发生发展过程中温热邪气自始至终损伤人体的阴液，病到后期尤其突出，阴液的耗损程度与疾病的发展及其预后密切相关，正如古人云："留得一分津液，便有一分生机。"因此，在温病初期就应该时刻顾护阴液，若后期阴液耗伤明显，便要以救阴为务。根据阴液耗伤的程度和脏腑病位的差异，具体分为以下几种。

（一）滋养肺胃

用甘寒清润之品滋养肺胃津液，又称甘寒生津法。适用于温病气分邪热渐退，而肺胃阴液未复，或肺胃阴伤之证。症见低热或无热，干咳少痰或无痰，口干咽燥，或干呕不欲食，舌光红少苔或干。代表方如沙参麦冬汤、益胃汤。

（二）增液润肠

用甘咸寒生津养液之品润肠通便，又称"增水行舟"法。适用于温病气分热邪渐解，津枯肠燥而便秘之证。症见大便数日不下、质干，口干咽燥，舌红而干。代表方如增液汤。

（三）滋补真阴

用甘酸咸寒之品填补真阴，壮水制火，又称"滋补肝肾"法。适用于温病后期，邪热久羁，真阴耗损，邪少虚多之证。症见低热不退，手足心热甚于手足背，颧红，口干咽燥，神倦，耳聋，或心中悸动不安，舌绛少苔或干绛枯痿，齿燥，脉虚细或结代等。代表方如加减复脉汤。

以上3种治法，滋养肺胃法和增液润肠法是针对温病后期气分邪热渐解，出现肺胃津伤或肠液耗伤；滋补真阴法是针对温病后期，邪热久羁，劫灼肝肾之阴而设。前两种治法阴液耗损较轻，病位较浅；后者真阴损伤较重，病位较深。

温热类温病自始至终伤津耗液，湿热类温病湿邪化燥后也具有伤阴的特点，故滋养阴津法使用的机会较多。但阴伤而热邪仍在者，当与他法同用，如滋阴解表、滋阴攻下、滋阴清热、滋阴息风、益气敛阴等法。

滋阴生津法使用应注意温病伤阴兼有湿邪未化者，不可纯用本法，须滋阴而不碍湿，化湿而不伤阴。气热壮甚而阴伤不明显者，不可用本法。

十、固脱救逆法

固脱救逆法是救治气阴外脱或亡阳厥脱证的治法。本法具有益气敛阴、回阳救逆的作用，适用于温病中患者正气素虚而邪气太盛，或汗出太过，阴液骤损，阴伤及阳，导致气阴外脱或亡阳厥脱之危急证候。分为以下两种。

（一）益气敛阴

用甘温、甘寒、酸温补气敛阴之品益气生津，敛阴固脱。适用于温病气阴两伤，正气欲脱的证候。症见身热骤降，汗多气短，体倦神疲，舌光少苔，脉散大无力。代表方如生脉散。

（二）回阳固脱

用甘温、辛热益气温阳之品固脱救逆。适用于温病过程中阳气暴脱证。症见四肢逆冷，大汗淋漓，神疲倦卧，面色苍白，舌淡苔润，脉微细欲绝。代表方如参附汤或参附龙牡汤。

上述两法各有适应证，益气敛阴法适用于津伤气脱证，回阳固脱法适用于阳气暴脱证。但临床往往出现阴津与阳气俱脱，此时应将两法配合运用。还可视病情的需要与其他法配合使用，若气阴或阳气欲脱，而神志昏愦，手厥阴心包症状仍显著者，此为内闭外脱之候，则固脱法须与开窍法并用。

本法为急救之法，运用固脱法应注意用药快速、及时、准确。生脉散、参附汤现已制成注射剂，供静脉滴注，临床可选用。给药次数、间隔时间及用药剂量等都必须适当掌握，并随时注意病情的变化，做相应调整。另外，一旦阳回脱止，就要注意有无火热复炽、阴气欲竭的现象，并根据具体情况辨证施治。

附：外治法

外治法是在中医整体观和辨证论治原则的指导下，通过皮肤、诸窍、腧穴等给药方式来治疗温病某些病症的治疗方法。具有退热消肿、止痛解毒、醒神开窍等作用。外治法与内治法的作用相辅相成，与内治法相比，外治法具有起效快捷、使用方便、比较安全的特点，尤其对于难以内服药物的昏迷患者或小儿发热患者更为适用。常用的外治法有以下几种。

1. 洗浴法　本法是用中药煎剂进行全身沐浴或局部浸洗，以发挥散热、透疹、托毒外出等作用。主治温病表证无汗、热势壮盛或疹出不畅等症。如小儿麻疹，疹色淡红，隐而不透时，可用鲜芫荽煎汤外洗；感受风热病邪而致高热、无汗，可用荆芥、薄荷各等分煎水擦浴等。此外，对高热而无恶寒者，还可采用 25 ～ 35℃的 30% 乙醇擦浴，或用 32 ～ 34℃温水擦浴，都有明显的散热降温效果。

2. 灌肠法　本法是根据辨证论治所确定的方剂，煎成一定浓度的汤液作保留灌肠或直肠点滴以发挥疗效。主治病证范围较为广泛，对较难口服煎剂的患者，如小儿及处于昏迷状态者尤为适用。肠道疾患和肾功能衰竭患者也有较好疗效。具体用法为：灌肠所用药物煎汤过滤去渣，温度保持在 38℃左右，患者取左卧位，肛管插入 20 ～ 30cm，将药液灌入，灌肠次数依病情而定。如痢疾用白头翁汤煎液灌肠；肾综合征出血热急性肾功能衰竭用泻下逐瘀剂做高位保留灌肠；风温病肺胃热盛者用白虎汤加千金苇茎汤灌肠等。

3. 敷药法　本法是用药物制成膏药、搽剂、熨剂等，在病变局部或穴位外敷。主治各种温病在局部出现热毒壅滞症状者，也可治疗其他一些病证。如将具有解表、清热、通达阳气的药物研细（如大黄、山栀子、生石膏、葱白等），用米醋或蛋清调成糊状，外敷涌泉穴或手足心处，包扎固定，4 ～ 6 小时取下，具有迅速降温的作用，适用于壮热、烦渴，甚至神识昏迷等症。温毒所发生的局部肿痛，可用水仙膏外敷，敷后如皮肤出现小黄疮如黍米者，改用三黄二香散外敷。又如温病热盛鼻衄血，可用吴茱萸、大蒜捣敷于涌泉穴，以引热下行而止衄；疟疾用二甘散（甘遂、甘草各等分）外敷神阙穴，或用毛茛捣烂外敷内关等穴。

4. 搐鼻法　将辛窜芳香气味的药物研细，抹入鼻孔少许，通过鼻腔黏膜的吸收，或使病人打喷嚏，达到开窍醒神的目的。适用于温病热入心包或中暑神昏。代表方如朱丹溪的通关散（细辛、皂角按 6∶1 调配），治疗高热头痛或神昏、呼吸不畅、鼻塞等症。又如用蟾酥、冰片、雄黄各 2g，牛黄 1g 研细，取少许放入鼻孔以取嚏，可治疗中暑昏迷、猝倒、牙关紧闭等症。

5. 吹喉法　将具有清热解毒、祛腐生新作用的药物研细，吹于喉部少许，治疗烂喉痧咽喉红肿糜烂，具有解毒消肿、利咽清热的作用。代表方如锡类散。

温病的外治法还有很多，如雾化吸入、熏蒸、吹耳、灸疗、冰敷、拭齿、放血等，这些外治法多数与内服药合并运用，可以起到相得益彰的作用。使用外治法也要注意辨证论治，不可机械搬用。一些外治药物对皮肤、黏膜有一定的刺激性，因此，必须掌握一定的药量、治疗时间和使用方法，了解禁忌证。如吹鼻和吹喉的药量不宜过多，以免进入气管；高血压脑血管意外、癫痫病人不宜使用取嚏法。

第三节 温病兼夹证的治疗

在温病发展过程中，一些兼夹的病理因素如痰饮、食滞、气郁、瘀血等，对温病的病理演变、病情发展和预后都具有重要的影响。

一、兼痰饮

温病兼夹痰饮，一方面为患者素体有停痰宿饮，感受温邪后，即与痰湿互结，出现痰湿气阻的兼夹证。另一方面由于在温病过程中体内津液不能正常布化所致，如湿热类病邪流连三焦，使三焦气机阻滞，水道通调失利，津液输布受阻而成痰饮；或热邪炽盛，煎熬津液，炼液成痰，痰热互结。

常用于兼夹痰饮的治法有以下两种。

（一）燥湿化痰理气

燥湿化痰理气法适用于痰湿气阻者，症见胸脘痞闷，拒按，泛恶欲呕，渴喜热饮而不欲多饮，舌苔黏腻。可在主治方中加半夏、陈皮、茯苓等，也可用温胆汤类。

（二）清热化痰开结

清热化痰开结法适用于痰热互结者，由于痰热所在病位不同，其证情与治疗用药也随之不同。痰热壅肺者，症见身热，咳嗽或气喘，胸闷甚则胸痛，痰黄而黏稠，舌苔黄腻。可在主治方中加瓜蒌、川贝、蛤粉、胆南星等。痰热结胸者，症见发热，胸下按之痛，舌苔黄滑腻，脉滑数等，可在主治方中加用小陷胸汤等。痰热闭窍者，症见神昏，舌蹇肢厥，喉中有痰声，舌红绛苔黄腻，可在清心开窍剂中加用胆南星、天竺黄、竹沥、菖蒲、郁金及猴枣散等。痰热阻于肝经者，症见灼热，肢体抽搐，甚至角弓反张，喉间痰鸣，舌质红绛苔黄滑，脉弦滑数，可在清热息风剂中加用牛黄、天竺黄、竹沥等。

二、兼食滞

温病兼夹食滞，一方面由于病前宿食未消，停滞于中；另一方面由于病中脾胃的受纳运化功能减弱，勉强进食，难以消化，以致食滞内停而成。尤其多见于温病的恢复期。根据食滞部位的侧重不同，常用以下两种治法。

（一）消食和胃

消食和胃法适用于食滞胃脘，症见胸脘痞闷，嗳腐吞酸，恶闻食臭，舌苔厚垢腻，脉滑实。常在主治方中加用消化食滞之品，如神曲、山楂、麦芽、莱菔子、陈皮、鸡内金等，也可加保和丸。

（二）导滞通腑

导滞通腑法适用于食滞肠腑，症见腹胀而痛，肠鸣矢气，其气臭秽，大便秘或溏，舌苔厚而浊腻，脉沉涩或滑。常在主治方中加用消食导滞、通导肠腑之品，如枳实、槟榔、大黄、厚朴等，也可用枳实导滞汤。

三、兼气郁

温病兼夹气郁，多因情志失调而引起气机郁结，肝脾不和，症见胸胁满闷或胀痛，时有嗳气或叹息，泛恶，不思饮食，脉沉伏或细弦。常在主治方中加用理气解郁、疏肝理脾之品，如香附、郁金、青皮、枳壳、木香、苏梗、佛手、绿萼梅等，也可用四逆散。

四、兼血瘀

温病兼夹血瘀，主要原因有 3 种：一是素有瘀血宿伤，如外伤所致的瘀血内停及各种疾病引起的血瘀证，当感受温邪以后，易形成瘀热互结。二是温病过程中热盛动血，迫血妄行，离经之血停蓄体内，或热邪炽盛，耗阴灼液，血液黏稠，脉络血行不畅；或温病后期脏气虚衰导致血行无力。三是恰逢妇女经血适来或产后而病温，热陷血室，热瘀互结，导致经停或恶露不行成瘀。根据温病过程中瘀血所在部位不同，还有以下相应的治法。

（一）清营血、化宿血

用清解营血、活血化瘀之品治疗体内原有瘀伤宿血和热入营血并见证。症见身体灼热，胸胁或脘腹刺痛或拒按，舌质有瘀斑或紫晦，扪之湿润。常在清营凉血方中加入活血散瘀之品，药如桃仁、红花、赤芍、丹皮、丹参、紫草、当归尾、延胡索、山楂等。

（二）清血室、化瘀热

用凉血化瘀之品治疗热入血室证。症见壮热或寒热往来，小腹胀满，昼日明了，暮则谵语等。常在小柴胡汤中加延胡索、当归尾、桃仁等。

第四节　温病瘥后调理

温病瘥后调理是指温病邪气已退，但机体尚未恢复正常状态，或者余热未清，津液尚未恢复，此时应采取一些积极有效的调理措施，促使病体早日康复。瘥后调理包括内容很多，如调节饮食、劳逸结合、调适精神、适避寒热及药物调理等。药物调理是其中的重要环节。以下按温病瘥后的常见临床表现分别论述药物调理方法。

一、正虚未复

在温病过程中，由于热邪炽盛，耗伤人体津气，加上患病后人体脏腑功能的失调，尤其是脾胃受纳和运化的能力减弱，致使气血津液的生成减少，故经常出现体虚未复的表现。根据正气虚弱的部位和性质的不同，主要有以下 3 种治法。

（一）补益气阴

补益气阴法是用补气生津养阴之品以治疗温病后期气阴两虚者。症见精神委顿，不饥不食，睡眠不酣，口渴咽燥，舌干少津等。代表方如薛氏参麦汤（《湿热病篇》方：西洋参、麦冬、木瓜、石斛、鲜莲子、生谷芽、生甘草）或三才汤。

（二）滋养胃肠

滋养胃肠法是用养阴增液之品以治疗胃肠阴液亏虚者。症见口干咽燥或唇裂，大便秘结，舌光红少苔等。代表方如益胃汤、增液汤。

（三）补养气血

补养气血是用补益气血的药物以治疗温病后气血亏虚者。症见面色少华，气弱倦怠，声音低怯，语不接续，舌质淡红，脉弱无力等。代表方如八珍汤加减或集灵膏。

二、余邪未尽

在温病过程中邪热消退后，正气虚衰，体内尚存未尽之余邪，此时需根据正气之强弱及余邪的种类而分别采取各种治法。

（一）清解余热，益气养阴

用辛凉、甘寒之品以治疗温病后期余热未净、气阴两伤之证。症见低热不退，虚羸少气，口干唇燥，呕恶纳呆，舌光红少苔，脉细数等。代表方如竹叶石膏汤。

（二）芳化湿邪，醒胃和中

用芳香清凉之品以化湿清热，恢复胃气，治疗温病后期湿热余邪未净而胃气未复之证。症见身热已退，脘闷不畅，知饥不食，舌苔薄白微腻等。代表方如薛氏五叶芦根汤。

（三）理气化湿，健脾和中

用理气化湿健脾之品以治疗温病后期余湿阻气，脾气虚弱之证。症见胃脘微痞，饮食不馨，四肢倦怠，大便溏薄，舌苔薄白而腻，脉虚弱，甚至可见肢体浮肿等。代表方如参苓白术散加藿香、佩兰、荷叶、砂仁等。

（四）化湿利水，温补肾阳

用补肾阳、利水湿之品治疗温病后期阳气虚衰而水湿内停之证。症见形寒肢冷，神疲乏力，心悸眩晕，面浮肢肿，小便短少，舌淡苔白，脉沉细等。代表方如真武汤。

三、复证治法

温病复证是指在温病瘥后，因正气未复、调摄不当而邪热复起，又称"复病"或"病复"。如《重订广温热论》中说："温热复证，有复至再三者，皆由病人不讲卫生，病家不知看护所致。"根据引起复证的不同原因，又可分为以下几种。

（一）劳复证

劳复证是指温病瘥后，正气未复，或余热未清，因为过早或过度劳作重新发热者。根据病情具体分为以下3种。

1. 气虚劳复　症见发热，畏寒怕冷，四肢倦怠，少气懒言，舌淡少苔而润，脉虚。治以益气健脾，甘温除热。代表方如补中益气汤。

2. 阴虚劳复　症见发热，五心烦热，颧红盗汗，口干舌燥，或心悸失眠，舌红少苔，脉细数等。治以养阴清热。代表方如知柏地黄汤。

3. 余热劳复　症见发热，心烦懊憹，胸闷脘痞，或胸胁不舒，口苦咽干，食少纳呆，舌苔薄黄，脉微数等。治以清透余热，解郁除烦。代表方如枳实栀子汤。兼呕恶者，加半夏、竹茹；兼舌红口渴者，加天花粉、石斛、竹叶；兼食滞者，加山楂、麦芽、神曲等。

（二）食复证

食复证是指温病瘥后，脾胃虚弱，余热未尽，暴饮暴食或过食油腻之品而复伤脾胃，导致饮食停滞，余邪复作发热。症见发热头痛，嗳腐吞酸，烦闷呕恶，不欲饮食，甚至烦渴谵语，大便闭结，腹部胀满，舌苔厚腻，脉沉实或滑实等。治以消食化滞，和胃理气。代表方如香砂枳术丸，病情较重者可用大柴胡汤等。

（三）感复证

感复证是指温病瘥后，余热未尽，复感新邪，导致病发。症见发热恶风，头痛恶寒或口渴舌燥，咽痛，咳嗽，舌尖红，苔薄白欠润，脉浮数；或发热恶寒头身痛，舌淡红，苔薄白润，脉浮紧等。治以辛凉解表剂或辛温解表剂。

此外，在温病后期，由于感邪过重，邪热侵犯脏腑，引起实质性的损害；或失治误治，调理失当，出现肢体或清窍失灵等证，又称为温病遗证。其治疗的方法可参考有关的康复专著。

小　结

温病的治疗，是在温病辨证论治理论的指导下，明确病因病机，制定相应的治疗大法，选用相应的方药，以驱除病邪、调整机体、扶助正气，从而促使患者恢复健康。

温病的主要治法分为以下 3 类：一是祛邪为主的治法，这是温病治法的主要内容，包括泄卫透表、清解气热、和解表里、祛湿清热、清营凉血、通下逐邪等法；二是以扶正为主的治法，这是温病后期的主要治法，即滋阴生津法；三是用于急救的治法，包括开窍醒神、息风止痉、固脱救逆等法。

温病的证候复杂多变，因此治法也要灵活变通，知常达变。首先要明确病证的性质，如同为中焦气分证，则有热盛津伤和湿热交蒸的不同；同属痉证，有实证和虚证的区别；同是神志异常证候，有热闭心包和湿热酿痰、蒙蔽清窍的不同。二是发病类型，如同是初起的证候，有发于卫表和发于气分甚至发于营血分的不同，还有卫气同病或卫营同病者。三是邪气的兼夹和邪正的虚实。如温病兼夹痰饮、瘀血、食积、气滞者，治疗当分别加以化痰、祛瘀、消导、行气的药物；热盛又有明显的阴伤表现，清热当与养阴并用。四是体质的状况。人的体质有阴阳气血的偏盛偏衰，年龄有老幼的差别，治疗也有区别。

此外，传统理论认为治温病应避用温药。自从刘河间提出寒凉为主的治法以后，又经明清温病四大家的完善，温病学派形成了一套以清热养阴药为主的治疗体系，但并不排斥温法的运用。温病中温法可归纳为温散法、温阳法、甘温益气法。温散法：有学者认为阳热郁结是温病的重要特点，因此治疗使用辛温开通以散热结必不可少。在临床上，凡遇表气被闭之证，单纯用辛凉之品往往不能达邪，必须佐以辛温之品，如银翘散中用豆豉、荆芥。另外，使用辟秽透邪之品也属温散法。温阳法：有的患者素体阳虚，又经汗、吐、下而阳气大伤，有的患者在病变过程中阴损及阳，这些都须及时用温阳法来治疗。甘温益气法：早在《黄帝内经》里就已提出"壮火食气"，夏暑之际，最易耗气，暑温病变过程中，气虚者须佐用甘温益气之品以助达邪。因此，甘温益气法是治疗暑温病的一种变法。温病用温药，虽说是治疗中的变法，却并不违背辨证论治的精神，相反更好地体现了中医学辨证论治的实质。

思考题

1. 如何理解温病卫气营血治则与三焦治则？
2. 确立温病治法的依据有哪些？
3. 温病治疗中以祛邪为主的各种治法的作用，主要适应证及代表方是什么？
4. 温病治疗中用于救急的各种治法的作用，主要适应证及代表方是什么？
5. 滋阴生津法的作用，适应证及代表方是什么？
6. 温病有哪些主要兼夹证？如何治疗？
7. 简述温病瘥后的主要调理方法。

预防是在疾病发生之前，预先采取一定的方法和措施，从而防止疾病的发生。作为一类急性外感热病，大多数温病具有传染性、流行性，且起病急、传变快、来势猛、病情重的特点，如不及早采取有效措施加以预防，会造成一定范围的流行，严重危害人民的健康，甚至威胁生命。因此，温病的预防具有非常重要的意义。

第一节　历代医家对温病预防的认识与成就

　　早在《黄帝内经》中就有了关于疾病预防的论述。《素问》"不治已病治未病""夫病已成而后药之，乱已成而后治之，譬犹渴而穿井，斗而铸锥，不亦晚乎"的记载，说明早在两千多年前人们就已经认识到未病先防的重要性。同时还发现有些疾病可以传染和流行，《素问》提出"温气流行""五疫之至，皆相染易，无问大小，病状相似"。并指出："不施救疗，如何可得不相移易者……不相染者，正气存内，邪不可干，避其毒气。"主张通过保持机体正气强盛、设法避免与病邪接触的方法，预防疫病的发生。

　　《黄帝内经》以后，历代医家通过大量的临床实践，积累了丰富的预防知识和经验。如《诸病源候论》认为，温病可"预服药及为法术以防之"。在《肘后备急方》《备急千金要方》等古医籍中载有如雄黄丸等20余首辟温方剂来预防温病的发生。而《礼记》所说："鸡初鸣……洒扫室堂及庭。"《楚辞·渔父》所记"新沐者必弹冠，新浴者必振衣"等，说明当时已极为重视个人清洁和环境卫生。《备急千金要方》谓："勿食生肉。""常习不唾地。"明确要求人们谨慎饮食，不可随地吐痰。宋代庄绰《鸡肋编》云："纵细民在道路，亦必饮煎水。"强调饮水卫生的重要性。此外，清代王孟英《霍乱论》云："人烟稠密之区，疫疠时行……故为民上及有心有力之人，平日即宜留意，或疏浚河道，毋使积污或广凿井泉，毋使饮浊，直可登民寿域。"可见古人对排除污水、粪便处理、保持水源清洁十分重视。为了防止蚊蝇传播疾病，我国在后汉时期已使用蚊帐，南宋已使用防蝇食罩。除此而外，还发明许多驱除或消灭传播疾病的昆虫或动物的方法。如北宋刘延世《孙公谈圃》说："泰州西溪多蚊，使者行按左右，以艾熏之。"宋代温革《琐碎录》载有驱蚊诗："木别芳香分两停，雄黄少许也须秤。每到黄昏烧一炷，安床高枕到天明。"这种药物烟熏驱蚊法直到现在仍为民间广泛应用。明代李时珍《本草纲目》记载砒霜可以"和饭毒鼠"。历代本草文献中均记有不少灭蝇、杀虱的药物，如百部、藜芦、白矾、银朱等。这些方法，对防止温病的发生和传播有着一定的作用。

　　因为温病具有传染性，所以"避其毒气"即避免与患者接触的隔离措施，成为重要的预防方法。《晋书·王彪之传》云："永和末（356年）多疾疫，旧制：朝臣家有时疾染易三人以上者，身虽无疾，百日不得入宫。"说明当时为防止时疾染易，即使与患者密切接触而尚未发病者亦当暂时不与之交往。唐代释道宣《续高僧传》有收容麻风病患者的"疠人坊"的记述，谓："收养病疾，男女别坊。"明代萧大亨《夷俗记》云："凡患痘疮，无论父母兄弟妻子，俱一切避匿不相见。"通过隔离患者，确可防止疾病的传染和流行。

预防传染病最积极、最有效的直接措施，则是免疫接种。此法不仅为我国首创使用，即使免疫一词，亦为中医学所固有。18世纪曾有《李氏免疫类方》一书，可资佐证。远在《肘后备急方》中，就有"疗狾犬咬人方：仍杀所咬犬，取脑敷之，后不复发"的记载，即为人工免疫法的尝试。特别值得提出的是我国种痘术的发明，它是人工免疫法的开端，为世界医学史上的重大成就之一。清代俞茂鲲《痘科金镜赋集解》云："又闻种痘法起于明朝隆庆（1567～1572）年间，宁国府太平县，姓氏失考，得之异人丹徒之家，由此蔓延天下。"此虽系清人之论，但明代周晖《琐事剩录》曾谓："陈评事生一子……未几种痘，夭。"可证明代确已有种痘术，然具体操作方法，却无从查考。《医宗金鉴》对清代的种痘术有较全面的记载，如痘衣法、痘浆法、旱苗法、水苗法等。种痘术的推广使用，对当时保护人民健康起了很大作用，种痘法于17世纪传入欧洲，此后才于1798年出现英人琴纳发明的牛痘苗预防天花，我国较之早出两百余年。

第二节　温病预防方法

预防温病的具体方法很多，尤其是免疫接种等特异性措施对传染病的预防有重要的作用，其具体内容参见《感染病学》，此处不予详述。以下介绍具有中医中药特色的一些预防温病的方法。

一、培固正气，强壮体质

《黄帝内经》中明确提出："邪之所凑，其气必虚。"所以增强人体正气，就可以提高机体抗御温邪入侵的能力，从而使温邪不能侵犯人体，或即使感受了温邪也不会发病，或病情较轻微，易于治愈、康复。培固正气，强壮体质的方法甚多，以下列举几个方面：一是锻炼身体以增强体质，如气功、太极拳、五禽戏、八段锦、保健按摩及其他的武术运动等，均可提高自身防病抗病能力。二是顺应四时气候变化。人类生存在自然界中，与自然条件息息相关，所以在日常生活中，应根据季节的变化和气温的升降，合理安排作息时间、及时增减衣被和调整室内温度。防止因人体对温邪的抵御能力的减弱而患病。三是固护正气。避免过度劳作，还要注意保持心情舒畅，情绪稳定防止过度消耗正气。四是注意环境、个人、饮食卫生。应经常保持生活和工作环境的整洁卫生。养成良好的个人卫生习惯，不随地吐痰，饭前便后洗手。在饮食方面，不饮生水，不食用不洁及腐败变质食物等。

二、及时诊治，控制传播

对具有传染性的温病患者，必须早期发现、早期隔离、早期诊断治疗，及时向有关防疫部门报告，使防疫部门能随时掌握疫情，采取相应观察、检疫、隔离措施。这不仅有利于患者及早得到诊治，有利于治疗和恢复健康，同时也有助于及早控制疾病的传播，防止发生流行。

三、预施药物，防止染病

预施药物是指在温病流行期间，在一定范围里，对可能感染温邪的人群使用药物，以防止温病的发生与传播。目前使用较多的预防方法有以下几种。

1.熏蒸预防 即用药物加温燃烧烟熏，或煮沸蒸熏。此法一般适用于以呼吸道为传播途径的温病预防。如在流行期间，用食醋按每立方米空间 2～10mL 加清水一倍，在居室内煮沸蒸熏 1 小时，主要用于流行性感冒的预防。又如采用苍术、艾叶烟熏剂在室内燃烧烟熏，可用于腮腺炎、水痘、猩红热、流行性感冒等传染病的预防。

2.滴喷预防 即用药物滴入鼻孔，或喷入咽部。此法一般也用于呼吸道传染病。如在流行期间，把食醋用冷开水稀释后滴鼻可预防流行性感冒、流行性脑脊髓膜炎等。或用白芷 3g，冰片 1.5g，防风 3g，共研细末，取少量吹入两侧鼻孔，或放在口罩内任其慢慢吸入，也有一定的预防作用。又有在白喉流行时，用锡类散喷入咽喉部，有一定预防作用。

3.服药预防 即用一味或多味中药煎服，或制成丸、散剂内服。如预防流感可选用金银花、连翘、野菊花、桉树叶、贯众、蟛蜞菊、黄皮叶等；预防流行性脑脊髓膜炎可选用大蒜、金银花、连翘、九里光、贯众、野菊花、蒲公英、鲜狗肝菜、鲜鬼针草等；预防流行性乙型脑炎可选用大青叶、板蓝根、牛筋草等；预防伤寒可选用黄连、黄柏等；预防猩红热可选用黄芩、忍冬藤等；预防麻疹可选用紫草、丝瓜子、贯众等；预防病毒性肝炎可选用板蓝根、茵陈等；预防痢疾可选用马齿苋、大蒜、食醋等。在使用时，可选其中一味或数味煎汤内服，每日 1 剂，连服 2～4 天。

4.食疗预防 在某些传染性温病流行期间，有目的地食用一些食物，有助于减少被感染或发病的机会。如食用大蒜，或用马齿苋加大蒜煎服，可预防痢疾及其他一些消化道的传染性温病。在流行性脑脊髓膜炎流行时节，每日食用大蒜 5g 左右，也有一定的预防作用。如有白喉流行，也可食用甘蔗汁、胡萝卜汤等以预防。

小 结

预防是指在疾病发生前采取的方法和措施以防止疾病的发生。预防对控制传染性温病的发病及流行具有重要意义。早在两千多年前的《黄帝内经》就已记载了关于预防疾病的思想，历代医家也在重视环境卫生、注意个人卫生、保持饮食卫生、除害灭虫、避邪隔患、药物预防、接种免疫等方面都创造性地采取了一系列预防温病发生、流行的积极的有效的措施。具有中医中药特色的一些预防温病的方法包括培固正气，增强体质；及时诊治，控制传播；预施药物，防止染病等。

思考题

1. 简述预防温病的意义。
2. 简述古代温病预防方面的成就。
3. 具有中医特色的预防温病方法有哪些？

中　篇

扫一扫，查阅本章数字资源，含PPT、音视频、图片等

温热类温病包括风温、春温、暑温、秋燥，其致病因素为阳热性质的病邪，发病过程热象显著，易损伤津液，阳热伤阴的现象较多。温热类温病的病程以卫气营血传变规律较为明显，多采用卫气营血辨证，常见证候辨治分为卫分辨治、气分辨治、营分辨治、血分辨治和后期辨治。

第一节　风温

风温是感受风热病邪引起的一种急性外感热病。初起以肺卫表热证为主要证候，继则出现邪热壅肺等气分证候，后期多表现为肺胃阴伤。本病四季均可发生，但以冬春两季多见，发于冬季的又称为冬温。

风温之名，首见于《伤寒论》，谓："太阳病，发热而渴，不恶寒者，为温病；若发汗已，身灼热者，名风温。"但其所指系热病误汗后的坏证。晋代王叔和在《伤寒例》中提出的风温则是感受寒邪，发病过程中复感风邪所形成的一种热病。唐代孙思邈《备急千金要方》引《小品方》之葳蕤汤作为治疗张仲景所述风温的主方。宋代庞安时在《伤寒总病论》中说："病人素伤于风，因复伤于热，风热相搏，则发风温。四肢不收，头痛身热，常自汗出不解，治在少阴厥阴，不可发汗，汗出则谵语。"论述了其病因及证治。至清代叶天士在《三时伏气外感篇》中明确提出："风温者，春月受风，其气已温。"不仅明确了风温是感受时令之邪所致的春季新感温病，而且还阐明了其病机特点、传变趋向及治疗原则。其后，陈平伯著有关于风温的专著《外感温病篇》，对本病进行了系统的论述，谓："风温为病，春月与冬季居多，或恶风，或不恶风，必身热，咳嗽，烦渴。"指明了本病的发生季节和初起的临床特点。此外，一些著名医家如吴鞠通、章虚谷、吴坤安、王孟英等，都对风温的因、证、脉、治做了阐述和补充，从而进一步丰富了风温辨证论治的内容。

根据风温的病证特点和临床表现，西医疾病中发生于冬春季节的流行性感冒、急性支气管炎、细菌性肺炎、病毒性肺炎等，均可参考本病辨证论治。此外，其他各科呼吸系统疾病也可参考本病相关证候的辨治方法进行治疗。

一、病因发病

风温的病因是风热病邪。春季风木当令，气候温暖多风，阳气升发，易于形成风热病邪。正如吴鞠通所说："风温者，初春阳气始开，厥阴行令，风夹温也。"冬季气候反常，应寒反暖，也易形成风热病邪。亦如吴坤安所说："凡天时晴燥，温风过暖，感其气者即是风温之邪。"如素禀不足，正气虚弱，或起居不慎，寒温失调，可使卫气防御能力下降，风热病邪每可入侵而发病。

二、病机演变

风热病邪属阳邪，其性升散、疏泄，多从口鼻而入。肺位居高，首当其冲，所以本病初起以邪犯肺卫为主。由于肺主气属卫，外合皮毛，卫气敷布皮毛，风热外袭，肺卫失宣，故病变初起即见发热、恶风、咳嗽、口微渴等肺卫证候。风温初起邪在肺卫，若感邪不甚，并经及时治疗，可终止病变发展。如肺卫之邪不解，则其发展趋向大致有两种情况：一是顺传于胃；二是逆传心包。凡邪热由卫入气，属于风温渐进的传变过程，故称"顺传"，大多出现邪热侵犯肺脏，肺经邪热亢盛，肺气壅滞，宣降失常的病理改变，常有身热、咳喘、胸痛等临床表现；也可呈阳明邪热炽盛之证，出现大热、大渴、大汗等临床表现。所谓"逆传"是与顺传相对而言，是指邪热由肺卫直接内传心包，闭阻心窍，出现神昏谵语、身热肢厥、舌蹇、舌绛等危重证候，因病情急剧变化，骤然加重，故称之为"逆传心包"。即叶天士所说："温邪上受，首先犯肺，逆传心包。"在本病的发展过程中，还可出现正气骤然外脱之象，其既可与热闭心包之证同时出现，称为"内闭外脱"，也可在病之早期或极期发生，病情极为危重。

风温的病理变化以肺经为病变重心。风热病邪由口鼻而入，初起多有肺卫见症；继则表热入里而肺热渐炽，出现邪热壅肺，肺失宣降之证；热郁于肺，炼液为痰，可致痰热阻肺，或痰热互结于上焦，气机失于通降而成痰热结胸之证；肺热不解，波及营分，窜入血络可致肺热发疹；肺与大肠相表里，肺热下移大肠，可致肠腑气机不行，肠热内结而便秘，也可因肺热移肠，传导失司而泄泻不止；邪热在肺，易于耗伤肺胃之阴液，故风温后期多呈肺胃阴伤之象。

三、辨治要点

（一）辨病依据

1. 本病虽一年四季均可见到，但以春季及冬季为多，故发生于春、冬两季的外感热病，应考虑风温的可能性。

2. 发病急骤，初起即见发热，恶风，咳嗽，口微渴，舌苔薄白，舌边尖红，脉浮数等肺卫见症。在病变中期，以邪热壅肺等气分证为主要病理改变，后期多呈现肺胃阴伤证候。此为诊断本病的主要依据。

3. 传变较速，易出现神昏谵语、舌蹇肢厥等逆传心包证候。

（二）辨证要点

1. **辨析肺经证候**　风温以手太阴肺为病变中心，初起即见肺卫表证，症见发热微恶寒，咳嗽，头痛，咽痛等；继则邪热壅肺，症见身热，咳喘，汗出，口渴；若伤及肺络，可见胸痛，咯痰带血，或吐铁锈色痰；后期多表现为肺胃阴伤，症见低热，咳嗽少痰，口干咽燥等。

2. **重视相关脏腑的病变**　如肺热传入阳明胃经，症见壮热，汗出，口渴，脉洪大等；肺热移肠，其热结肠腑者，可见潮热，便秘，腹痛等；其热迫大肠者，可见下利色黄热臭；肺热波及营分，扰及血络者，则见肌肤红疹。

3. **注意证候的传变**　邪热由肺卫传入肺、胃、肠腑，热势虽盛，但邪尚在气分；若出现神昏谵语，多为邪热传入心包，病情较重；如出现正气外脱或化源欲绝，则病情更为危重。

（三）论治要点

风温的病变重心在肺，故以清泄肺热为治疗原则。风温初起邪在肺卫，治以辛凉解表；邪传气分，肺经热盛，治当清热宣肺；阳明热炽治以宜辛寒清气；阳明腑实则治以苦寒攻下；如热陷心包应清心开窍；后期肺胃阴伤，治宜甘寒清养肺胃之阴。

本病初起，邪在肺卫，当以辛凉疏泄为主，忌用辛温发汗，如麻黄汤、桂枝汤等，以防劫夺肺津、心液，耗散肺气、心阳。本病初起也不可过用寒凉，以免冰伏病邪，阻遏气机，使邪热难以外达，反致内陷。

四、临床举例（病毒性肺炎）

病毒性肺炎是由多种病毒感染引起的支气管肺炎，多发生于冬春季节，儿童多见。通过飞沫吸入性感染，临床主要表现为干咳、发热、呼吸困难、发绀和食欲减退等。此病多归于温病的风温范畴。

风热毒邪是本病发生的主要致病因素。一般初起邪在肺卫，证见肺卫表证。继而外邪入里，证见外寒里热、痰热壅肺、热毒炽盛，甚者热毒内陷或心阳虚衰。本病后期主要表现气阴耗伤，证见阴虚肺热或肺脾气虚等。临证时特别重视发病季节的差异，并结合患者的年龄、体质等因素，审查病因，洞悉病机，随证施治。该病具有卫气营血传变的一般规律，一般在卫分短暂，即转气分，表现出高热、多汗、烦渴、面赤、咳吐黄痰、喘促气粗等。气分热盛即可是痰热壅肺证，亦可见热郁少阳证、阳明腑实证，还可见痰热结胸证、痰热血瘀证等。多数病例能在气分治愈，不传营血分。病重者可出现气营两燔、热入心营，病危者可见热入心包、热极生风等。所以对本病的辨证，要重视对发热、咯痰、痰鸣、气促、恶寒、鼻扇、出汗、咽红肿、舌象、脉象、大便、小便、口渴等证候指标的分析，以期早做诊断和治疗，预防传变。

病毒性肺炎的辨证以卫气营血为纲领，治疗以清气解毒为基本原则。常用药有金银花、连翘、黄芩、芦根、败酱草、全瓜蒌、川贝母、杏仁、甘草等。若新感风寒引动肺经伏热者可加麻黄、石膏两清表里；若痰热结胸者加黄连、半夏以清热化痰，宽胸散结；痰热血瘀出现舌暗、舌下络脉迂曲、两颊口唇暗红、指端青紫时加赤芍、川芎、没药等活血祛瘀；若热郁少阳则可黄芩汤加减；若热在阳明出现腑实之证，急投大承气汤以通腑泄热。（汪受传.小儿病毒性肺炎中医证治规律研究 [C]. 中华中医药科技成果专辑，2004，19（4）：94-97.）

第二节　春温

春温是感受温热病邪引起的一种急性外感热病。初起以气分或营分里热证候为主要特征，症见高热、心烦、口渴、舌红、苔黄，甚则神昏、痉厥、斑疹等。一般起病急骤，病发于里，病情严重，变化较多。本病发生于春季。

春温初起即以里热证候为主，据此古代医家多将本病归属于伏气温病。有关春温的论述肇始于《黄帝内经》，《素问·生气通天论》提出"冬伤于寒，春必温病"。《素问·金匮真言论》指出阴精不足乃是春季温病发病的内在条件，即所谓"藏于精者，春不病温"。晋代王叔和提出"冬时严寒……中而即病者，名曰伤寒，不即病者，寒毒藏于肌肤，至春变为温病"，认为春温的发生外因为冬伤于寒，内因为冬不藏精，且病邪伏藏在体内有一定的时间过程及部位。其后，宋代医家郭雍首先提出"春温"病名，并在《伤寒补亡论》中说："冬伤于寒，至春发者，谓之温病；

冬不伤寒，而春自感风寒温气而病者，亦谓之温；及春有非节之气中人为疫者，亦谓之温。"但其所论之春温还包含春季"自感风寒温气"及"春有非节之气中人为疫"等发生在春季的其他外感温热病。元代王履认为本病的病理特点为"怫热自内而达于外"，故起病即见里热之证，并强调治疗以"清里热"为主。至清代，人们对本病的认识日渐深刻和丰富。叶天士在《三时伏气外感篇》中提出本病病机特点为"冬寒内伏，藏于少阴，入春发于少阳"，治法当"以黄芩汤为主方，苦寒直清里热，热伏于阴，苦味坚阴乃正治也"。俞根初在《通俗伤寒论》中提出"伏温内发，新寒外束，有实有虚，实邪多发于少阳膜原，虚邪多发于少阴血分、阴分"，对春温的发病部位及证候类型进行了精辟的阐述。陆子贤在《六因条辨》中列"春温条辨"专篇，对本病证治条分缕析，较切合临证实用。柳宝诒的《温热逢源》针对春温的病因、病机、证候、辨证及治疗等问题进行系统论述，形成了春温的辨证施治理论体系，被认为是集历代医家论述之大成。

根据本病的发病季节和证候特点，发生于春季的重型流感、流行性脑脊髓膜炎、病毒性脑炎、败血症等，如发病之初即有明显里热证候，多可参考本病内容进行辨证论治。此外，临床各科疾病，如表现出春温证候特点者，亦可参考本病相关证候辨证施治。

一、病因发病

对于春温的病因，传统的观点认为是"伏寒化温"。即春温的发生是由于冬季感受寒邪，当时未立即发病，邪气伏藏于体内，日久寒邪郁而化热，形成温热内蕴，至春季阳气升发之时，发为春温。近年有学者根据历史上有医家提出春温有新感而发的观点，认为春温的病因是春季的温热病邪，这种病邪具有较强的致病力，其侵入人体后迅速由表入里，郁伏气分或营分，故病变初期多以里热证为主要表现。同时，在病变过程中里热亢盛，容易伤阴、化火，并出现神昏谵语、痉厥抽搐、斑疹、出血等危重证候。温热病邪易于损伤人体的肝肾阴液，所以春温后期多表现为肝肾真阴耗损之证。上述两种观点虽然说法不一，但都突出了春温的致病因素具有较突出的温热特性，致病初起即表现出里热亢盛的证候特点。

春温发病的内因是阴精先亏，正气不足。如《素问·金匮真言论》所言："夫精者，身之本也，故藏于精者，春不病温。"凡摄生不慎、过度操劳、思虑多欲、房事不节、汗泄过度、大病之后、禀赋不足等，均可导致阴精亏损，失于封藏，形成阴精不足的体质。而本病的发生，多由于素体阴精亏虚，招致温热病邪侵袭而致病。清代医家柳宝诒在《温热逢源》中指出："经曰：冬伤于寒，春必温病。又曰：冬不藏精，春必病温。分而言之，则一言其邪之实，一言其正之虚。合而言之，则惟其冬不藏精而肾气先虚，寒邪乃得而伤之。"此处所言肾气先虚，就一般而论，应以阴精亏损为主，但有时也出现肾阳亏损者。

二、病机演变

由于冬季感寒，邪伏郁久而化热形成的温热病邪伏藏的部位不同，阴精亏损程度不一，春温有病发于气分和病发于营分的不同，其病势发展也有所不同。病发于气分者，邪热虽盛，但正气抗邪能力尚强，病情较病发于营分者轻，若病情进一步发展，可向营、血分深入。初起病发于营分者，病情较邪发气分者为重，营热炽盛，营阴亏耗，多表现为热郁营分。其病势发展，营分之热既可向外透达，转出气分而解；亦可深入血分或耗伤下焦肝肾之阴，病情更为危重。此外，春温初起虽以里热炽盛为主，但亦有因"新感引动伏邪"而发病者，可有短暂的卫表见症，表现为表里同病，或卫气同病，或卫营同病。

春温在病变过程中，里热炽盛，阴精亏损是其基本病理特点。每因阴液耗损严重而呈虚实错杂之候；病变初期，虽里热炽盛而兼有阴津不足，但邪实为病机关键；病至极期，邪热盛极，阴伤渐重，甚或出现气阴两伤，或动风、动血、闭窍等病理变化；病至后期，总以虚多邪少为其病理基础，素体阴精亏损之体，更加邪热久郁不退，耗损阴精，故易致肝肾阴亏，甚或虚风内动之候，病情危重，预后亦差。本病后期在邪热衰退之后，每有余邪久留阴分不去，恢复较慢。

三、辨治要点

（一）辨病依据

1. 本病见于春季。

2. 初起即见高热、烦渴，甚则神昏谵语、斑疹、痉厥等里热见症，病发于气分或病发于营分是诊断本病的主要依据，少数兼短暂的表证。

3. 本病发病急骤，病情复杂，变化迅速，病程中易入营入血出现斑疹、痉厥、神昏、正气外脱等危重证候，后期易致肾阴耗竭、虚风内动。

4. 与风温、感冒鉴别。

（1）与风温鉴别　　风温与春温均发生于春季，同为温热性质的温病，都具有发病急、变化多、传变快的特点。但风温的病因是风热病邪，发病之初邪犯肺卫，故初起见有发热、微恶风寒、咳嗽、口微渴、舌苔薄白、舌边尖红、脉浮数等肺卫表热证；而春温是温热病邪伏而后发所致，其初起即可见身灼热、烦渴、舌苔黄，甚则神昏、痉厥、斑疹等里热证候。风温初起病变部位在肺卫，后期易出现肺胃阴伤之象；春温初起病变部位在气分或营分，病情重、变化快，后期常见肝肾阴伤证候。

（2）与感冒鉴别　　春温若为新感引发者，可伴见恶寒、无汗或少汗等表证，易与感冒相混淆。但感冒一年四季皆可发生，不特发于春季，以鼻塞、喷嚏、流涕、咽痛、头痛等肺卫失宣，清窍不利为主，里热症状不明显，在恶寒消失后，其发热等症亦随之减轻；春温则多发于春季或冬春之际，发病急，病情重，以突发高热、烦渴、尿赤、斑疹隐隐等里热炽盛证候为主，短暂的恶寒消失后，里热证候反而转盛，病程较感冒长，甚至很快出现神昏、斑疹、痉厥或脱厥等症。

（二）辨证要点

1. 辨初起证候　　本病初起以病发于气或病发于营表现为主，辨在气在营是春温初发辨治的关键。病发于气分者，见发热、口渴、舌红苔黄并兼口苦或心烦等热郁胆腑的症状，此时正气抗邪能力较强，病情尚轻；病发于营分者，症见身热夜甚、口干不甚渴饮、斑疹隐隐、心烦不寐或时谵语、舌红绛、脉细数，此时正气抗邪能力较弱，病情较重。

2. 辨邪实正虚　　本病系患者阴精先亏，复感温热病邪而发，病程中邪热亢盛与阴液耗损并存而呈虚实错杂之候。病变初期，里热炽盛而兼有阴虚，邪实为病机关键；病至中期，热炽阴伤并重，如春温腑实多兼阴液亏损或气液两虚；病变后期，邪热渐退或余邪留伏，肝肾阴伤，邪少虚多成为此期的证候特点。

3. 辨动风虚实　　春温中、后期多见动风之候，需辨别虚实。实风多见于春温极期，系热盛动风之候，证属里热炽盛，引动肝风，其证属实；虚风每见于春温后期，乃阴虚动风之候，证属肝肾阴亏，筋脉失养，其证属虚。

（三）论治要点

春温治疗总以清泄里热为主，同时注意顾护阴液，透邪外出。因本病病变部位广泛，病情复杂，临床治疗时应根据不同的病变部位、病变阶段、邪正虚实等情况，灵活变化。

本病初起如热郁胆腑，治宜苦寒清热，宣郁透邪；热郁胸膈，治宜清宣郁热；热在营分，治宜清营泄热；如兼表邪，若为卫气同病者，治宜解表清里；若为卫营同病者，则泄卫透营。热在气分，若热灼胸膈，治宜清泄膈热；阳明热盛，宜清热保津；热结肠腑，宜通腑泄热，并辨别兼症灵活治疗，若阳明热结，阴液亏损，则滋阴攻下；阳明热结，气液两虚，宜攻下腑实，补益气阴；阳明腑实，小肠热盛，治宜攻下腑实，通泄火腑；春温邪热从气分传入营分，若气（营）血两燔，治宜气营（血）两清；若热盛动血，须凉血散血，清热解毒；若热与血结，宜泄热通结，活血逐瘀。春温过程中热入心包者，治宜清心开窍；热盛动风，治宜清热凉肝息风；春温后期，热灼真阴，若阴虚火炽，治宜清热降火，育阴安神；若真阴耗损，治宜滋补肝肾，润养阴液；若虚风内动者，治宜滋阴息风；若邪留阴分，治宜滋阴清热，搜邪透络。

四、临床举例（流行性脑脊髓膜炎）

流行性脑脊髓膜炎，简称流脑，是由脑膜炎奈瑟菌引起的急性化脓性疾病。临床以突起高热、剧烈头痛、频繁呕吐、皮肤黏膜瘀点、意识障碍、脑膜刺激征及脑脊液呈化脓性改变等为特征。本病发病急，变化快，常在冬春季节发病和流行，以儿童多见。此病属于中医春温等范畴。

本病的发生，乃由于人体正气内虚，里热内蕴，复感温热病邪而引起。邪由口鼻而入，因病邪毒力极盛，故初起即见卫气同病，症见恶寒、高热、头痛、项强、呕吐、口渴、苔白或黄、脉数等症；温热之邪，极易化火化毒，传变急速，故很快出现内迫营血，或热盛迫血的气血两燔证，症见高热不退，头痛如劈，呕吐频繁，颈项强直，烦躁不安，谵妄，斑疹密布，或见吐衄、便血、咯血、舌红苔黄等症；或热灼肝经，引动肝风或内闭心包等危重证候，症见身热，躁扰，甚则谵妄，惊厥，或高热，肢厥，昏聩不醒，或急起高热，头痛，呕吐，口唇及四肢发绀，神昏谵语，身出冷汗等。后期热灼营阴，可见身热夜甚、心烦不寐、舌质红绛、少苔或无苔、脉细数等。

本病起病急骤，传变迅速，治疗以驱邪解毒为原则。初起卫气同病，治宜清热解毒、卫气同治，方可用银翘散加白虎汤；卫分之邪往往很快消失而进入气分，或者邪热可直入气分，则用清气泄热法，方选白虎汤和黄连解毒汤加减；邪热燔灼气营或气血，为本病极期，可用清气凉营（血）解毒法，方选清瘟败毒饮加减；邪热炽盛，正气不支，可出现内闭外脱，则用开窍固脱法，方可选生脉散加味合安宫牛黄丸治疗；若热盛迫血妄行，可用清热解毒，凉血活血法，方选犀角地黄汤加减；若热邪燔灼肝经，引动肝风，可用清热解毒，凉肝息风为法，方用羚角钩藤汤加减治疗。后期可见正虚邪恋，用益气养阴，祛除余邪法，方用清营汤加减；本病后期常因痰瘀内阻而留下痴呆、肢体障碍等后遗症，可用化痰通络、养血逐瘀治法，宜可辅助针灸、按摩等手段进行功能恢复。（彭胜权.温病学[M].北京：人民卫生出版社，2000：463-469.）

第三节　暑温

暑温是感受暑热病邪引起的一种急性外感热病。初起即见壮热、烦渴、汗多、脉洪大等阳明气分热盛证候。本病起病急骤，传变迅速，易耗气伤津，多化火、生痰、闭窍、动风、动血之变。发病具有明显的季节性，发生于夏季，多发生于夏暑当令之时。

古代文献中很早就有关于暑病的记载。如《素问·热论》说："凡病伤寒而成温者，先夏至日者为病温，后夏至日者为病暑。"《素问·生气通天论》还进一步指出了暑病的临床特点，"因于暑，汗，烦则喘喝，静则多言，体若燔炭，汗出而散"。汉代张仲景在《金匮要略》中所论述的中暍即是暑病，论述了其因证脉治，并提出用白虎加人参汤治疗。宋代陈无择在《三因极一病证方论》中提出：冬伤寒至夏而发者为热病，夏间即病者即伤暑，二者不同。他还认为：伤暑、中暍，其实一病，但轻重不同。元代朱丹溪在《丹溪心法》中把暑病进一步分为冒暑、中暑、伤暑三类，且认为有轻重虚实之分，从而使暑病的分类及证治更趋全面。张元素以动静分阴暑和阳暑，认为"静而得之为中暑，动而得之为中热，中暑者为阴证，中热者为阳证"。明代张景岳则以受寒受热分阴暑和阳暑，认为"阴暑者，因暑而受寒也"，"阳暑者，乃因暑而受热者也"。至清代，对暑病的认识日臻完善。清初喻嘉言提出暑病为新感暑邪引起，而非伏寒化热所致。叶天士更明确提出了"夏暑发自阳明"及"暑必兼湿"的见解，突出了暑病的病理特点。吴鞠通在《温病条辨》中提出："暑温者，正夏之时，暑病之偏于热者也。"至此确立了暑温的病名。其后，关于暑温的证治内容不断丰富和完善。

根据暑温发病的季节特点和临床表现，西医学中发生于夏季的流行性乙型脑炎、登革热和登革出血热、钩端螺旋体病、流行性感冒及热射病等，可参考本病辨证论治。

一、病因发病

暑温的病因是暑热病邪，夏季暑气当令，暑性炎热酷烈，正如朱丹溪所说："暑乃夏月炎暑也，盛热之气者，火也。"暑热病邪虽为阳邪，但其致病又常兼夹湿邪。因为炎热夏季，雨水较多，天暑下迫，地湿蒸腾，暑热既盛而湿气亦重，所以暑、湿常易相合为患，其病邪又可称为暑湿病邪，可形成暑温夹湿之证，即暑湿。

暑温的发生与人体内在正气不足，不能抵御暑热病邪侵袭有着直接的关系。夏月暑热当令，若素体虚弱，元气不足；或劳倦过度，汗出气伤；或饮食失节，伤及脾胃，均可导致暑热病邪乘虚入侵人体而发病。正如王安道所说："盖暑热者，夏之令也。大行于天地之间，或劳动，或饥饿，元气亏乏，不足以御天令之亢热，于是受伤而为病。"可见暑温的发生是由于内在元气亏虚与外感暑热病邪共同作用所致。

二、病机演变

暑为火热之邪，其性酷烈，传变迅速，故侵犯人体后大多直接入于气分，很少有卫分过程，初起即见壮热、汗多、口渴、脉洪大等阳明气分热盛证候。叶天士所说："夏暑发自阳明。"即揭示了暑温发病初起的病理特点。由于暑性炎热，致病极易伤人正气，尤多耗伤津气，故病变过程中常伴有津气耗伤之象，甚至出现津气欲脱的危候。同时，暑热亢盛，易入心营，所以气分热邪不能及时清解，最易化火生痰生风，深入心营，出现痰热闭窍、肝风内动等证，亦有起病之初即见邪热内陷心包或犯于肝经之证，导致神昏、痉厥等症，故有"暑气通于心"之说。暑热亢盛还易于内迫血分，损伤血络而致斑疹、出血等严重症状，小儿患者更为多见。

如感受暑热兼夹湿邪者，其初起以热盛阳明，兼湿邪困阻太阴为主要病机。若在夏暑之季，贪凉饮冷太过而夹湿兼寒者，则又可见暑湿内阻而寒邪外束的病机变化。暑热为病虽有兼湿与不兼湿之分，但其间并无绝对界限，一般把病变初期暑热明显而湿象不著者称为暑温，兼见湿邪较为明显者称为暑湿。但暑湿在病变发展过程中，随着湿邪化热、化燥，其病机演变与暑温无异。

本病后期，暑热渐退而津气未复，大多表现为正虚邪恋证候。若偏于气阴亏损者，可见低热久留、心悸、烦躁，甚或因虚风内动而致手指蠕动等。若因包络痰热未净，机窍不利，则可见神情呆顿，甚或痴呆、失语、失明、耳聋等症；若痰瘀阻滞经络，筋脉失利，则可见手足拘挛、肢体强直或瘫痪等后遗症。

总之，本病初起暑热病邪多径犯阳明，较少卫分过程；病程中极易伤津耗气，易出现闭窍、动风、动血及津气欲脱等危重证候；且有暑热兼夹湿邪为患者，亦需予以明确；病变后期多表现为正虚邪恋之证。

三、辨治要点

（一）辨病依据

1. 有明显的季节性，多发生于夏暑当令之时，即夏至到处暑期间。
2. 起病多急骤，初起较少卫分过程，发病即可见暑入阳明气分、里热炽盛的典型表现。
3. 病程中传变迅速，变化较多，既易伤津耗气，又有化火、生痰、生风等病理变化，易见暑伤津气，甚或津气欲脱、闭窍、动风、伤络动血等严重证候。
4. 发病初期，若伴有脘痞、身重、苔腻等症状者为暑温兼湿之证；若兼有恶寒、无汗等症者则为暑湿兼寒之候。

（二）辨证要点

1. 辨病邪兼夹　本病初起的典型表现为壮热、烦渴、大汗、脉洪大等阳明气分热盛证候，也有初起见发热恶寒、头痛身痛、苔薄白、脉浮数等卫表证候者，但为时短暂，随即传入阳明气分而见气分热盛之证。如兼夹湿邪者，有时可见明显表证，易误诊为一般暑月感冒，故应注意辨察。若症见高热，同时有背微恶寒者，为阳明热盛迫津汗出，阳气随汗外泄所致，并非邪在卫表之征。暑热若夹湿兼寒，又可见暑湿内阻兼外寒束表的表现，临床当认真鉴别。

2. 辨邪热轻重　暑温热势亢盛程度每与病情轻重密切相关，大多邪热越盛则越易导致津气外脱、闭窍动风、伤络动血等严重证候。因而掌握热势之轻重可以推断本病的预后及转归。

3. 辨正伤程度　本病过程中尤易耗气伤津，导致多种凶险危证，所以应对气阴耗伤程度予以重视。凡见口渴引饮、舌干少津者为津伤；神疲脉虚为气耗；二者同见即津伤气耗。若出现消渴不已，舌光绛而干，脉细数，则为肝肾真阴耗灼；兼见咯血，则为肺阴灼伤，脉络受损；兼心烦失眠，则为心阴亏耗；若汗出淋漓，喘促脉散，则为津气大伤而元气欲脱之危候。

4. 辨昏痉先兆　本病起病较急，传变较快，神昏、抽搐往往突然发生，当对其先兆详加辨析，以便及早防治。凡出现嗜睡，或烦躁不寐，神志恍惚者，可能为神昏之兆；若见手足微微抽动，筋惕肉瞤，项强者，则应防止发生肝风内动之证。

（三）论治要点

暑温以清暑泄热为基本治疗原则。本病初起暑入气分，阳明热盛者，治以辛寒清气，涤暑泄热；如进而伤及津气，则宜甘寒之剂清热生津；若暑热虽去而津气大伤，又宜甘酸之品益气敛阴、酸苦之品泄热生津。正如叶天士引用张凤逵所说："暑病首用辛凉，继用甘寒，再用酸泄酸敛。"指出了本病气分阶段治疗的基本大法。若暑热化火、生痰、生风，内传心营，引起闭窍、动风、动血等病变时，则须采取清热化痰开窍、清营凉血、凉肝息风等法。本病为暑热病邪所致，"暑气通于心"，心与小肠相表里，故清心涤暑，导热下行，使暑热有外达之机，亦是治暑大法之一。如王纶所说："治暑之法，清心利小便最好。"特别是兼夹湿邪者，更应注意导湿热下行。对于暑热兼湿之证，则应在清暑之中兼以祛湿；若属寒邪遏伏暑湿者，则宜在清暑化湿的同时兼以解表散寒。

四、临床举例（流行性乙型脑炎）

流行性乙型脑炎简称乙脑，是由乙型脑炎病毒引起的以脑实质炎症为主要病变的急性传染病。临床以高热、意识障碍、抽搐、呼吸衰竭及脑膜刺激征为特征。经蚊叮咬传播，流行于夏秋季节。重症死亡率高，常有后遗症。属于中医学的暑温范畴。

中医认为暑热病邪是本病发生的重要因素。暑为火热之气，其性酷烈，传变迅速，故病邪侵入人体多径入气分而少有卫分过程。又由于暑性火热、易伤津耗气，所以在病变过程中出现津气耗伤，甚或津气欲脱等危重征象。因暑性炎热，易入心营而致严重证候，故气分邪热不能及时清解，最易化火生痰，深入心营，闭阻心包，出现痰热闭窍、肝风内动等证。暑热之邪内迫血分则致咳血、咯血或斑疹。本病后期常呈邪热渐解而津气未复，大多表现为正虚邪恋证候。或为暑伤心肾、气阴亏损，或为虚风内动，或为包络痰热未净，或为痰瘀滞络等。若病势严重，昏痉持续时间较长者，则可遗留神呆、失明、失语、瘫痪等病症。

本病起病急，邪热炽盛，病情重，按其病程可为急性期和恢复期。乙脑急性期以热毒壅盛为病机关键，治疗以清热解毒，攻逐邪气为基本原则。病变初起卫气同病，可用解表清气法，方用银翘散合白虎汤加减；若气分热盛则用清暑泄热法，方用白虎汤加减；若暑湿熏蒸，宜清暑化湿，方用王氏连朴饮加减；若痰热内闭，宜清热化痰，开窍醒神，方用黄连温胆汤加减；若气营（血）两燔，宜清气凉营（血），开窍醒神，方选清瘟败毒饮加减；若热盛动风，宜清热息风止痉，方用羚角钩藤汤加减；若内闭外脱，宜开窍固脱，可用生脉散、参附汤加减。对于闭窍、动风、厥脱之证可合用温病三宝及生脉注射液、醒脑静注射液等现代有关中药制剂。恢复期，邪热渐退，正气大伤，宜以补虚扶正为治疗法则。若肾阴亏损，宜用填补真阴，方用加减复脉汤加减；若真阴亏损日久，阴虚风动，宜育阴息风、通络止痉，方用三甲复脉汤加减；若余邪日久，痰瘀阻窍滞络者，宜涤痰化瘀、通络开窍，可仿吴氏三甲散加减。（张之文，杨宇. 现代中医感染性疾病学 [M]. 北京：人民卫生出版社，2004：608-615.）

附：冒暑、暑秽

一、冒暑

夏月感受暑邪，以肌表、肺卫见证为主要表现者称为冒暑。冒暑即暑月感冒，病情较轻，邪势轻浅，病程较短，极少发生传变，预后良好。可分为暑湿内蕴、寒邪束表证及暑热夹湿、郁阻肺卫证两型辨治。前者以发热恶寒、头痛无汗、身形拘急、心烦、胸闷脘痞、苔薄腻等为主要表现，治宜疏表散寒，涤暑化湿。方选新加香薷饮。后者以头晕、寒热汗出、咳嗽、苔薄微腻等为主要表现，治宜涤暑清热，化湿宣肺。方选雷氏清凉涤暑法（《时病论》）加减。

二、暑秽

夏季因感受暑湿秽浊病邪而致猝然闷乱、烦躁的病候，称为暑秽。俗称"发痧"，雷少逸称之为"秽浊"，实质上也是猝中暑邪的一类病证。主要表现为头痛而胀，胸脘痞闷，烦躁呕恶，肤热有汗，甚则神昏耳聋等。治宜芳香辟秽，化湿涤浊。方选藿香正气散、通关散、玉枢丹等。

第四节 秋燥

秋燥是感受燥热病邪引起的一种急性外感热病。初起病在肺卫并同时具有津液不足表现为特征。一般病情较轻，病程较短，传变较少，易于痊愈，极少数病例可传入下焦肝肾。本病发生在秋季，尤以初秋多见。

早在《黄帝内经》中即有关于燥邪为病的记载，如《素问·阴阳应象大论》提出了"燥胜则干"的燥邪致病特点，《素问·至真要大论》确立了"燥者润之""燥者濡之"及"燥化于天，治以辛寒，佐以苦甘"等治燥大法。金元时期的刘河间在《素问玄机原病式》中补充了"诸涩枯涸，干劲皴揭，皆属于燥"的燥病特点。朱丹溪以四物汤加减，李东垣从养荣血、补肝肾、润肠液等立法，并拟润肠丸等以治燥。明代医家李梴将燥病分为内燥与外燥：内燥多指内伤津血干枯之征；外燥系秋季外感时令之气而致。清初喻嘉言在《医门法律》中指出《黄帝内经》中"秋伤于湿"应为"秋伤于燥"，并著有论述燥邪为患的专篇《秋燥论》，首创秋燥病名，并创制清燥救肺汤为治秋燥主方。对燥邪的寒热属性，各医家的看法不同，如喻嘉言认为燥属火热，沈目南认为燥属次寒，俞根初、王孟英、费晋卿又认为秋燥有温、凉两类，吴鞠通则以胜复气化之理来论述燥气，以胜气属凉，复气属热。可见，前人所论秋燥有温燥、凉燥之分。因温病为感受温邪所致，所以本章论述的秋燥是指燥热病邪所引起的温燥，而凉燥不属温病范畴。

根据发病季节和临床表现，西医学中发于秋季的呼吸系统感染性疾病，如上呼吸道感染、急性支气管炎及某些肺部感染等，可参考本病辨证论治。

一、病因发病

秋燥的病因是秋令的燥热病邪。秋承夏后，秋阳以曝，气温尚高，加之久晴无雨，致气候干燥而温热，易形成燥热病邪。本病的发生多为人体正气不足，卫外不固，或摄生不慎，身体防御外邪能力减弱，燥热之邪易通过口鼻侵入肺卫而发病。

二、病机演变

秋日燥金主令，肺属燥金，燥热病邪从口鼻而入，内应于肺，肺合皮毛，所以本病初起多在肺卫，燥盛则津伤，故以津液干燥的肺卫见症为主。肺卫燥热之邪不解，由卫及气，入里化火，津液耗伤更为突出，除伤及肺脏之外，还可波及胃、肠等脏腑。如燥热伤肺则宣肃失常，甚则肺热伤络，下移大肠，导致肺燥肠热，络伤咯血；肺受燥热，肺津不能下布，大肠失润，则成肺燥肠闭；燥热结滞肠腑而耗伤阴液，可致腑实阴伤。气分证不解，燥热化火，可深入营血，或致气血两燔。若感邪较重，失治、误治或素体较弱，亦可传入下焦肝肾而见肝肾阴伤，虚风内动。但本病甚少出现热入营血和肝肾阴伤的病变。

三、辨治要点

（一）辨病依据

1. 本病具有明显的季节性，发于秋季，尤以初秋燥热偏盛之时多见。
2. 初起除发热微恶寒、咳嗽等肺卫表热证外，同时伴有口、鼻、唇、咽、皮肤等津液干燥征象。

3.本病以肺为病变重心，以燥伤阴液为主要病理变化。病情较轻，传变较少，后期以肺胃阴伤者为多，较少传入下焦。

4.本病与风温初起症状相似，皆有发热微恶寒、咳嗽、口渴等肺卫见症。但风温多发于冬春两季，初起以表热证为主，津液不足见症不显，且病情发展快，易发生逆传心包之变；秋燥发于秋季，初起除肺卫见证外，必伴有口、鼻、咽、唇、皮肤等津液干燥表现。

（二）辨证要点

1.辨燥性之温凉　燥邪具有温凉不同属性，所致之病亦有温燥、凉燥之分，在初起阶段区别尤为重要。临床辨证，可从发病时气候的温热寒凉、发热恶寒的孰重孰轻、口渴与否、痰质的稀稠、舌质的变化等方面加以辨别。若发热，微恶寒，头痛，少汗，咳嗽少痰，或痰黏色黄，咽鼻燥热，口渴，苔薄白欠润，舌边尖红，发于初秋燥热偏盛之时为温燥；若发热，恶寒，恶寒持续时间较长，头痛，少汗，咳嗽少痰，或痰黏色白，鼻鸣而塞，苔薄白欠润，舌边尖淡红，发于深秋气候转冷之时为凉燥。

2.辨燥热之部位　秋燥虽以肺为病变重心，但也可波及胃、肠等脏腑。病变若以肺为主，可表现为燥热炽盛、肺津受损，或可因燥热损伤血络而咳血。若肺经燥热下移大肠，则见大便泄泻；如肺不布津于肠而见大便秘结。若燥热循经上干头目清窍，可致清窍干燥。临床须辨别燥热之部位而分别论治。

3.辨燥热阴伤之程度　秋燥初起即有津液干燥的表现，且随邪深入津伤呈加重之势，同时，燥热病邪可以涉及不同脏腑部位，故燥热和阴伤有程度的差异和部位的不同。一般初起以体表津液和肺津不足为主，见口、鼻、咽、唇、皮肤、舌苔津液干燥之象，津伤程度较轻；若燥热在肺，则以肺津不足表现为主，见干咳或痰少而黏难咯，津液耗伤程度较重；后期出现口渴而不欲多饮，舌红少苔为胃阴受伤，津液耗伤程度较重；如见手足心热、虚烦不得眠、颧红则为肝肾阴伤，津液耗伤程度更重。正如俞根初在《通俗伤寒论》所说："秋燥一证，先伤肺津，次伤胃液，终伤肝血肾阴。"

（三）论治要点

根据《素问·至真要大论》"燥者濡之"原则，治燥当润燥，同时还须清热祛邪，故秋燥治疗原则为清热润燥。治疗用药注意"宜柔润，忌苦燥"，因燥性虽近火，但又不同于火，"治火可用苦寒，治燥必用甘寒"。

初起邪在肺卫，宜辛凉甘润，透邪外出。中期邪聚上焦，燥干清窍者，宜清散上焦气热，润燥利窍。若燥热化火伤及肺阴者，宜清肺润燥养阴。若肺燥肠热，络伤咳血者，宜润肺清肠、清热止血。若肺燥肠闭津亏而致便秘者，宜肃肺润肠通便。后期，燥热已退，肺胃阴伤未复者，宜甘寒生津，滋养肺胃之阴。

针对秋燥不同阶段的病理特点，前人提出了"上燥治气，中燥增液，下燥治血"，可作为秋燥初、中、末三期治疗大法的概括。所谓"上燥治气"，是指燥邪上受，首犯肺卫，肺主气，肺津为燥邪所伤，则肺气宣肃失司，治宜辛以宣肺透邪、润以制燥保肺。"治气"即为"治肺"。故何廉臣所谓之"上燥治气，吴氏桑杏汤主之"，以及叶天士所说的"燥自上伤，是肺气受病，当以辛凉甘润之方，气燥自平而愈"，皆有助于对"上燥治气"这一治疗原则的理解。"中燥增液"，则指燥热病邪由上焦而至中焦，损伤肺胃津液，治当甘凉濡润，以复其津。"下燥治血"，乃指少数病例，若最终演变为燥热损伤下焦肝肾精血者，治用甘咸柔润，以补肾填精，故"治血"之意实指滋补肾阴。

四、临床举例（急性上呼吸道感染）

急性上呼吸道感染简称上感，为鼻腔、咽或喉部急性炎症的总称。通常病情较轻、病程短、可自愈，预后良好，一般多发于冬春季节。引起上感的病原体种类数量相对较多，其临床表现可有普通感冒、急性病毒性咽炎和喉炎、急性疱疹性咽峡炎、急性咽结膜炎和急性咽扁桃体炎等不同类型。结合发病季节、病发部位及主要临床症状特征，若上感发生于秋季，初起见口鼻咽干、咽痒而咳、声嘶，随着病情发展可见发热、咽痛、咳嗽等表现，可参考秋燥辨证论治。但需注意，同是病发秋季，但若见鼻流清涕、明显恶寒，即便见口、鼻、咽干燥之征象，亦应考虑凉燥的可能。

初秋秉承夏末炎热之气，若其人素禀不足，正气虚弱，或起居不慎，寒温失调，可致肺卫防御能力下降，病邪趁虚入侵而发燥热为患。上感初起可表现为鼻塞、喷嚏、咽干咽痒甚或咽部灼烧感及咳嗽少痰，符合燥热病邪从口鼻而入，先犯肺卫的病变特点，亦有病患可在病之初期即出现咽干咽痛、发热咳嗽或发热、咽痛等，均为燥热病邪侵犯肺卫，可酌情应用桑杏汤、桑菊饮，若发热较重，可加金银花、连翘等，或合用银翘散，若咽痛明显，可酌加桔梗、甘草、牛蒡子等。若患者上感初起即表现为发热、咽痛而干、目涩畏光、咽和结膜充血明显或见耳鸣，则可考虑燥热病邪上干清窍，以翘荷汤为主方治之。少数上感患者可并发急性鼻窦炎、中耳炎、气管 - 支气管炎，或可并发病毒性心肌炎，有基础疾病的病人可因上感诱发慢阻肺、哮喘、支气管扩张或心衰的急性加重，符合秋燥以肺经为病变中心，若肺卫之邪不解，可进一步见肺之气分证或顺传于胃，严重者可逆传心包的病机传变特点。即先由肺卫传肺之气分，而致邪壅肺气，肺气郁滞。顺传于胃则呈阳明热炽，甚则腑实便秘，肺热移肠则可见肠热下利。如邪热逆传心包，则呈痰热闭窍。后期多呈肺胃阴伤之象。治疗上，邪热壅肺，治宜清热宣肺平喘，方选麻杏石甘汤加减；痰热结胸，治宜清热化痰开结，可用小陷胸加枳实汤加减；痰热阻肺之腑有热结，治宜清热宣肺化痰、攻下腑实结滞，可用宣白承气汤加减；热陷心包，治宜清心凉营开窍，可用清宫汤送服安宫牛黄丸，或至宝丹，或紫雪丹；若内闭外脱，治宜清心开窍、固脱救逆，可用生脉散或参附汤合温病"三宝"加减；若余邪未净，肺胃阴伤，治宜滋养肺胃、清涤余邪，方选沙参麦冬汤加减。

急性上呼吸道感染多发于冬春季节，根据不同季节气候特点和临床类型，还应参考中医外感风寒、外感风热、气虚感冒、外感暑湿等证型，分别选用荆防败毒散、银翘散、参苏饮、新加香薷饮等方剂。[罗翌，郑丹文，李际强.当代名老中医治疗急性上呼吸道感染的辨证治疗经验统计分析 [J].中国中医药现代远程教育，2010，8（17）：183-184；罗翌，严夏，李际强，等.急性上呼吸道感染发热 2502 例中医证候分析 [J].浙江中医杂志，2005，（05）：221-222.]

第五节　温热类温病常见证候辨治

一、卫分辨治

1. 邪袭肺卫

【证候】发热，微恶风寒，无汗或少汗，头痛，咳嗽，口微渴，苔薄白欠润，舌边尖红，脉浮数。

【病机】本证见于风温初起，为风热病邪侵袭肺卫所致。邪犯于表，卫气被郁，开合失司，可见发热，微恶风寒，无汗或少汗；头为诸阳之会，卫气郁阻，经脉不利则见头痛；风热之邪侵犯肺经，肺气失于宣畅则咳嗽；风热之邪易于损伤阴津，病邪初犯人体，津伤不甚故口微渴、苔欠润；舌苔薄白，舌边尖红，脉浮数，均为风热袭表之征。

【治法】辛凉解表，宣肺泄热。

【方药】银翘散或桑菊饮。

银翘散（《温病条辨》）

连翘一两　银花一两　苦桔梗六钱　薄荷六钱　竹叶四钱　生甘草五钱　荆芥穗四钱
淡豆豉五钱　牛蒡子六钱

上杵为散，每服六钱，鲜苇根汤煎，香气大出即取服，勿过煮。肺药取轻清，过煮则味厚而入中焦矣。病重者，约二时一服，日三服，夜一服；轻者三时一服，日二服，夜一服；病不解者，作再服。

吴鞠通说："治上焦如羽（非轻不举）。"本方即是取轻清宣透之品以清宣肺卫之邪。方中荆芥穗、淡豆豉、薄荷解表透邪，祛邪外出；牛蒡子、桔梗轻宣肺气以止咳嗽；金银花、连翘、竹叶轻清泄热；芦根生津止渴，生甘草调和诸药。本方以辛凉为主，而稍佐辛温之品，疏表散邪，轻清泄热之力较强，称为"辛凉平剂"。

桑菊饮（《温病条辨》）

杏仁二钱　连翘一钱五分　薄荷八分　桑叶二钱五分　菊花一钱　苦桔梗二钱　生甘草
八分　苇根二钱

水二杯，煮取一杯，日二服。

本方亦为辛凉解表之剂，方中桑叶、菊花、连翘、薄荷辛凉轻透以泄风热；桔梗、杏仁宣降肺气以止咳嗽；芦根以生津止渴，生甘草调和诸药。本方轻清疏表散邪，长于肃肺止咳，称为"辛凉轻剂"。

【临床运用】本证当与伤寒初起，风寒袭表之证相鉴别。两者均为病变初起，邪犯肌表之证，临床均可见发热恶寒、头痛等症。但伤寒初起，风寒袭表，卫气郁阻较重，腠理闭塞，故多见恶寒重于发热、身无汗；寒性收引、凝滞，故头痛、身痛较重而脉浮紧；寒邪在表，故舌淡红、苔薄白。风温初起，风热犯于肺卫，阳热较甚，故多见发热重于恶寒、脉浮数；热邪易于伤阴，则见口渴；风热在表，则舌边尖红。

银翘散与桑菊饮均为辛凉解表方剂，适用于风热侵犯肺卫之证，但两者清解之力有轻重之别。"辛凉平剂"银翘散中荆芥穗、淡豆豉等辛散透表之品合于清热药物中，其解表之力较胜，且金银花、连翘用量大，并配竹叶，清热作用较强；"辛凉轻剂"桑菊饮，力轻平和，其解表清热之力逊于银翘散，但方中杏仁肃降肺气，止咳作用较银翘散为优。所以风温初起风热犯卫而表郁较甚热象较重者，宜用银翘散；表郁较轻，偏于肺失宣降，以咳嗽为主症者，宜用桑菊饮。

在临床运用银翘散时，如恶寒已解，可去荆芥穗、淡豆豉；如因风热灼津而口渴较甚者，则加天花粉、石斛以生津清热；如恶寒，身痛明显，无汗者，多属表郁较甚，可适当配合辛温疏散之品，如苏叶、防风之类；若热势较高，邪热化火者，可加入黄芩、虎杖等以清热泻火；咽喉肿痛者，可加马勃、玄参等以解毒消肿；因肺失宣降而致咳嗽较甚者，可加杏仁、橘红、川贝母、枇杷叶等，以宣肺利气，化痰止咳；肺热盛而咯痰浓稠者，病变多已波及气分，可加黄芩、鱼腥草等以清肺化痰；鼻衄者去荆芥穗、淡豆豉，加白茅根、焦山栀等以宁络止血；若夹有湿邪而见胸膈满闷者，可加藿香、郁金等以理气化湿。

在运用桑菊饮时，若兼见热入气分而气粗似喘者，加生石膏、知母以清气分之热；如肺热甚，则加黄芩等以清肺热；如热盛伤津口渴者，可加天花粉以生津。

【临床发挥】邪袭肺卫是温热类温病初期常见证型，临床常见的各类呼吸道感染性疾病如流行性感冒、支气管炎、肺炎等，在早期多可参考本证论治。临床各科的内伤杂病，如小儿高热惊厥、风疹等辨证属邪袭肺卫者，亦可参考随证加减论治。

2. 燥热犯卫

【证候】发热，微恶风寒，少汗，干咳或痰少而黏，咳甚则声音嘶哑，咽干痛，鼻燥热，口微渴，舌边尖红，苔薄白而干，右脉数大。

【病机】此为秋燥初起，燥热上受，邪袭肺卫之证。肺卫受邪，卫气失宣，则发热，微恶风寒，少汗；燥热袭肺，肺失清肃，则咳嗽；燥热伤津，肺窍失润则干咳喉痒，痰少而黏，咳甚而声音嘶哑及咽干，鼻燥，口微渴。舌边尖红，苔薄白而干，右脉数大，也是燥热犯及上焦肺卫，燥热损伤津液之征。

【治法】辛凉甘润，轻透肺卫。

【方药】桑杏汤（《温病条辨》）。

　桑叶一钱　杏仁一钱五分　沙参二钱　象贝一钱　香豉一钱　栀皮一钱　梨皮一钱

　水二杯，煮取一杯，顿服之，重者再作服。

燥热病邪侵袭肺卫，其治法既要宣肺疏卫，向外达邪，又要生津润燥。疏卫用辛凉之品，辛散燥邪，凉泄热邪；润燥用甘寒之品，生津养液。故立辛凉甘润、轻透肺卫之法。方中以桑叶、豆豉轻清透散，清宣泄热；杏仁、象贝宣肺止咳化痰；栀皮清热宣透；沙参、梨皮甘寒生津，养阴润燥，以使邪去而不伤津，润燥而不碍表。共奏疏表润燥之效。

【临床运用】发热较重者，可加金银花、连翘以清热解毒；表闭较甚者，可加薄荷、牛蒡子以增加辛凉透解之力；若感燥邪不甚，其津伤较轻者，可用桑菊饮轻透肺卫之邪。若见咽部红肿干痛明显者，可加桔梗、生甘草、牛蒡子、板蓝根以清热利咽；咳痰黄稠者，可加瓜蒌皮、天竺黄以清热化痰；咳甚胸痛者，可加瓜蒌、橘络、丝瓜络；痰中带血，鼻燥衄血者，可加白茅根、藕节、橘络、丝瓜络以通络凉血止血；大便燥结者，可加紫菀、瓜蒌仁以通降大肠。

如在深秋气候干燥之时，症见发热恶寒、头痛、无汗、鼻塞、咽干唇燥、咳嗽稀痰、苔薄白欠润而舌质正常者，属凉燥之邪侵袭肺卫。治宜辛开温润、疏表透邪，方用《温病条辨》方杏苏散（杏仁、苏叶、半夏、橘皮、前胡、甘草、苦桔梗、枳壳、茯苓、生姜、大枣）。

【临床发挥】发于秋季的上呼吸道感染、急性支气管炎、慢性支气管炎、上气道咳嗽综合征、小儿支原体肺炎等呼吸道疾病，症见干咳无痰或少痰、咽干鼻燥、舌苔少津干燥者，可参考本证论治。常见的干燥综合征辨证属燥热犯卫者也可据本证施治。

二、气分辨治

1. 邪热壅肺

【证候】身热，汗出，烦渴，咳喘，或咳痰黄稠，或痰中带血，或痰呈铁锈色，胸闷胸痛，舌红苔黄，脉数。

【病机】本证为热邪入里，邪热壅阻肺经气分所致。邪热入里，热邪炽盛则身热；里热蒸迫津液外泄则汗出；热盛伤津则烦渴引饮；邪热壅肺，肺气失于宣降则胸闷；肺热气滞，脉络失和则出现胸痛；肺热灼液为痰则咳痰黄稠；热伤肺络，则可见痰中带血，或痰呈铁锈色；舌红苔黄、脉数为气分里热征象。

【治法】清热宣肺，止咳平喘。

【方药】麻杏石甘汤（《伤寒论》）。

麻黄四两（去节） 杏仁五十个（去皮尖） 甘草二两（炙） 生石膏半斤（碎，绵裹）

上四味，以水七升，煮麻黄，减二升，去上沫，内诸药，煮取二升，去滓。温服一升。

方中麻黄辛温，宣肺平喘；石膏辛寒，清泄肺热。麻黄得石膏寒凉之制，则其功专于宣肺平喘，而不在解表发汗；石膏得麻黄，则其功长于清泄肺热。方中配杏仁降肺气，以助麻黄止咳平喘；甘草生津止咳，调和诸药。

【临床运用】本证与邪袭肺卫证的不同之处在于后者属卫分证，见于温邪上受，病发初起，病情轻浅，临床表现以发热并见恶寒、无汗或少汗、口渴不甚、苔薄白、脉浮数等为主；本证则为肺热炽盛之气分证，多从前证进一步发展而来，病情较重，系热邪壅肺，肺气不能宣降所致，临床多见咳而兼喘，并有舌红苔黄等气分里热盛之象。

临床治疗时，可根据肺气郁滞及邪热之轻重程度，调节麻黄与石膏的药量比例，如热毒炽盛者，可加大石膏用量，并选加金银花、连翘、虎杖、平地木、黄芩、鱼腥草、知母、金荞麦等以助清肺化痰之力；如胸膈疼痛较甚者，可加桃仁、郁金、瓜蒌皮、丝瓜络等以活络止痛；痰多而喘急显著者，可加葶苈子、苏子等以降气平喘；痰中带血或咯血者，加茜草炭、白茅根、侧柏炭、仙鹤草、焦栀子等以凉血止血；如咯吐腥臭脓痰者，可用千金苇茎汤合桔梗汤（苇茎、薏苡仁、冬瓜仁、桃仁、桔梗、生甘草）以化痰逐瘀排脓。

【临床发挥】多数传染性或非传染性的肺部感染性疾病，以及儿科、五官科、皮肤科等疾病，如大叶性肺炎、小儿夏季热、慢性鼻炎等，临床以高热、汗出、咳喘为主，辨证属于肺热壅盛者，可参考本证论治。

2. 燥热伤肺

【证候】身热，干咳无痰，气逆而喘，咽喉干燥，鼻燥，齿燥，胸满胁痛，心烦口渴，舌边尖红赤，舌苔薄白而燥或薄黄干燥，脉数等。

【病机】此为肺经燥热化火，耗伤阴液之证。肺被热灼，肺气失于清肃，则见身热，干咳无痰，气逆而喘；热壅于肺，气机失畅，则胸满胁痛；燥热上干，耗伤津液，故咽喉干燥，鼻燥，齿燥，舌边尖红赤；热灼阴伤故见心烦口渴。本证苔薄白而燥，是因燥热迅即由卫及气，化火伤阴所致，故舌面干燥而苔色未及转变。一俟邪留气分时间稍久，苔必由白转黄，舌面必进一步干燥。对此种薄白而燥之苔切不可误为表未解而津已伤。其中身热、干咳无痰、气逆而喘、咽喉干燥、鼻燥、齿燥、胸满胁痛为本证辨证要点。

【治法】清肺润燥养阴。

【方药】清燥救肺汤（《医门法律》）。

煅石膏二钱五分 冬桑叶三钱 甘草一钱 人参七分 胡麻仁（炒研）一钱 真阿胶八分 麦冬（去心）一钱二分 杏仁（去皮，麸炒）七分 枇杷叶（去毛，蜜炙）一片

水一碗，煮六分，频频二三次温服。

方中桑叶轻清宣透燥热；杏仁、枇杷叶宣肃肺气而止咳；石膏辛寒清泄肺热；阿胶、胡麻仁养阴润燥；人参、麦冬、甘草益气生津。全方共奏清泄肺热、滋阴润燥之功。

【临床运用】若肌表尚有邪热，可去阿胶加薄荷叶、连翘、牛蒡子等增强透表之力；若热重津伤明显者，以北沙参或西洋参易人参，加知母、麦冬、桔梗甘寒润燥，增强清润之力；痰多者，可加贝母、竹沥、瓜蒌皮等以化痰；咳痰带血者，可加侧柏叶、旱莲草等以凉血止血；胸满胁痛明显者，可加丝瓜络、橘络、郁金等以和络止痛。临证时应慎用苦寒直折，以免苦寒化燥。

【临床发挥】呼吸系统疾病如支气管哮喘、放射性肺炎、结节性胸膜炎、支气管扩张咯血辨证属燥热伤肺者可依本证辨治；再有皮肤疾患，如寻常型鱼鳞病、手足皲裂症、皮肤瘙痒症、神经性皮炎、日光病等，证候属燥热伤肺可参考本证辨治。

3. 燥干清窍

【证候】身热，口渴，耳鸣，目赤，龈肿，咽痛，舌红，苔薄黄而干，脉数。

【病机】此为燥热病邪从卫入气，上干清窍之证。咽喉为肺胃之门户，牙龈为阳明经脉所络，卫表之邪未解，侵入上焦气分，燥热随经上干清窍，故见耳鸣、目赤、龈肿、咽痛等症；燥热内盛，津液受伤，则发热、口渴；舌红，苔薄黄而干，脉数为燥热入气，损伤津液之征。

【治法】清宣上焦气分燥热。

【方药】翘荷汤（《温病条辨》）。

薄荷一钱五分　连翘一钱五分　生甘草一钱　黑栀皮一钱五分　桔梗三钱　绿豆皮二钱

水二杯，煮取一杯，顿服之。日服二剂，甚者日三服。

方中薄荷辛凉宣透，以清头目而利诸窍；连翘、黑栀皮、绿豆皮轻清趋上，以清上焦气分燥热；桔梗、生甘草辛散甘缓，以宣透润燥，利咽喉而消龈肿。诸药合用，使上焦气分燥热得解，则诸窍自宁。此为辛凉清火之轻剂，符合"治上焦如羽"之旨。

【临床运用】本证因燥热之邪上干，清窍为之不利，病位在上，虽邪已入气，但病势轻浅，故治疗当以轻清宣透，清解上焦燥热为主，原方可加桑叶、蝉蜕以增强宣泄透热功效。目赤、耳鸣重者，加菊花、夏枯草、羚羊角粉、苦丁茶清利头目；咽痛者，加牛蒡子、僵蚕、黄芩等以清利咽喉。临证时须注意，本证当禁用苦重之品，以免化燥伤阴和药过病所。

【临床发挥】秋季感冒，上呼吸道感染并发中耳炎、咽炎、结膜炎、扁桃体炎、牙周炎、口腔溃疡、鼻炎等，以及皮肤疾患，如皮肤发斑、出疹，或者郁火所致的失眠、头痛、精神疾患等，辨证属燥干清窍者可参考本证辨治。

4. 肺燥肠热，络伤咳血

【证候】初起喉痒干咳，继则因咳甚而痰黏带血，胸胁牵痛，腹部灼热，大便泄泻，舌红，苔薄黄而干，脉数。

【病机】此为肺燥肠热，络伤咳血之证。秋燥初起，燥热在肺，故喉痒干咳；继而燥热化火，肺气失于清降，且肺络受伤，故咳甚而痰黏带血，并胸胁作痛；肺与大肠相表里，肺中燥热下趋大肠，传导失常，故见腹部灼热如焚而大便泄泻。此种便泻，多是水泻如注，肛门热痛，甚或腹痛泄泻，泻意难尽，似痢非痢。《素问·至真要大论》云："暴注下迫，皆属于热。"这与虚寒便泻清冷不同。舌红、苔黄而干、脉数，皆系气分燥热之征，故本证之咳血，并非热入血分，迫血妄行所致。其中干咳、痰黏带血、胸胁牵痛、腹部灼热、大便泄泻为本证辨证要点。

【治法】清热止血，润肺清肠。

【方药】阿胶黄芩汤（《重订通俗伤寒论》）。

陈阿胶、青子芩各三钱　甜杏仁、生桑皮各二钱　生白芍一钱　生甘草八分　鲜车前草、甘蔗梢各五钱

先用生糯米一两，开水泡取汁出，代水煎药。

方中陈阿胶、甜杏仁、生桑皮、甘蔗梢、生糯米以生津润燥宁肺络，且阿胶尚能止血，对络伤出血者尤佳。再以黄芩、白芍、生甘草酸苦泄热坚阴，以治其利，且白芍、生甘草相配，又能酸甘化阴，缓急止痛，再配黄芩苦寒以清肺与大肠之热而坚阴。鲜车前草既可养肺止咳，又能引导肺与大肠之热从小肠而去。诸药合用，润肺清肠，泄热止血。

【临床运用】本证是因肺燥肠热而致咯血泄泻，治当清热以止血，清肠以止泻，肺与大肠同治。若见咯血较多者，可加白茅根、侧柏叶、焦山栀等以凉血止血；泄利较甚者，可加葛根、黄连等以清肠止泻；咳甚痰多者，加枇杷叶、冬瓜仁、竹沥、贝母等以化痰止咳；胸胁痛甚者，可加郁金、丝瓜络、橘叶等以和络止痛。

【临床发挥】秋季的上呼吸道感染、急性支气管炎、支气管扩张、肺炎及消化系统感染性疾病，临床证候既体现燥热在肺，肺络受损，又有燥热在肠，传导失司，辨为肺燥肠热、络伤咳血者，可参考本证进行辨治。

5. 肺热发疹

【证候】身热，肌肤发疹，疹点红润，咳嗽，胸闷，舌红苔薄白，脉数。

【病机】本证为肺经气分热邪窜扰肌肤，波及营络所致。邪热内郁则身热；肺热波及营分，窜入血络，疹点一般红润，如陆子贤在《六因条辨》中所说："疹为太阴风热。"肺气不宣，肺气壅滞则见咳嗽、胸闷；舌红苔薄白、脉数为肺经气分热盛之象。

【治法】宣肺泄热，凉营透疹。

【方药】银翘散去豆豉，加细生地、丹皮、大青叶，倍玄参方（《温病条辨》）。

连翘一两　银花一两　苦桔梗六钱　薄荷六钱　竹叶四钱　生甘草五钱　芥穗四钱　牛蒡子六钱　细生地四钱　大青叶三钱　丹皮三钱　玄参一两

本方为银翘散加减而成，因邪不在表，故去温散透表之豆豉，以防助长热势；又因肺热波及营分，营热较甚，窜入血络而发疹，故加入生地黄、丹皮、大青叶、玄参以凉营泄热解毒。诸药合用，共奏宣肺泄热、凉营透疹之效。

【临床运用】若无表郁见证，荆芥穗亦可去之；皮疹透发不畅者，则可加入蝉蜕、浮萍等透疹外出。

【临床发挥】常见的出疹性疾病，如麻疹、风疹、登革热、水痘、手足口病、斑疹伤寒等，病性属温热，因肺热波及营分而出现疹点，病位在卫营者，可参考本证辨证施治。

6. 热灼胸膈

【证候】身热不已，胸膈灼热如焚，烦躁不安，唇焦咽燥，口渴，口舌生疮，齿龈肿痛，或大便秘结，舌红，苔黄，脉滑数。

【病机】本证病机为热灼胸膈，气热灼津。邪热炽盛，熏蒸胸膈，故身热不已，胸膈灼热如焚；胸膈热炽扰心，故烦躁不安；热炽上焦，火热炎上，灼伤津液，故唇焦，咽燥，口渴，口舌生疮，齿龈肿痛；胸膈炽热及肠，腑气不通，故大便秘结；舌红、苔黄、脉滑数，为里热炽盛之象。

【治法】清泄膈热。

【方药】凉膈散（《太平惠民和剂局方》）。

川大黄　朴硝　甘草炙各二十两　山栀仁　薄荷叶去梗　黄芩各十两　连翘二斤半

上粗末，每二钱，水一盏，入竹叶七片，蜜少许，煎至七分，去滓，食后温服。小儿可服半钱，更随岁数加减服之。得利下，住服。

本方清透并举，上下兼顾。方中以连翘、栀子、黄芩、薄荷、竹叶清泄头面、胸膈之热以治上；大黄、芒硝通腑泄热，"以泻代清"以治下；甘草、白蜜缓急润燥。诸药共用，凉膈泄热，清上泻下。

【临床运用】热郁胸膈证与本证均为热在胸膈，但前证为无形热郁，邪热较轻；本证胸膈郁热较甚，或兼腑实。

临证如见伤津较甚，而无明显便秘者，可去芒硝，加天花粉、芦根等清热生津；若渴甚，可加天花粉、知母；如兼热盛动风而发痉，可加羚羊角、菊花、钩藤以凉肝息风。

【临床发挥】临床上在外感病中可用于流感、肺炎、急性扁桃体炎、小儿病毒性脑炎及传染性单核细胞增多症等辨证属热灼胸膈者；杂病应用在支气管扩张、咽炎、寻常型银屑病、皮肤病等，具有热灼胸膈特征者。另外，可广泛应用在各种火郁证中，如失眠、精神疾患、癫痫等。

7. 痰热结胸

【证候】身热面赤，渴欲凉饮，饮不解渴，得水则呕，胸脘痞满，按之疼痛，便秘，苔黄滑，脉滑数有力。

【病机】本证为邪热入里，与痰搏结于胸脘而成。热盛于里，故面赤身热；痰热内阻胸脘，津不上承，则口渴，因内有邪热，故欲得冷饮，但属痰热有形之邪结于胸脘，故饮不解渴，得水则呕；痰热内阻，致气机不畅，故胸脘痞满；有形之邪内结胸脘，故按之疼痛；痰热内阻，腑气不通，故大便秘结；苔黄滑，脉滑数有力为痰热内阻之象。

【治法】清热化痰开结。

【方药】小陷胸加枳实汤（《温病条辨》）。

　黄连二钱　瓜蒌三钱　枳实二钱　半夏五钱

　急流水五杯，煮取二杯，分二次服。

本方为《伤寒论》小陷胸汤加枳实而成。方中黄连苦寒清热燥湿，瓜蒌化痰宽胸，半夏化痰散结，枳实降气开结。四药配合，共奏辛开苦降、清热化痰开结之功。

【临床运用】本证身热面赤，渴欲凉饮，有似阳明无形热盛之象，但舌黄滑而非黄燥，且有胸脘满痛之感，则显非阳明经证。其见大便秘结，又有似阳明腑实，但腑实便秘，必见潮热或腹部硬满疼痛，今身热，便秘而腹不硬痛，且舌苔亦不黄厚干燥，脉象亦不沉实，则非腑实便秘可知。

临床治疗时，如呕恶较甚，可加竹茹、生姜汁以和胃降逆；如胸脘胀痛而涉及两胁者，加柴胡、黄芩等以疏泄肝气。

【临床发挥】呼吸系统感染性疾病如支气管炎、肺炎、胸膜炎等见胸胁疼痛、拒按、大便不通、苔黄腻等可选用本方法；某些实证之胃炎、食管炎、肋间神经痛、幽门梗阻等见呕逆、心下痛、胁肋痛、喘促痞闷等，可辨证使用本方法。

8. 阳明热炽

【证候】壮热，恶热，汗大出，面目红赤，渴喜冷饮，苔黄而燥，脉浮洪或滑数。

【病机】本证为阳明无形邪热内盛所致。正邪剧争，阳明胃热亢盛，里热蒸腾，故壮热，恶热，苔黄而燥，脉浮洪或滑数；里热迫津外泄，故汗大出；邪热炽盛上炎，故面目红赤；热盛伤津，引水自救，故渴喜冷饮。

【治法】清热保津。

【方药】白虎汤（《伤寒论》）。

　知母六两　石膏一斤（碎）　甘草二两，炙　粳米六合

　上四味，以水一斗，煮米熟汤成，去渣，温服一升，日三服。

白虎汤为清泄阳明胃热的代表方剂。方中生石膏辛寒，入肺胃二经，清泄胃热，达热出表；知母苦寒而性润，清热养阴，与石膏配伍，可增强清热止渴除烦之力；炙甘草调和诸药，配粳米配粳米可顾护胃气，祛邪而不伤正，配石膏则可甘寒生津。本方四药相配，共奏清热保津之功。

【临床运用】如热毒盛者，可加金银花、连翘、板蓝根、大青叶等清热解毒之品；里热化火者，可佐黄连、黄芩等以清热泻火；如津伤显著者，可加石斛、天花粉、芦根等以生津；如热盛

而津气耗损，兼有背微恶寒，脉洪大而芤者，可加人参以益气生津，即为白虎加人参汤；如见肺热壅盛而咳喘者，可加杏仁、瓜蒌皮、黄芩、鱼腥草等以清肺化痰。

吴鞠通提出白虎汤"四禁"，即"脉浮弦而细者，不可与也；脉沉者，不可与也；不渴者，不可与也；汗不出者，不可与也"。但在临床上也不必完全拘泥于此"四禁"，大凡掌握表证未解者当慎用，而里热未盛，或病非阳明邪热浮盛，或属阳明腑实，或属里虚证者，多在禁用之例。

【临床发挥】本方临床应用很广，感染性疾病或传染性如肺部感染、流脑、乙脑、流行性出血热等，非感染性疾病如热射病，以及不明原因发热等属于气分热盛者，均可宗此加减应用。

9. 暑伤津气

【证候】身热心烦，小溲色黄，口渴自汗，气短而促，肢倦神疲，苔黄干燥，脉虚无力。

【病机】本证为暑热亢盛，津气两伤之候。暑热郁蒸，故身热，心烦，小溲色黄；暑为阳邪，主升主散，迫津外泄，故腠理开而汗多；汗泄太过，伤津耗气，故口渴，气短而促，肢倦神疲，苔燥，脉虚无力。

【治法】清热涤暑，益气生津。

【方药】王氏清暑益气汤（《温热经纬》）。

　西洋参三钱　石斛三钱　麦冬二钱　黄连八分　竹叶三钱　荷梗三钱　知母三钱　甘草一钱　粳米三钱　西瓜翠衣四钱

　水煎服。

本证为暑热仍盛而津气两伤，故治疗时清热涤暑与益气生津并施。方中西瓜翠衣、黄连、竹叶、知母、荷梗清涤暑热；西洋参、石斛、麦冬、甘草、粳米益气生津。

【临床运用】本方与白虎加人参汤均为清热解暑、益气生津之剂，临床运用时应注意区别其适应证候：白虎加人参汤清暑泄热之力较强，适用于暑入阳明，暑热较盛而津气耗伤较轻之证；本方清泄暑热之力不及前方，但养阴生津益气之力较强，则适用于暑热稍轻，津气耗伤较甚之证。

本方在临床使用时当权衡暑热与津气耗伤两个方面的轻重而予以灵活加减。若暑热较重者，当加重清透暑热药的用量，或加用石膏、金银花之类以清涤暑热；如津气耗伤较甚者，当加重益气生津药的用量，并酌减黄连或不用，防其化燥伤阴；如久热不退，可去黄连、知母，加白薇、地骨皮、青蒿以退虚热。

【临床发挥】本方临床用于中暑、夏季热、功能性发热，本方偏于寒凉，属于典型的清热、养阴、生津之方。

10. 热郁少阳

【证候】身热，口苦而渴，干呕心烦，小便短赤，胸胁不舒，舌红苔黄，脉弦数。

【病机】本证病机为热郁少阳胆腑，津液耗伤。热郁气分，故身热而不恶寒；邪热内郁化火，或胆火上扰，故口苦、心烦；胆热犯胃，胃失和降，故干呕；里热伤津，故口渴而小便短赤；胸胁为肝胆经脉所循之处，邪郁胆腑，经脉不畅，故胸胁不舒；舌红苔黄，脉象弦数为里热郁于胆经之征。

【治法】苦寒清热，宣郁透泄。

【方药】黄芩汤加豆豉、玄参方（《温热逢源》）。

　黄芩三钱　芍药三钱　甘草（炙）一钱　大枣（擘）三枚　淡豆豉四钱　玄参三钱

　水五杯，煮取八分，三杯。温服一杯，日再服，夜一服。

本方由《伤寒论》黄芩汤加豆豉、玄参，减大枣而成。方中以黄芩苦寒泻火，直清胆热；配合玄参养阴生津，清热解毒；芍药、甘草酸甘化阴；佐豆豉宣发郁热，透邪外达，兼以除烦。黄芩汤虽能直清里热，但无透热之功；虽能苦以坚阴，但养阴之力不足。故柳宝诒在本方基础上加入豆豉、玄参，使本方"清""养""透"三法兼备，使之成为治疗春温热郁少阳胆腑之代表方剂。

【临床运用】胃热炽盛证与本证均为气分热盛之证，均见身热、烦渴、舌红、苔黄、脉数。但前者病位在阳明胃而不在少阳胆，故无口苦、胸胁满闷不舒、脉弦等症，其热势蒸腾，故有壮热、大汗、大渴、脉洪大等症。伤寒邪在少阳证，病属少阳经证，邪在半表半里，故以寒热往来、胸胁苦满为主症，与本证少阳胆腑郁热伤津而见身热、口渴、小便短赤、舌红苔黄、脉弦数等不同。

在临床运用时，芍药可用白芍；炙甘草性偏温补，可改用生甘草清热解毒。本方酌加黄连、栀子、龙胆草等以加强其清热泻火之力。若伴见头痛、恶寒、无汗或少汗者，可加葛根、蝉蜕、薄荷、桑叶以透达卫表之邪；若伴寒热往来、胸胁胀闷、心烦者，可加柴胡、栀子以疏解胆经郁热；胆热炽盛，口苦、呕吐甚者，加龙胆草、黄连、竹茹、代赭石以降逆止呕，或用黄连黄芩汤（《温病条辨》方：黄连、黄芩、郁金、豆豉）以清宣胆腑郁热。

【临床发挥】柳氏将本方作为伏邪温病外发初期用方，并指出如果初发时兼有三阳见证，当临证参酌加减，若见恶寒发热、头项疼、腰脊强等太阳表现，宜合阳旦汤；若见壮热鼻干、不得卧等阳明表现，宜加葛根、知母等味；若见寒热往来、口苦胁痛等少阳表现，宜加柴胡、山栀等味。

11. 热结肠腑

【证候】身热，腹满便秘，口干唇裂，舌苔焦燥，脉沉细；或伴见口干咽燥，倦怠少气，撮空摸床，肢体震颤，目不了了，苔干黄或焦黑，脉沉弱或沉细；或伴见小便涓滴不畅，溺时疼痛，尿色红赤，时烦渴甚，舌红脉数。

【病机】本证病机为热结肠腑，兼阴液已伤，或气液两虚，或小肠热盛。阳明热盛，燥屎内结，故身热、便秘、脉沉；阳明燥结，腑气壅滞，故腹满；邪热内盛，阴液亏损，故口干唇裂、舌苔焦燥、脉细；若热结腑实，应下失下，致气液两虚，则口干咽燥、倦怠少气、撮空摸床、目不了了、苔干黄或焦黑、脉沉弱或沉细；若腑实内结，兼见小肠热盛，下注膀胱，则小便涓滴不畅，溺时疼痛，尿色红赤。

【治法】攻下泄热。热结肠腑兼阴液亏虚者，治宜攻下腑实，滋阴增液；热结肠腑兼气液两虚者，治宜攻下腑实，补益气阴；热结肠腑兼小肠热盛者，治宜攻下肠腑热结，清泄小肠邪热。

【方药】调胃承气汤、增液承气汤、新加黄龙汤、导赤承气汤。

调胃承气汤（《伤寒论》）

大黄四两（去皮，清酒浸）　甘草二两（炙）　芒硝半斤

上三味㕮咀，以水三升，煮取一升，去滓，内芒硝更上火微煮，令沸，少少温服。

方中大黄为君，以苦寒攻下泄热；芒硝味咸以软坚，寒以泄热；炙甘草甘温和缓，以制大黄、芒硝之峻攻，图缓下之意。三药合用，使胃肠郁热积滞从下而解。

增液承气汤（《温病条辨》）

玄参一两　麦冬（连心）八钱　生地黄八钱　大黄三钱　芒硝一钱五分

水八杯，煮取三杯，先服一杯，不知再服。

本方由增液汤加硝、黄而成。方中以玄参、麦冬、生地黄养阴润肠，增水行舟；加大黄、芒硝以泻热软坚，攻下腑实。

新加黄龙汤（《温病条辨》）

生地黄五钱　麦冬（连心）五钱　玄参五钱　生大黄三钱　芒硝一钱　生甘草二钱　人参（另煎）一钱半　当归一钱半　海参（洗）二条　姜汁六匙

水八杯，煮取三杯，先服一杯，冲参汁五分，姜汁两匙，顿服之。如腹中有响声，或转矢气者，为欲便也；候一二时不便，再如前法服一杯；……如服一杯即得便，止后服，酌服益胃汤一剂。

本方由陶节庵之黄龙汤加减变化而成。方中以大黄、芒硝泄热软坚，攻下燥屎；以人参、甘草大补元气；生地黄、麦冬、玄参、海参滋养阴液；加姜汁宣胃肠气机；当归和血分之滞。诸药合用，共成扶正攻下、邪正合治之剂。

导赤承气汤（《温病条辨》）

赤芍三钱　生地黄五钱　生大黄三钱　黄连二钱　黄柏二钱　芒硝一钱

水五杯，煮取二杯，先服一杯，不下再服。

本方由导赤散、调胃承气汤加减组合而成，故名导赤承气汤。方中以赤芍、生地黄凉血养阴；大黄、芒硝攻下大肠热结；黄连、黄柏清泄小肠火热。此为二肠同治之法，大小肠之热去，则膀胱之热亦解，二便自然通利。

【临床运用】温病阳明腑实证，由于每有阴津先亏，同时，病程中因里热炽盛又易伤阴，故阴亏尤为突出，故腑实证多有兼症同时出现，可兼阴液亏损，或兼气液两虚，或兼小肠热盛等，应分辨不同情况进行辨治。

大黄为苦寒攻下之要药，能使里结之燥热从大便而解，但对于阴液亏损或元气不足之证，应用时须配合滋阴益气之品，以防泻下更伤气阴；本证小便短少多为热盛津伤甚所致，治疗宜遵吴鞠通所言："唯以滋水泻火为急务。""淡渗不可与。"若热炽阴伤较甚者，可加知母、天花粉、玄参、芦根等以清热生津；若小便赤色有血者，可加白茅根、小蓟等凉血止血；若服本方后大便已通而热不退，或退而未尽，口燥咽干，舌苔干黄或金黄色，脉沉实有力，此为邪热复聚，可以本方去芒硝，加丹皮、知母以彻其热。若邪热已去，仅因阴液亏虚而肠燥便秘者，只需用增液汤以润肠通便，不可再用硝、黄，以防克伐伤正。

【临床发挥】本方不但常用于感染性疾病如大叶性肺炎、流脑等属于肠热腑实证者，也常辨证加减用于肠梗阻患者、脑卒中兼便秘者等。

12. 肺热腑实

【证候】潮热便秘，痰涎壅盛，喘促不宁，苔黄腻或黄滑，脉右寸实大。

【病机】本证为既有肺经痰热壅阻，又有肠腑热结不通之肺肠同病证。痰热阻肺，肃降无权，则出现喘促不宁，右脉实大，舌苔也多见黄腻或黄滑；阳明腑实热结，腑气不通则潮热、便秘。由于肺与大肠相表里，肺气不降则腑气亦不易下行；肠腑中热结不通，则肺中之邪亦少外泄之机。

【治法】宣肺化痰，泄热攻下。

【方药】宣白承气汤（《温病条辨》）。

生石膏五钱　生大黄三钱　杏仁粉二钱　瓜蒌皮一钱五分

水五杯，煮取二杯，先服一杯，不知再服。

本方取麻杏石甘汤、承气汤二方之意变化而成，方中以生石膏清肺胃之热；杏仁、瓜蒌皮宣降肺气，化痰定喘；大黄攻下腑实。腑实得下，则肺热易清；肺气清肃，则腑气易通。故本方为清热宣肺、泄热通腑、肺肠合治之剂。正如吴鞠通所说："以杏仁、石膏宣肺气之痹，以大黄逐肠胃之结，此脏腑合治法也。"因有宣肺通腑之功效，故称为宣白承气汤。

【临床运用】邪热壅肺证也见发热、咳喘，与本证相似，但其属无形邪热壅肺，以肺失宣肃为主，而本证见痰涎壅盛、潮热便秘，属有形之邪阻于肺肠。

临床治疗时，如痰涎壅盛，可酌加竹沥、贝母、半夏、天竺黄等以清热涤痰；如喘促较盛，可加葶苈子以泻肺平喘；如腹胀甚，可加枳壳、厚朴等以理气除满。

【临床发挥】各种原因的肺部感染兼大便不通，辨证属于肺热腑实者均适用本方加减，即使无便秘，只要非大便溏泄，也可使用，因为温病通下非为结粪。

13. 肺燥肠闭

【证候】咳嗽不爽而多痰，胸腹胀满，大便秘结，舌红而干。

【病机】此证为肺有燥热，液亏肠闭，肺与大肠同病之候。表证虽解，但肺受燥热所伤，气机失于宣畅，故咳而不爽；肺之输布失职，则津液停聚而为咳嗽多痰；肺不布津，大肠失于濡润，传导失常，则糟粕停聚于内而见便秘腹胀；舌红而干则为燥热津亏之征。其中咳嗽不爽而多痰、胸腹胀满、大便秘结为本证辨证要点。

【治法】肃肺化痰，润肠通便。

【方药】五仁橘皮汤（《重订通俗伤寒论》）。

甜杏仁（研细）三钱　松子仁三钱　郁李仁（杵）四钱　原桃仁（杵）二钱　柏子仁（杵）二钱　橘皮（蜜炙）一钱半

水煎服，日一剂。

本证之便秘是因肺燥而影响及肠，肠中缺乏津液所致，与阳明燥实内结者不同，故不任承气苦寒攻下，宜用肃肺化痰、润肠通便之五仁橘皮汤治疗。方中松子仁、郁李仁、桃仁、柏子仁均富有油脂而具有润燥滑肠之功；甜杏仁既能润肺化痰，又可宣开肺气，润肠通便；橘皮能化痰行气除胀，且助运行，使诸仁润而不滞，所以用蜜炙，亦取其润而不燥之意。全方意取肃肺润肠，因肺与大肠相表里，肠润便通则肺气易降，肺气降则大便亦易于通下。

【临床运用】本证与肺燥肠热证皆为肺肠同病，但前者为燥热化火，上伤肺络而干咳出血，下逼肠液而便泻稀水；本证乃燥热气结，津液不布，上为液聚而痰多，下为津枯而肠闭。本证与阳明腑实证皆有大便秘结，但彼为胃肠邪热与肠中糟粕相结，故无咳嗽痰多等肺系见证；本证为肺不布津而肠中液亏，故无日晡潮热、谵语神昏、腹部硬满作痛、苔黄而燥或焦黑等邪热与糟粕结聚之证。

若欲增其润肠之功者，可加瓜蒌仁、火麻仁等以润肠通便；欲急下者，可加玄明粉、白蜜等以通下燥屎；欲开肺气，恢复肺之输布津液功能，可加前胡、紫菀等以宣通肺气。

【临床发挥】肺炎、支气管炎、慢性肝炎后期邪去阴伤大便不通者，老年性便秘属阴液不足者，可参考本证辨治。

14. 肺热移肠

【证候】身热，咳嗽，口渴，下利色黄热臭，肛门灼热，腹痛而不硬满，苔黄，脉数。

【病机】本证为肺胃邪热下移大肠所致。邪热在肺，肺失清肃，则见身热、咳嗽；热伤肺胃阴液则口渴；肺与大肠相表里，肺热不解，邪热下迫大肠，传导失司，故下利色黄热臭、肛门灼热；苔黄，脉数均为气分里热之象。

【治法】苦寒清热止利。

【方药】葛根黄芩黄连汤（《伤寒论》）。

葛根半斤　甘草（炙）二两　黄芩三两　黄连三两

上四味，以水八升，先煮葛根，减二升，内诸药，煮取二升，去滓，分温再服。

方中葛根解肌清热，生津止渴，升清气而止泻利；黄芩、黄连苦寒清热，坚阴止利；甘草甘缓和中，调和诸药。本方重在清热理肠，和中止利，正如陈平伯说："温邪内逼，下注大肠则下利，治之者，宜清泄浊邪，不必专于治利。"

【临床运用】肺热腑实证也属肺肠同病，但本证为肺热下迫大肠运化失司，故身热，咳嗽，下利稀便，色黄热臭，而无肺热腑实证之潮热便秘、痰壅喘促等症。本证见下利热臭，肛门灼热，与腑实证之热结旁流颇为相似。其区别在于本证为热移大肠，下利多为黄色稀便而非稀水。又因为本证内无燥屎结于肠腑，所以虽可出现腹痛，但按其腹部并无硬满感觉。而热结旁流的腑实证则为燥屎内结，粪水从旁而流下，故下利恶臭稀水，腹部硬满，按之作痛。

临床治疗时，若肺热较甚，可加入金银花、鱼腥草、桔梗等以清肺宣气；如咳嗽较甚可加桑白皮、枇杷叶等以肃肺止咳；如腹痛较甚，可加白芍以缓急止痛；下利较甚可加白头翁、马齿苋、地锦草等以清热止利；如呕吐恶心者，可加藿香、姜竹茹、苏梗等以化湿止呕。

【临床发挥】呼吸系统感染、急性肠炎、细菌性痢疾、肠伤寒等疾病见发热、咳嗽、腹泻、腹痛均可参考此证型辨治。

三、营分辨治

1. 热灼营阴

【证候】身热夜甚，心烦不寐，甚或时有谵语，斑疹隐隐，咽燥口干而反不甚渴饮，舌质红绛，无苔，脉细数。

【病机】此证病机为营热阴伤，扰神窜络。热入营分，营热亢盛，营阴耗损，故身热夜甚，脉细数；营热蒸腾营阴上潮，故咽燥口干反不甚渴饮；心主血属营，营热扰神，故神志异常，轻则心烦不寐，甚则时有谵语；营分热邪，窜于肌肤血络，则斑疹隐隐；舌质红绛，无苔，脉细数为营热阴伤之征。

【治法】清营解毒，透热养阴。

【方药】清营汤（《温病条辨》）。

犀角三钱　生地五钱　玄参三钱　竹叶心一钱　麦冬三钱　丹参二钱　黄连一钱五分
金银花三钱　连翘（连心用）二钱

水八杯，煮取三杯，日三服。

本方为清泄营分热邪的基本方。方中以犀角、黄连、丹参清营泄热；生地黄、玄参、麦冬清热滋阴；佐以性凉质轻之金银花、连翘、竹叶轻清透热，宣通气机，与清营药配合，可使营热外达，透出气分而解，此即叶天士所谓之"入营犹可透热转气"。

【临床运用】营分证可见时有谵语，需与阳明热盛腑实出现的谵语相鉴别。两者有病在气、营之不同，可从是否有大渴、大汗，大便是否燥结，腹部有无满痛，舌上有无苔垢等方面进行鉴别。

如兼有表证者，可酌加蝉蜕、薄荷、牛蒡子等以宣透表邪；若黄苔尽退，舌转深绛，斑疹透发，为热毒由营渐转入血，可撤去金银花、连翘、竹叶等气药，加用凉血解毒之品；若见神昏谵语，舌蹇肢厥，为热入心营之证，可加用安宫牛黄丸或紫雪丹。

【临床发挥】颅内感染性疾病如病毒性脑炎、流脑、乙脑等出现精神、神志障碍者，以及其他出疹性感染性疾病等可参考本证论治；寻常型或红皮病型银屑病、急性白血病、川崎病、眼底出血等属于营血有热者可参考本证论治。

2. 热陷心包

【证候】身体灼热，神昏谵语，或昏愦不语，四肢厥冷，舌蹇，舌纯绛鲜泽，脉细数。

【病机】本证多因气分、营血分邪热传入心包所致，也可于病变初期，肺卫之邪不顺传气分，而直接传入心包而成，即为逆传心包。本证来势凶险，病情较重，属危重之证。邪热内陷，阻闭包络，堵塞窍机，扰乱神明，则见神昏，或昏愦不语；心包热盛，营阴耗损，心之苗窍不利则舌蹇而舌色纯绛鲜泽；营阴耗损则脉象细数；邪热内闭，阻滞气机，阳气不达于四肢，故见四肢厥冷。其热闭浅者则肢厥较轻，热闭愈重则肢厥愈甚，即所谓"热深厥亦深"。

【治法】清心开窍。

【方药】清宫汤送服安宫牛黄丸或紫雪丹、至宝丹等。

清宫汤（《温病条辨》）

玄参心三钱　莲子心五分　竹叶卷心二钱　连翘心二钱　犀角尖（磨冲）二钱　连心麦冬三钱

方中原用犀角能清心凉营，现代临床都以水牛角代之；玄参心、莲子心、连心麦冬可清心滋液；竹叶卷心、连翘心则清心泄热。诸药合用，共奏清心泄热、凉营滋阴之效。本方专清包络邪热，故谓之清宫。

安宫牛黄丸（《温病条辨》）

牛黄一两　郁金一两　犀角一两　黄连一两　朱砂一两　冰片二钱五分　麝香二钱五分珍珠五钱　山栀一两　雄黄一两　黄芩一两

上为极细末，炼老蜜为丸，每丸一钱，金箔为衣，蜡护。脉虚者人参汤下，脉实者金银花、薄荷汤下，每服一丸。大人病重体实者，日再服，甚至日三服；小儿服半丸，不知再服半丸。

紫雪丹（《温病条辨》）

滑石一斤　石膏一斤　寒水石一斤　磁石（水煮）二斤捣煎、去渣，入后药：羚羊角五两　木香五两　犀角五两　沉香五两　丁香一两　升麻一斤　玄参一斤　炙甘草半斤

上八味，并捣剉，入前药汁中煎，去渣，入后药：朴硝、硝石各二斤。提净，入前药汁中，微火煎，不住手将柳木搅，候汁欲凝，再加入后二味：辰砂三两（研细）、麝香一两二钱（研细）入煎药拌匀。合成，退火气。冷水调服一二钱。

至宝丹（引《温病条辨》）

犀角（镑）一两　朱砂（飞）一两　琥珀（研）一两　玳瑁（镑）一两　牛黄五钱　麝香五钱

以安息香重汤炖化，和诸药为丸，一百丸，蜡护。

安宫牛黄丸、至宝丹、紫雪丹三方皆有清热解毒、透络开窍、苏醒神志之功，属凉开之剂，是传统治疗温病神昏之要药，俗称"三宝"。三方药物组成不同，功效各异。安宫牛黄丸药性最凉，长于清热兼能解毒，主要用于高热昏迷；紫雪丹药性偏凉，长于止痉息风，泄热通便，多用于高热惊厥；至宝丹则长于芳香辟秽，多用于窍闭谵语。

【临床运用】本证与热灼营阴证及热结肠腑证均有神志异常，但热灼营阴证的神志症状较轻，且无舌蹇肢厥，而常见斑疹隐隐。热陷心包则有明显的神志症状。热结肠腑证乃肠腑浊热上扰神明，表现为腹满、便结、脉沉实，神志症状一般较轻，谵语或有或无，时间也较短。

临床运用时，方中犀角均应以水牛角（5～10倍剂量）代替，并可配合大青叶、生地黄等药，以发挥凉血解毒作用。若见痰热蒙蔽心包，神昏肢厥，舌苔浊腻者，可去莲子心、麦冬，加

入芳香透泄、宣化湿浊之金银花、赤豆皮，以清心豁痰，芳香开窍。本证病情严重，临床上常用清开灵注射液或醒脑静注射液加入葡萄糖液中静滴给药，两者均是以安宫牛黄丸为基础而制成的新剂型，使用较方便，奏效亦快。

【临床发挥】清宫汤及温病三宝不但在感染性疾病尤其是颅内感染导致神志障碍疾患中广泛应用，其他如中风、高热神昏、热性惊厥、肝性脑病、肺性脑病等病症中也常作为主要或辅助治疗措施；失眠或精神障碍患者也可辨证选用清宫汤或安宫牛黄丸治疗。

3. 热入心包兼阳明腑实

【证候】身热，神昏，舌蹇，肢厥，便秘，腹部按之硬痛，舌绛，苔黄燥，脉数沉实。

【病机】本证为手厥阴心包与手阳明大肠俱病之证。热陷心包，心经热盛则身热，舌色绛；邪热内盛，阳气闭郁，不能外达则肢厥；邪阻包络，闭塞机窍则神昏谵语；阳明腑实，燥屎内结，故大便秘结，腹部按之硬痛；苔黄燥，脉数沉实，为热结肠腑之象。

【治法】清心开窍，通腑泄热。

【方药】牛黄承气汤（《温病条辨》）。

即用前安宫牛黄丸二丸，化开，调生大黄末三钱，先服一半，不知再服。

本方以安宫牛黄丸清心热而开窍，生大黄通腑以泄热。

【临床运用】本证与单纯的阳明腑实证均可见身热、神昏、肢厥等症，但单纯的阳明腑实证神昏程度较轻，一般无舌蹇、言语不利。

如燥结津伤甚者，可加入芒硝、玄参等以软坚润燥；如心包见证严重而燥结不甚者，可先予清心开窍而后再行攻下。

【临床发挥】感染性或非感染性疾病导致神昏，伴有便干不通，辨证属实者均可考虑使用本方法。

4. 热在心营，下移小肠

【证候】身热夜甚，心烦不寐，口干但不甚渴饮，小便短赤热痛，舌绛，脉细数。

【病机】本证为暑热入营，心营邪热下移小肠所致。营热阴伤，故见身热夜甚，口干但不甚渴饮；热扰心神则心烦不寐；小肠热盛则小便短赤热痛；舌绛、脉细数系热入心营之象。

【治法】清心凉营，清泻小肠。

【方药】导赤清心汤（《通俗伤寒论》）。

鲜生地黄六钱　朱茯神二钱　细木通五分　原麦冬一钱（辰砂染）　粉丹皮二钱　益元散（包煎）三钱　淡竹叶钱半　莲子心三十支　辰砂染灯心草二十支　莹白童便（冲）一杯

水煎服。

方中以生地黄、丹皮、麦冬清营养阴；朱茯神、莲子心、灯心草清心宁神；木通、竹叶心、益元散、童便清导小肠之热。本方用药符合明代王纶提出的"治暑之法，清心利小便最好"的治疗大法。

【临床运用】本证为心营小肠同病，与单纯的热灼营阴证有所不同，其小便短赤热痛与邪在气分热结阴伤证出现小便短少不利也不同，伴见症状也有所区别。

童便有清降热邪，导火下行作用，现代多不用。临床应用时，可酌加水牛角、玄参、赤芍、黄连等，以增强清营凉血、滋阴泻火之力；若伴见神昏谵语、舌蹇肢厥，加用安宫牛黄丸或紫雪丹等清心开窍。

【临床发挥】颅内感染或感染性脑病见发热、神志异常、口干尿短赤、舌红等属心火下移小肠者可用本方法；某些尿路感染、失眠、焦虑症者符合该证特征可参考使用。

5. 热盛动风

【证候】高热不退，头晕胀痛，烦渴，烦闷躁扰，甚则狂乱，神昏，手足抽搐，或见颈项强直，角弓反张，舌干红绛，脉弦数。

【病机】本证病机为热陷厥阴，肝风内动。热毒内盛，故高热不退；热极生风，厥气上逆，上扰清窍，故头晕胀痛；津液损伤，故烦渴甚；邪热扰乱心神，故烦闷躁扰，甚则狂乱、神昏；热盛引动肝风，筋脉挛急，故手足躁扰或抽搐，甚则颈项强直，角弓反张；舌干绛为血热内郁伤津之象，热盛而肝风内动，故见脉弦数。

【治法】清热凉肝息风。

【方药】羚角钩藤汤（《通俗伤寒论》）。

羚羊角片（先煎）一钱五分　霜桑叶二钱　川贝（去心）四钱　鲜生地黄五钱　双钩藤（后入）三钱　滁菊花三钱　茯神木三钱　生白芍三钱　生甘草八分　鲜竹茹（与羚角片先煎代水）五钱

方中以羚羊角、钩藤凉肝息风止痉；菊花、桑叶轻清宣透，助羚羊角、钩藤息风透热；鲜生地黄养阴，生白芍养阴柔肝、缓解挛急，配以甘草又有酸甘化阴之效；茯神木宁心安神镇惊；川贝母、竹茹清肝胆郁热而化痰通络。诸药配合以凉肝息风。

【临床运用】如痉厥而兼有表气郁闭者，可加入僵蚕、蝉蜕、金银花等以清透表邪，祛风止痉；热盛动风如属气分热盛者，可加石膏、知母等以清泄气热；腑实便秘者，可加大黄、芒硝等以攻下泄热；营血分热盛而伴见肌肤发斑者，可加犀角、板蓝根、丹皮、紫草等以凉血解毒；项强者，可加葛根以解痉；角弓反张或抽搐较重者，加全蝎、地龙、蜈蚣等以息风止痉；若见神志昏狂，可加用安宫牛黄丸，或紫雪丹、至宝丹；痰涎壅盛者，可加石菖蒲、郁金、竹沥、姜汁以清热涤痰开窍。

【临床发挥】流脑、乙脑及其他颅内感染性疾病见抽搐，辨证数实热者均可使用本方法；其他如高血压、高血压脑病、子痫、原发性或继发性癫痫、小儿高热惊厥、帕金森病、特发性震颤等，辨证属热盛风动者可参考本方证。

6. 内闭外脱

【证候】身体灼热，昏愦不语，汗多，蜷卧，气息短促，舌质红绛少苔，脉细数无力或散大；甚者身热骤降，烦躁不宁，呼吸浅促，面色苍白，冷汗淋漓，四肢厥冷，脉细欲绝。

【病机】本证病机为邪盛正虚，或邪入心包，汗下太过，阴液骤损，气随津脱，甚则亡阳气脱。邪热闭遏于内则身热；热灼津液为痰，痰热闭阻包络，则神志昏愦不语；气脱失神则蜷卧；气阴两伤，正气欲脱，失于固摄，则汗多，气息短促，脉细微无力。若阴液亏虚太甚，致使阳气暴脱，心主血脉之功能失司，机体失于温煦则身热骤降，面色苍白，四肢厥冷；阳脱则神无所守，烦躁不宁；阳脱肺主呼吸功能失司，则呼吸浅促；阳脱固摄无权，则冷汗淋漓；正气暴脱，则脉来细微欲绝。

【治法】清心开窍，固脱救逆。

【方药】生脉散或参附汤合"三宝"。

生脉散（引《温病条辨》）

人参三钱　麦冬（不去心）二钱　五味子一钱

水三杯，煮取八分二杯，分二次服，渣再煎服，脉不敛，再作服，以脉敛为度。

方中用人参补益气阴，麦冬与五味子酸甘化阴，守阴留阳，气阴内守则汗不外泄、气不外脱。全方有益气敛阴固脱之功，适用于气阴外脱之证。

参附汤（《济阴纲目》）

人参一两　附子（炮）五分

上作一服，加姜枣水煎，徐徐服。

方中以人参大补元气，附子温壮真阳。二药合用，具有回阳、益气、固脱的功效，适用于阳气暴脱之证。

安宫牛黄丸、紫雪丹、至宝丹（方见温热类温病证治热陷心包证）。

【临床运用】临证运用时，偏于气阴外脱者，以生脉散为主；偏于阳气暴脱者，以参附汤为主。但临床上二者常配合使用。上述方药与温病"三宝"同时服用，以扶正祛邪，开闭固脱。回阳固脱之法用于急救，用药当适可而止，待阳回脱止，不可再用，恐助热恋邪，须视具体证情辨治。清开灵注射液、醒脑静注射液、参麦注射液、参附注射液均可配合使用。

【临床发挥】各种原因导致的休克均可用本法作为主要或辅助治疗措施；急慢性心功能不全者可辨证加减使用本组方药。

四、血分辨治

1. 热盛动血

【证候】身体灼热，躁扰不安，甚或昏狂谵妄，斑疹密布，色深红甚或紫黑，或吐血、衄血、便血、尿血，舌质深绛，脉数。

【病机】本证病机为血热瘀阻，耗血动血。热毒炽盛于血分，故身体灼热；邪热内扰心神，故躁扰不安，甚或昏狂谵妄；热伤血络，迫血外溢肌肤，故斑疹密布；热毒烁血成瘀，瘀热互结，故斑色紫黑；如热伤阳络，血从上溢则吐血、衄血，若热伤阴络，血从下溢则便血、尿血；舌质深绛，脉数为热毒已入血分之象。

【治法】凉血散血，清热解毒。

【方药】犀角地黄汤（引《温病条辨》）。

生地黄一两　生白芍三钱　丹皮三钱　犀角三钱

水五杯，煮取二杯，分二次服，渣再煮一杯服。

叶天士曰："入血就恐耗血动血，直须凉血散血。"本证病机涉及血热、血耗、血瘀三个方面，治疗当清热凉血、滋养阴血、消散瘀血三者结合。犀角地黄汤因清、养、散三法合用，而成治疗血分证的代表方剂。方中以犀角清心凉血，解血分热毒；生地黄凉血养阴，与犀角相配凉血止血，滋养阴血；生白芍配丹皮清热凉血，活血散瘀。四药配合，共奏清热解毒、凉血散血之功。

【临床运用】临床运用时应根据出血病位及药物归经分别加入凉血止血之品。如吐血，可加侧柏叶、白茅根、三七；衄血，加白茅根、黄芩、焦栀子；便血，加槐米、地榆炭；尿血，加小蓟、琥珀、白茅根。若热毒较甚，瘀热内结而症见昏狂、斑色紫者，可加水蛭、大黄、神犀丹以活血祛瘀解毒；如热盛伤阴，出血不止，舌紫绛而干者，加紫草、玄参、三七、西洋参以清热凉血，益阴止血。

【临床发挥】流行性出血热早期及有出血表现的其他感染性疾病，感染导致的弥散性血管内凝血（disseminated intravascular coagulation，DIC）尤其是高凝期适用本方；其他如过敏性紫癜、血小板减少性紫癜、红皮病型银屑病、白血病、急性重型肝炎、变应性亚败血症等有出血表现者可参考本方证辨证论治。

2. 气营（血）两燔

【证候】壮热，目赤，头痛，口渴饮冷，心烦躁扰，甚或谵语，斑疹隐隐；甚或大渴引饮，头痛如劈，骨节烦痛，烦躁不安，或时谵语，甚则昏狂谵妄，或发斑吐衄，舌绛或深绛，苔黄燥，脉滑数、弦数或洪大有力。

【病机】本证病机为气分邪热未解，营血分热毒又盛。因热邪燔炽于气营（血），故曰：两燔。属气营（血）同病之证。邪热炽盛，燔灼气分，故壮热、苔黄燥、口渴饮冷或大渴引饮；火热炎上，故目赤、头痛；热灼营阴，热扰心神，故心烦躁扰，甚或谵语；热伤血络，溢于肌肤，故斑疹隐隐。若气分不解，深入血分，导致热毒充斥气血两经，则属气血两燔。血分热炽，扰乱心神，故烦躁不安，甚则昏狂谵妄；热盛动血，故发斑、吐衄；热毒充斥，故头痛如劈、骨节烦痛；舌绛、脉数为气营（血）两燔之征。

气营两燔与气血两燔都可见壮热、口渴、苔黄的气分热盛证，但区别在于：兼心烦，时有谵语，或斑点隐隐，舌绛者，属气营两燔；兼斑疹透发，或吐衄下血，舌深绛者，属气血两燔。

【治法】气营（血）两清。

【方药】玉女煎去牛膝、熟地黄加生地黄、玄参方，或用化斑汤、清瘟败毒饮。

玉女煎去牛膝、熟地黄加生地黄、玄参方（《温病条辨》）

生石膏一两　知母四钱　玄参四钱　生地黄六钱　麦冬六钱

水八杯，煮取三杯，分二次服，渣再煮一盅服。

本方是吴鞠通据《景岳全书》玉女煎去熟地黄、牛膝加生地黄、玄参而成，俗称加减玉女煎。方中以石膏、知母清气分邪热；玄参、生地黄、麦冬清营滋阴。诸药合用清气凉营。

化斑汤（《温病条辨》）

石膏（捣细）一两　知母四钱　生甘草三钱　玄参三钱　犀角二钱　白粳米一合

水八杯，煮取三杯，日三服。渣再煮一盅，夜一服。

本方为白虎汤加犀角、玄参而成，是吴鞠通根据《黄帝内经》"热淫于内，治以咸寒，佐以苦甘"的治则而制定的方剂。斑为阳明热毒内迫营血，外郁肌表，故方中以白虎汤辛寒清气，泄热救阴；配合犀角、玄参清营血以解毒化斑。

清瘟败毒饮（《疫疹一得》）

生石膏大剂六两至八两，中剂二两至四两，小剂八钱至一两二钱

小生地大剂六钱至一两，中剂三钱至五钱，小剂二钱至四钱

乌犀角大剂六钱至八钱，中剂三钱至五钱，小剂二钱至四钱

真川连大剂六钱至四钱，中剂二钱至四钱，小剂一钱至一钱半

生栀子　桔梗　黄芩　知母　赤芍　玄参　连翘　竹叶　甘草　丹皮

先煮石膏数十沸，后下诸药，犀角磨汁和服。

本方由白虎汤、凉膈散、黄连解毒汤及犀角地黄汤四方组合而成。方内石膏、知母大清阳明气热、清热保津；犀角、生地黄、玄参、丹皮、赤芍等清营凉血解毒；黄连、黄芩、栀子、连翘清热泻火解毒；竹叶清心除烦；桔梗载药上行，开宣肺气，畅达气机以促药力；甘草解毒利咽。

【临床运用】以上三方皆为气营（血）两清之剂。加减玉女煎因其泻火解毒之力较弱，主要用于气营两燔，热毒尚不甚者；化斑汤主要用于热毒炽盛于气营（血）分而斑疹显露者；清瘟败毒饮大清气血，适用于热毒亢盛至极的气血两燔及气营血俱燔之重症。

在用加减玉女煎治疗气营两燔证时，如热毒较盛者，可加黄连、黄芩、板蓝根、大青叶以清热解毒；在用化斑汤治疗斑疹透发时，可加丹皮、大青叶、赤芍以凉血散血，化斑解毒；清瘟败

毒饮治疗气血两燔重症，如吐衄重者，可去桔梗、甘草加白茅根、小蓟以增强凉血止血之力；斑疹紫黑者，可重用生地黄、赤芍，加紫草、丹参、红花、归尾以增强凉血化瘀之力；大便秘结，腹胀满者，加大黄、芒硝以通腑泄热。

【临床发挥】流行性出血热、乙脑、登革热、传染性非典型性肺炎、钩端螺旋体病等热盛气血者可用本方加减；热盛导致的结膜炎出血、牙龈红肿出血、血小板减少性紫癜等可参考本方证论治。

3. 热与血结

【证候】身热，少腹坚满，按之疼痛，小便自利，大便色黑，神志如狂，或清或乱，口干而漱水不欲咽，舌紫绛色暗或有瘀斑，脉象沉实而涩。

【病机】本证病机为热与血结，瘀蓄下焦。热与血结，蓄于下焦，故见少腹坚满，按之疼痛，大便黑而小便自利；心主血，血分瘀热上扰心神，故神志如狂，或清或乱；热灼营血，津液耗伤，故口干；热蒸营阴上潮，故口干而漱水不欲咽；热瘀相结，气血运行不畅，故舌绛紫色暗或有瘀斑，脉沉实或涩。

【治法】泄热通结，活血逐瘀。

【方药】桃仁承气汤（《温病条辨》）。

　　大黄五钱　芒硝二钱　桃仁三钱　芍药三钱　丹皮三钱　当归三钱

　　水八杯，煮取三杯，先服一杯。得下，止后服。不知，再服。

本证热瘀互结，若独清热则瘀不去，独祛瘀则热不解，治疗须重视清热凉血和活血散血两方面，故治以桃仁承气汤泄热通结，活血逐瘀，清热祛瘀。本方是以《伤寒论》桃核承气汤去辛温之桂枝、甘缓之甘草，加丹皮、芍药、当归而成。方中以大黄、芒硝泄热软坚，攻逐瘀结；丹皮、芍药、桃仁清热凉血消瘀；当归和血养血，并行血中之气。

【临床运用】热盛迫血证也见身灼热、躁扰昏狂、便血色黑、舌紫绛，与本证相似，但无本证瘀热蓄下焦之少腹坚满疼痛等表现，临证不难辨识。

临床上，若兼昏谵、斑疹、吐血、衄血者，为血分热盛血瘀，宜与犀角地黄汤合用，兼以凉血解毒化瘀；若少腹疼痛较甚者，可加生蒲黄、五灵脂等以增强活血化瘀止痛之功。

【临床发挥】妇科感染性疾病导致月经不畅、大便不通者可参考本证；其他如不孕症、产后发狂症、产后腹痛、子宫肥大伴子宫肌瘤等属瘀热内结者可辨证运用桃仁承气汤加减治疗。

五、后期辨治

1. 肺胃阴伤

【证候】低热或不发热，干咳不已或痰少而黏，口舌干燥而渴，舌干红少苔，脉细数。

【病机】本证多见于风温病恢复期。低热不退为余邪未净之征，如不发热提示邪热已解；肺阴耗伤，不能润养肺金，肺气失于宣降，则咳嗽而无痰，或痰少而黏；肺胃阴伤则口舌干燥而渴；舌干红少苔，脉细数均为阴液不足之象。

【治法】滋养肺胃，清涤余邪。

【方药】沙参麦冬汤（《温病条辨》）。

　　沙参三钱　玉竹二钱　生甘草一钱　冬桑叶一钱五分　麦冬三钱　生扁豆一钱五分　天花粉一钱五分

　　水五杯，煮取二杯，日再服。久热久咳者，加地骨皮三钱。

方中以沙参、麦冬、玉竹、天花粉甘寒生津，润养肺胃；生扁豆、甘草扶助胃气；桑叶轻清宣透以散余邪。诸药相配，共奏清养肺胃之功。

【临床运用】肺经热邪尚盛者，加知母、地骨皮等以清泄肺热；胃阴伤明显者，加石斛、芦根等以养阴生津；咳重者加杏仁、贝母、枇杷叶等以化痰止咳；纳呆者加炒谷芽、炒麦芽、神曲等以健胃消食。肺胃阴伤还可配合饮食疗法，如进食雪梨汁、荸荠汁、石斛茶等，常有较好效果。同时应注意避免过早进食油腻和辛辣食物。

【临床发挥】本方证在呼吸系统、消化系统疾病中尤为常见，如慢性萎缩性胃炎、急性支气管炎、慢性支气管炎、肺炎咳嗽、肺癌等属肺胃阴虚者常加减应用。此外，还可用于治疗儿科疾病，如小儿尿频、小儿腹痛等。

2. 胃热阴伤

【证候】身热自汗，面赤，口舌干燥而渴，虚烦不眠，气短神疲，身重难以转侧，时时泛恶，纳谷不馨，舌红而干，苔黄而燥，脉细数。

【病机】本证为胃热津伤之证。邪热入胃，胃热炽盛，邪正剧争则身热；阳明之脉起于鼻而绕于颜面，胃热上扰则面赤；胃热炽盛，逼津外泄则汗出；胃津已伤，则口舌干燥而渴；胃热内扰则虚烦不眠；气虚未复，则气短神疲；气随津泄则气机失运，故身重难以转侧；胃之气阴两伤，失于和降，故时时泛恶，纳谷不馨；舌红苔黄、脉细数是邪热未解而阴液已伤之象。

【治法】清泄胃热，生津益气。

【方药】竹叶石膏汤（《伤寒论》）。

竹叶二把　石膏一斤　半夏（洗）半升　麦冬（去心）一升　人参三两　甘草（炙）二两　粳米半升

上七味，以水一斗，煮取六升，去渣，纳粳米，煮米熟，汤成去米，温服一升，日三服。

方中竹叶、石膏清泄阳明胃热；麦冬滋养胃阴；粳米和胃生津；半夏虽为辛温之品，但能降逆解郁，并能和胃，在寒凉滋润药中少量用之，既可防止麦冬之滋腻，又合甘草以保胃气；人参益气养胃生津。诸药配伍，祛邪不伤正，扶正不恋邪，共奏清热生津、益气和胃之功。正如吴谦所云："以大寒之剂易为清补之方。"

【临床运用】气阴耗伤较重者，方中人参可用西洋参替代以补益气阴；痰热内阻者，可加竹沥清热化痰；热毒较重者，可加入金银花、虎杖、败酱草、鱼腥草等以清热解毒；呕恶较甚，加竹茹、橘皮和胃止呕。

【临床发挥】可用于呼吸道感染、流脑、流行性出血热等感染性疾病后期余邪未清，气阴损伤者。此外，中暑、夏季热、消化系统炎症、口腔溃疡、糖尿病及某些消耗性疾病长期低热等热伤津气者也参考本方证论治。

3. 阴虚火炽

【证候】身热不甚，心烦不得卧，舌红，苔黄或薄黑而干，脉细数。

【病机】本证病机为邪热久羁而耗伤肾阴，心火亢盛。春温后期，邪热久羁，水亏火旺，水火不能相济，火愈亢而阴愈伤，阴愈亏而火愈炽。阴虚火炽则身热，但因邪热已衰，故热势不甚；心火上炎，扰乱心神，故心烦不得卧；舌红、苔黄或薄黑而干、脉细数亦是阴虚火炽之征。

【治法】清热降火，育阴安神。

【方药】黄连阿胶汤（引《温病条辨》）。

黄连四钱　黄芩一钱　阿胶三钱　白芍一钱　鸡子黄二枚

水八杯，先煮三物，取三杯，去渣，纳胶烊尽，再纳鸡子黄搅令相得，日三服。

吴鞠通《温病条辨》言："少阴温病，真阴欲竭，壮火复炽，心中烦，不得卧者，黄连阿胶汤主之。"本方与《伤寒论》中黄连阿胶汤用药剂用量有所变化。方中以黄连、黄芩苦寒清热，泻心火，坚真阴；鸡子黄交通心肾，养心而滋肾，安中焦，补精血；阿胶、白芍滋肝肾，养真阴，抑亢阳。诸药配伍，上泄心火，下滋肾水，为泄火育阴、攻补兼施之方。吴鞠通分析该方"以黄芩从黄连，外泻壮火而内坚真阴；以芍药从阿胶，内护真阴而外捍亢阳。名黄连阿胶汤者，取一刚以御外侮，一柔以护内主之义也"。

【临床运用】热郁胸膈证也可见心烦不寐，但症状表现和病机与本证有明显区别。热郁胸膈为膈热扰心所致，可见于温病后期余热未净者，也时见于温病初起，但无肾阴耗伤和心火上炎之象；本证则系春温后期水火失济所致，有肾阴耗伤和心火上炎的表现。临床上，若口渴者，可加麦冬、北五味；若更兼气短，可加生脉散。

【临床发挥】本方常用于治疗失眠，对于部分其他精神心理疾患，尤其是伴有失眠者可参考本方证论治。此外，还有人以此方加减治疗糖尿病、更年期综合征、复发性口疮、湿疹等属于阴虚火旺者。

4. 暑伤心肾

【证候】心热烦躁，消渴不已，麻痹，舌红绛，苔薄黄或薄黑而干，脉细数。

【病机】本证为暑热久羁，耗伤肾阴，致水火不济之候，多见于暑温的后期。暑热扰心，心神不安，则心热烦躁；暑热灼耗肾水，肾水不能上济，则见消渴不已；肾阴耗伤，肝阴失养，不能濡养筋脉，则肢体麻痹；舌红绛，苔薄干为阴虚里热之征。

【治法】清心泻火，滋肾养液。

【方药】连梅汤（《温病条辨》）。

黄连二钱　乌梅三钱（去核）　麦冬三钱（连心）　生地黄三钱　阿胶二钱

水五杯，煮取二杯，分二次服。脉虚大而芤者，加人参。

本方由《伤寒论》黄连阿胶汤去黄芩、芍药、鸡子黄加乌梅、生地黄、麦冬而成。方中以黄连苦寒清心火，阿胶、生地黄滋肾液；麦冬甘寒滋阴。方中乌梅与黄连相合，有酸苦泄热之效；乌梅与生地黄、麦冬相合，有酸甘化阴之功，充分体现了暑温后期"再用酸泄酸敛"的治疗原则。诸药合用，可使心火清而肾水复，即所谓"泻南补北"之法。

【临床运用】若因气阴不足脉象虚大而芤者，可加人参以益气养阴；若口干渴饮者，加石斛、花粉、玉竹以生津养液；心烦不寐可加远志；心火旺可加莲子心；头晕目眩则加天麻、白芍、何首乌；大便干结者，重用生地黄、麦冬，并加入玄参以"增水行舟"；本方与黄连阿胶汤都治心肾不交，本证以心烦躁扰，消渴麻痹为特点，后者以心烦不得卧为主症。

【临床发挥】胆系感染、慢性溃疡性结肠炎、糖尿病并发症等属肝肾阴伤而阳热亢盛者可参考本证论治。此外，还可以用于非感染性疾病如颅内病变、遗传代谢性疾病等属于热盛伤阴化风者。

5. 邪留阴分

【证候】夜热早凉，热退无汗，能食形瘦，舌红苔少，脉沉细略数。

【病机】本证病机为阴液亏损，邪伏阴分。人体卫气日行于阳，夜行于阴，余邪留于阴分，卫气夜入阴分与邪相争，故夜热；天明卫气行于阳，不与邪争，故早凉；留伏之余邪未能随卫气外出，故热虽退而身无汗；余邪久留，营阴耗损，肌肤失于充养，故形瘦；但病在阴分，与脾胃无关，故能食；舌红苔少，脉沉细略数为邪留于体内，阴精亏乏之象。

【治法】滋阴清热，搜邪透络。

【方药】青蒿鳖甲汤（《温病条辨》）。

青蒿二钱　鳖甲五钱　生地黄四钱　知母二钱　丹皮三钱

水五杯，煮取二杯，日再服。

方中以鳖甲咸寒滋阴，入络搜邪；青蒿芳香，透络清热，两药相配，导邪从阴分而出。本方之用，妙在青蒿与鳖甲的配伍，吴鞠通指出"再此方有先入后出之妙，青蒿不能直入阴分，有鳖甲领之入也；鳖甲不能独出阳分，有青蒿领之出也"。二药相合，搜剔阴分邪热，使之透达于外。生地黄滋阴养液；丹皮凉血，并散血中余热；知母清热生津润燥，并清气分之邪热。诸药合用使阴分邪热得以透解。

【临床运用】真阴亏损证、阴虚火炽证与本证均属温热类温病的后期病证，但三者病机不同，证候有异：真阴亏损证属肾阴亏损，虚热内生，虚多邪少之候，以低热、舌干绛、脉虚细或结代为主症，病情较重；阴虚火炽证乃阴伤而邪火仍盛之证，以身热、心烦不寐、舌红为主症；本证为肾阴亏损，余邪深伏阴分，亦属邪少虚多之候，以夜热早凉、热退无汗为主症。

若兼肺阴虚者，可加沙参、麦冬、川贝母等滋养肺阴；若兼胃阴虚者，可加玉竹、石斛、山药等滋养胃阴；若虚热明显而呈五心烦热者，可加地骨皮、白薇、胡黄连等清退虚热。

【临床发挥】本方广泛应用于以发热为主要临床表现的各科疾病，如癌症发热、手术发热、急性白血病、系统性红斑狼疮、成人 Still 病、风湿热、更年期综合征等，其他如糖尿病、血液病、口腔溃疡等亦有参考本方证论治者。

6. 真阴耗损

【证候】身热不甚，日久不退，手足心热甚于手足背，口干咽燥，齿黑，舌质干绛或枯痿，甚则紫晦，或神倦，耳聋，脉虚软或结代。

【病机】本证病机为邪热久羁，深入下焦，真阴亏损。阴虚内热，故身热不甚，久久不退，手足心热甚于手足背；肾精亏损，不能上荣，故口干咽燥，齿黑；肝肾精血不足，不能上承于耳，故耳聋；肝肾亏耗，精不化气，神失所养，故神倦；阴精亏耗，脉络凝滞，故舌干绛枯痿紫晦，脉虚软或结代。

【治法】滋补肝肾，润养阴液。

【方药】加减复脉汤（《温病条辨》）。

炙甘草六钱　干地黄六钱　生白芍六钱　麦冬五钱（不去心）　阿胶三钱　麻仁三钱

水八杯，煮取八分三杯，分三次服。剧者加甘草至一两，地黄、白芍各八钱，麦冬七钱，日三服，夜一服。

本方由《伤寒论》炙甘草汤去参、桂、姜、枣加白芍而成。方中以白芍、地黄、阿胶、麦冬滋养肝肾真阴；炙甘草、麻仁扶正润燥。全方共奏滋阴退热、养阴润燥之功。为治疗温邪深入下焦，肝肾阴伤之主方，如吴鞠通《温病条辨》所云："热邪深入，或在少阴，或在厥阴，均宜复脉。"

【临床运用】邪热在少阳的耳聋因少阳风热上扰，清窍不利所致，其证属实，症见突然发作，耳鸣声如钟，迅即听觉失聪，甚则全不能听，多有胀闷感，并兼有口苦咽干、头目胀晕等症。本证的耳聋则因肾精亏耗，耳窍失养所致，其证属虚，症见耳聋逐渐加重，其声较低，并伴有低热盗汗、口燥咽干诸症，且见于温病之后期，二者较易区别。

因误汗耗伤心气，以致汗自出，心无所主，震震悸动者，宜去麻仁加生牡蛎、生龙骨，名救逆汤，以滋阴敛汗，摄阳固脱。兼见大便溏者，可去麻仁加生牡蛎，名一甲复脉汤，以滋阴固摄。如虚风将起而见手指蠕动者，加生牡蛎、生鳖甲，名二甲复脉汤，以防痉厥。如虚衰至极而见脉虚大欲散者，更加人参（另炖服）以补益元气，增加固脱之力。

【临床发挥】心血管疾病如病毒性心肌炎、钩端螺旋体病致心肌损害等；神经系统疾病如帕金森病、病毒性脑炎、动脉硬化性痴呆等；内科杂病如骨质疏松、甲亢、肝纤维化、肝硬化、慢性肾衰、癔病等均可参考本方证论治。

7. 虚风内动

【证候】低热，手足蠕动，甚或瘈疭，两目上视或斜视，筋惕肉瞤，心悸或心中憺憺大动，甚则心中作痛，时时欲脱，形消神倦，齿黑唇裂，舌干绛或光绛无苔，脉虚细无力。

【病机】本证病机为邪热久耗真阴，水不涵木，虚风内动。由肾阴耗损证发展而来，多见于本病后期。肝肾阴虚，虚热内生，故低热；肝为风木之脏，藏血而主筋，赖肾水滋养，邪热深入下焦，灼烁肝肾阴血，筋脉失于濡养，故手足蠕动，甚或瘈疭，筋惕肉瞤；阴虚水亏，心失所养，故心悸或心中憺憺大动，甚则心中作痛；神失所养故神倦欲眠；阴液枯涸，不能濡养肌肤，故形体消瘦；肝开窍于目，肝风内动，故两目上视或斜视；真阴竭极，阴阳离决，故时时欲脱。齿黑唇裂，舌干绛少苔或光绛无苔，脉象虚弱或细促为肝肾阴亏，虚风内动之象。

【治法】滋阴息风。

【方药】三甲复脉汤或大定风珠。

三甲复脉汤（《温病条辨》）

炙甘草六钱　干地黄六钱　生白芍六钱　麦冬（不去心）五钱　阿胶三钱　麻仁三钱　生牡蛎五钱　生鳖甲八钱　生龟板一两

水八杯，煮取八分三杯，分三次服。

本方为加减复脉汤加生牡蛎、生鳖甲、生龟板而成，在滋养肝肾的基础上，加三甲以潜阳息风，养心安神。

大定风珠（《温病条辨》）

生白芍六钱　阿胶三钱　生龟板四钱　干地黄六钱　麻仁二钱　五味子二钱　生牡蛎四钱　麦冬（连心）六钱　炙甘草四钱　鸡子黄（生用）二枚　生鳖甲四钱

水八杯，煮取三杯，去滓，再入鸡子黄搅令相得，分三次服。喘加人参；自汗者，加龙骨、人参、小麦；悸者，加茯神、人参、小麦。

本方为三甲复脉汤加鸡子黄、五味子而成，为治疗肝肾阴虚，虚风内动重症之主方。方中以加减复脉汤滋补肝肾之阴；三甲滋阴潜阳息风；加鸡子黄血肉有情之品，以滋补心肾，增强滋阴息风之效；五味子补阴敛阳以防厥脱之变。主治纯虚无邪，阴虚至极，正气时时欲脱之虚风内动重症。

【临床运用】三甲复脉汤和大定风珠是针对真阴损伤严重，虚风内动而设，对邪热已去，纯属阴虚风动者方可使用，若邪热尚盛者，不得与之，以防滋腻恋邪难解。正如吴鞠通所说："壮火尚盛者，不得用定风珠、复脉。"

临证时，如兼有肺气将绝而喘息气促者，急加人参以培元固本；若将成阴阳两脱之势而兼见自汗不止者，加龙骨、人参、浮小麦以益气敛汗固脱；若心阴心气大伤，而兼见心悸者，加人参、茯神、炒枣仁、浮小麦等以益气养心安神。

【临床发挥】常用于治疗神经系统或其他系统疾病导致肌肉拘挛、肢体抽动的疾病，如震颤麻痹、肝豆状核变性、帕金森病、低钙血症等；甲亢伴有心悸、放疗后舌萎缩及感染性疾病后期证属阴虚风动者亦可以参考本方证论治。

8. 余邪未尽，痰瘀滞络

【证候】低热不退，心悸烦躁，手足颤动，神情呆钝，默默不语，甚则痴呆、失语、失明、耳聋，或见手足拘挛、肢体强直、瘫痪等。

【病机】本证的病机为余热夹痰、夹瘀留滞络脉，导致气钝血滞，机窍阻闭。常见于暑温后期，尤其多见于病程中有动风、闭窍等危候，并持续时间较久者。余热未净，阴虚内热，故低热不退；肾阴亏损，心肾不交，虚风内动，则心悸、烦躁、手足颤动；痰热阻滞包络，清窍失灵，则见神情呆钝，甚或痴呆，默默不语；痰瘀留滞经络，筋脉失利，则见手足拘挛、肢体强直、瘫痪；如痰瘀留滞日久不去，气血日耗，以上诸症可能难以恢复，从而留下后遗症。

【治法】清透余热，搜络化痰祛瘀。

【方药】薛氏三甲散（《湿热病篇》）。

　醉地鳖虫　醋炒鳖甲　土炒穿山甲　生僵蚕　柴胡　桃仁泥

本证为热、痰、瘀阻滞经络，灵机失运而致，故治用薛生白仿吴又可三甲散而制订的加减方，涤除余热、破滞通瘀、化痰通络以灵动心机。方中柴胡配鳖甲以透散阴分邪热，桃仁配地鳖虫破瘀活血，僵蚕配山甲片入络而搜邪。全方共奏络通和脉、清热化瘀之效。

【临床运用】如余热未清而低热难退者，可酌加青蒿、地骨皮、白薇等以清透余邪；如痰浊蒙闭清窍而致意识不清、神呆、失语、失聪、舌苔腻浊而无热者，可酌用苏合香丸以豁痰开窍；如见痰瘀阻络而肢体拘急，强直或手足震颤，不时抽动者，可加止痉散（全蝎、蜈蚣、地龙、僵蚕），还可配合白附子、陈胆星、乌梢蛇、桃仁、红花、白芥子等化痰祛瘀通络，或用华佗再造丸等以加强活血通络之效，同时还应注意选用生地黄、当归、赤芍、白芍等养血活血之品，既有行血息风之效，又有养血护正之功；如肝肾阴亏而致虚风内动者，可用大定风珠滋补肝肾，潜镇虚风。

【临床发挥】多用于脑炎后遗症、中风后遗症、强直性脊柱炎、乙肝、老年性智障等；跌打损伤、久痹疼痛、肢体不遂等见痰瘀阻络亦可参考本方证论治。

小　结

温热类温病的致病因素为阳热性质的病邪，其所致疾病主要以人体卫、气、营、血的功能障碍和营养物质的损害为病理基础，病程中卫气营血传变规律较为明显，故多采用卫气营血辨证，判断病情的浅深轻重，分析疾病的发展和预后，指导临床的治疗。邪热亢盛和阴津损伤是温热类温病病变过程中邪正相争之主要矛盾，故清热和养阴是治疗温热类温病的两大法则。临证当根据病程的长短、病位的浅深、邪热的多少、阴津的沛乏、兼变之有无，确定清热与养阴的主次轻重及具体运用。

温热类温病包括风温、春温、暑温、秋燥等，发病过程热象显著，易损伤津液，特别是后期，阳热伤阴的现象尤多，因而清热养阴在温热病后期治疗中尤为重要。

风温是感受风热病邪引起的急性外感热病，临床以肺经热证为主要表现。初起邪在肺卫，治以辛凉解表、宣肺泄热。风温病中后期邪传气分，治疗上视其病变部位及邪热兼夹，主以泄热攻下、清肠止利、凉营透疹、清热化痰等。风温病后期，余热未净而肺胃阴伤，治以滋养肺胃、清涤余邪，用沙参麦冬汤；热象偏重，胃热阴伤者，治以清泄胃热、生津益气，用竹叶石膏汤。

春温是感受春季温热病邪而发生的急性热病，临床以发病急、病情重及初起里热较甚为主要表现。治疗以"清、养、透"为基本原则，注重清泄里热，刻刻顾及津液，注意透邪外达。春温初起发于气分者，治以苦寒清里；发于营分者，治以清营泄热。春温后期，阴虚火炽者，治以清热降火、育阴安神，用黄连阿胶汤；邪留阴分者，治以滋阴清热、搜邪透络，用青蒿鳖甲汤；真阴耗损者，治以滋补肝肾、润养阴液，用加减复脉汤；虚风内动者，治以滋阴息风，用三甲复脉汤或大定风珠。

暑温是感受夏令暑热病邪而发生的急性外感热病。发病急骤，初起即可见阳明气分证候，病程中易伤津耗气，易有化火、生痰、闭窍、动风之变为其临床特点。暑温初起邪在气分，阳明气热炽盛者，治以辛寒清泄暑热。暑温后期，暑伤心肾者，治以清心泻火、滋肾养液，用连梅汤；余邪未尽，痰瘀滞络者，治以清透余热、搜络化痰祛瘀，用薛氏三甲散。

秋燥是秋季感受燥热病邪所致急性外感热病。病变以肺为中心，初起邪犯肺卫伴有津液干燥，传变较少，病程较短，少有病邪深入下焦，耗伤肝肾真阴。以滋润祛邪为其治疗原则。秋燥后期肺胃阴伤者，可参考风温病后期，余热未净而肺胃阴伤论治，治以滋养肺胃、清涤余邪，用沙参麦冬汤。

思考题

1. 简述风温病的病机演变特点。

2. 如何认识春温的病机？

3. 如何理解"暑病首用辛凉，继用甘寒，再用酸泄酸敛"？

4. 如何理解"上燥治气，中燥增液，下燥治血"？

5. 如何区别应用银翘散和桑菊饮？

6. 热陷心包证的证候特点及治法方药如何？

7. 肺热下传至肠腑常见哪些证型？表现如何？

8. 加减复脉汤是如何加减的？适用于什么证型？

9. 温热类温病有神志改变的常见证型有哪些？如何辨治？

10. 吴鞠通提出的白虎汤"四禁"是什么？临床上应如何理解应用？

11. 肠热下利与热结旁流的病机和证治有何区别？

12. 白虎汤、白虎加人参汤、竹叶石膏汤的功用及适应证有何不同？

13. 温热类温邪犯肺的常见证型有哪些？主治方药是什么？

14. 温热类温病有"动风发痉"表现的常见证型及其临床表现和治法是什么？

15. 如何区别应用温病"三宝"？

16. 温热类温病中气营血同病的常见证型有哪些？治法选方是什么？

17. 春温阴虚火炽证与真阴耗损证的临床表现和治法方剂有何不同？

18. 温热类温病中，哪些证治体现了"治上焦如羽，非轻不举"的治疗法则？

19. 温热类温病中，哪些证治体现了"治下焦如权，非重不沉"的治疗法则？

第九章
湿热类温病

湿热类温病包括湿温、伏暑,病因具有阴阳双重属性,多见有以脾胃为中心而弥漫全身的湿热症状,也会见有阴阳合邪的某些矛盾性症状。湿热类温病反映了病邪对人体卫气营血及三焦所属脏腑的功能失调及实质损害,临床上多将卫气营血辨证和三焦辨证有机结合,共同用以湿热类温病的辨治,常见证候辨治分为卫气分辨治、气分辨治、营血分辨治和后期辨治。

第一节 湿温

湿温是感受湿热病邪所引起的一种急性外感热病。初起见身热不扬、恶寒、身重肢倦、胸闷脘痞、苔腻、脉缓等湿遏卫气证候。临床以发病较缓、传变较慢、病程较长、病势缠绵,以脾胃为中心,多流连气分阶段为特征。本病虽全年可见,但好发于雨湿较盛、气候炎热的长夏之季。

湿温病名首见于《难经·五十八难》:"伤寒有五:有中风,有伤寒,有湿温,有热病,有温病。"将其归属于广义伤寒的范畴,并载其脉象为"阳濡而弱,阴小而急"。汉代张仲景《伤寒杂病论》虽未明确论述湿温,但其泻心法为后世辛开苦降、寒温并用治疗湿温所师法。晋代王叔和《脉经》首先提出湿温的病因证治,谓其病因是"常伤于湿,因而中喝,湿热相搏,则为湿温",其主症为"两胫逆冷,腹满叉胸,头目痛苦,妄言",其治则为"治在足太阴,不可发汗"。宋代朱肱《伤寒类证活人书》提出以白虎加苍术汤为本病治疗主方。金元时期,刘河间认为湿为土之气,因热而怫郁,不得宣行而化热化火,提出了"因热致湿"的观点,他在《素问病机气宜保命集·病机论》中提出:"治湿之法,不利小便,非其治也。"并创制"天水散"(即六一散)开清热利湿法之先河。明代李梃提出"生湿郁热""清热燥湿兼补中,此治湿热法也"的病因病机和治疗观。明末清初喻昌提出"分解湿热"的治则和治湿"律三条"。时至清代,有关湿温的理论认识渐臻完善。叶天士在《温热论》中将温病分为夹风、夹湿两大类,提出湿热病与体质有关,即"在阳旺之躯,胃湿恒多;在阴盛之体,脾湿亦不少,然其化热则一"。还提出分解湿热的具体方法应是"渗湿于热下,不与热相搏,势必孤矣"及"通阳不在温,而在利小便"等。薛生白首撰湿热类温病专著《湿热病篇》,并对湿热病的因证脉治做了详细论述,认为"湿热病属阳明太阴经者居多,中气实则病在阳明,中气虚则病在太阴",并创湿热病按上、中、下三焦辨治的湿热病三焦辨证方法,论述了芳香化湿、理气化湿、淡渗利湿、清热燥湿、祛风胜湿等治湿五法,为湿热病的辨治奠定了较完整的理论基础,使湿热类温病的辨治自成体系。此后,吴鞠通《温病条辨》详细阐述了湿热病三焦分证论治规律,并创三仁汤、五加减正气散、三石汤等治疗湿温的名方。后经王孟英、雷少逸、何廉臣、张聿青等医家的不断补充,使湿温病的辨治内容更加丰富和完善。

　　根据湿温的好发季节和临床特征，西医学中的伤寒、副伤寒、沙门菌属感染、钩端螺旋体病、某些肠道病毒感染等具有湿温临床特征的感染性疾病，均可参考本病进行辨治。此外，临床各科消化系统疾病也可参考本病相关证候辨证论治。

一、病因发病

　　湿热病邪是本病的主要致病因素。湿热病邪的感受与季节、地域有关，夏秋季节天暑下逼，地湿上蒸，湿热交蒸时易形成湿热病邪，人处气交之中，则易感受湿热病邪。如吴坤安云："凡暑月淫雨之后，日气煦照，湿浊上腾，人在湿浊蒸淫中感之……骤发而重者，为湿温。"此外，东南地卑水湿，久居湿地，易感湿邪，湿郁化热，湿热互结而致病。但湿热病邪能否侵入人体，侵入人体后是否发病，还取决于人体脾胃功能。脾胃功能旺盛则感而不病，脾胃功能呆滞则感而发病，因此脾失健运是导致本病发生的内在因素。或因脾胃素虚、劳倦伤脾、过食生冷损伤脾胃；或因湿热偏盛季节，脾胃运化功能受其影响而呆滞，若再饮食不节，恣食生冷，或劳倦过度，或脾胃素虚，运化功能更易受损，导致湿邪内蕴，则"同类相召"，外感湿热病邪乘机侵袭，内外相合而发为湿温。正如薛生白《湿热病篇》所说："太阴内伤，湿饮停聚，客邪再至，内外相引，故病湿热。"提示湿温病的发病是内因和外因两方面相互作用的结果，对此，古代温病学家的观点甚为一致，如叶天士所言："外邪入里，里湿为合。"吴鞠通亦曰："内不能运化水谷之湿，外复感时令之湿。"可见内外合邪，方能发病。

二、病机演变

　　湿热病邪侵入人体多从口鼻而入，由肌表而伤者较少。如薛生白所言："湿热之邪，从表伤者，十之一二，由口鼻而入者，十之八九。"因脾为湿土之脏，胃为水谷之海，二者同属于中土，而湿为土之气，湿土之气同类相召，湿热病邪致病多太阴、阳明受病，发展演变也以脾胃为病变中心。正如章虚谷所言："湿土之气同类相召，故湿热之邪始虽外受，终归脾胃。"然湿热病邪具有蒙上流下、弥漫三焦之特性，故病程中其在阻滞脾胃气机基础上，又可随湿热弥漫留著不同部位，引起相应部位的气机阻滞表现。因湿为阴邪，其性重浊黏腻难以骤化，与热相合，如油入面，胶着难解，所以本病较一般温病起病迟缓，传变较慢，病势缠绵，病程迁延，而且在热势减退后又可复发，即"炉灰复燃"。

　　湿温初期以湿遏卫气为主要病理变化，湿热外遏肌表，内蕴脾胃。随病情发展，湿热郁蒸气分，病变重心以中焦脾胃为主。病偏于脾者，证为湿重于热；病偏于胃者，证为热重于湿；病在脾胃，则证为湿热并重。一般而言，病程前期多以湿重热轻为主，随着病程发展，湿邪逐渐化热，则逐渐转化为热重湿轻。同时脾胃阳气的盛衰也直接影响着湿热的转化。薛生白云："中气实则病在阳明，中气虚则病在太阴。"即指素体中阳偏盛者，则邪从热化而病变偏于阳明胃，表现为热重于湿；素体中阳偏虚者，则邪随湿化而病变偏于太阴脾，表现为湿重于热。如中阳无明显偏颇，多为湿热并重之证。

　　湿热病邪郁蒸气分，虽以中焦脾胃病变为主，但因湿热有蒙上流下的特性，故可见湿热弥漫三焦，波及其他脏腑，导致较为复杂的病证。如石芾南所言："湿之化气，为阴中之阳，氤氲腻浊，故兼症最多，变迁最幻，愈期最缓。"如湿热郁蒸蒙蔽于上，清窍壅塞，则引起头晕胸闷甚或神志昏昧；如湿热下注大肠，蕴结膀胱，则致大便溏而不爽、小便不利，甚或二便不通；如湿热蕴毒，上壅咽喉，内聚肝胆，则咽喉肿痛、身目发黄；湿热外蒸肌腠，则发白㾦等。湿热郁阻中焦日久，其热偏盛者，易化燥伤阴；其湿偏盛者，易损伤阳气。若感邪严重，湿热化燥化火，即可深逼营血，除有斑疹、昏谵等营血分一般见证外，多见络伤动血，尤以热伤肠络，迫血外溢而致大便下血为多见，严重者可因出血过多，导致气随血脱，危及生命。亦有因湿热久羁，致阳气衰微，即湿胜阳微，甚至可转化为寒湿。本病经过顺利者，病变可停留于气分而不再发展，或进入恢复阶段。随着湿热渐消，以胃气未醒，脾虚不运等证候为多主。本病后期若善后失当，每有病情反复。

三、辨治要点

（一）辨病依据

1. 本病多发生于夏秋雨湿季节，特别在长夏季节较为多见，其他季节雨湿较重时也可见到。

2. 起病较缓，初期即见恶寒身热不扬，进而热势渐高，稽留不退，并见头重如裹、身重肢倦、胸闷脘痞、苔腻脉缓等。

3. 传变较慢，病势缠绵，湿热留恋气分阶段较长，病变以脾胃为中心，也可涉及其他脏腑。

4. 病程之中易见白痦。后期邪随火化，损伤肠络，可见大便下血甚或气随血脱。或湿从寒化，致湿盛阳微等严重证候。

（二）辨证要点

1. 辨病程阶段　湿温病在发展过程中，虽然以脾胃为中心，留恋气分阶段较长，但仍有卫气营血不同阶段之浅深变化。如湿温初期多为湿遏卫气，可见恶寒身热不扬、身重脘痞、苔腻脉缓。湿温发展至中期气分阶段，停留时间较长，以脾胃湿热为主，可见身热不扬，脘痞呕恶，苔白腻，或黄腻，或黄而微腻，脉濡数或滑数，并可弥漫三焦及其他脏腑。湿温后期可有湿热化燥，深入营血而见大便下血；或湿从寒化而见脘痞便溏、身冷汗泄等。湿温恢复期多表现为余邪未尽，而见脘中微闷、知饥不食等症。

2. 辨病邪部位　湿温病虽以脾胃为中心，但湿有蒙上流下、弥漫三焦的特点。因此，辨湿热偏上焦、中焦、下焦及所属脏腑，对湿温病诊治至关重要。湿热偏上焦肺卫，多见恶寒发热、头重、胸闷、咽肿、耳聋等；湿热蒙蔽心包，轻则神志淡漠，重则神识昏蒙等。若湿热阻于中焦胃脘，多见胃脘痞满、恶心呕吐、苔白腻或黄腻；偏于脾者，可见知饥不食、大便溏薄；湿热熏蒸肝胆者，可见身目发黄、胁肋胀满等。若湿热阻于下焦膀胱，则见小便不利，尿频尿急，甚或尿闭，或小便不通而兼热盛头胀；阻滞肠道则见大便不爽、腹满、下利黏垢等。

3. 辨湿热轻重　辨别湿热轻重程度是本病的辨证关键。湿温病在卫、气分阶段有湿重于热、湿热并重、热重于湿三种病理类型，均有胸痞、身重、苔腻等湿性黏腻重浊之见症。湿重于热者，以身热不扬、口不渴或口不渴饮、苔白腻、脉濡缓为特点；湿热并重者，以发热较甚、渴不欲多饮、溲赤、苔黄腻、脉濡数为特点；热重于湿者，以壮热、汗多、烦渴、溲短赤、苔黄微腻、脉濡数或滑数为特点。临证还应结合患者体质及病程阶段进行分析：脾虚者多湿重，胃热者多热重；初起及前期阶段多表现湿重于热，随着病情发展，湿渐化热，可转为湿热并重或热重于湿。

4. 辨虚实转化　湿温病过程中多以实证为主，初起的卫气同病、中期的气分脾胃湿热及后期化燥入血，均以邪实为主；病至后期，邪退正虚，多表现为脾胃虚弱，此为一般规律。临床也有以下特殊情况，如湿热留恋日久，损伤阳气，致湿从寒化，甚则湿胜阳微；或湿热化燥损伤肠络，出现便血不止，气随血脱时，则病已由实转虚，而见身冷汗泄、脘痞苔腻或身热骤退、汗出肢冷、面色苍白、脉微欲绝等危重证候。

（三）论治要点

祛湿清热为本病的治疗原则。由于湿热病邪引起的病证具有湿与热的两重性质，为湿中蕴热，蒸酿为患，病情复杂。正如薛生白云："热得湿而愈炽，湿得热而愈横，湿热两分，其病轻而缓，湿热两合，其病重而速。"故以分解湿热，使湿去热孤易于消解。同时祛湿和清热要二者兼顾，合理运用。

根据湿热所在部位的不同，分别施治。在上焦者宜芳化，在中焦者宜苦燥，在下焦者宜淡渗。湿温病初期多邪遏卫表，以上焦气机为湿热所困，肺气不得宣化为主要表现，同时还每兼有湿邪困脾。此阶段以湿重于热为特征，治疗宜用芳香化湿为主，兼以清热。病在中焦，湿渐化热，表现为湿热并重，治以苦辛通降，即以苦寒清热燥湿，辛苦行气化湿；如湿热蕴毒，湿毒症状显著者，则予清热解毒化湿；如湿邪进一步化热，出现热重于湿之证，则以清热为主，祛湿为次。如湿热下流下焦膀胱者，以淡渗清热利湿为主。详审湿热之偏盛，确定祛湿与清热的侧重。初起湿邪偏盛，宜芳化之品宣透表里之湿；中期湿热蕴蒸，湿邪偏重者，治以化湿为主，稍佐泄热；热邪偏重者，则以清热为主，兼以化湿；湿热俱甚者，则应清热化湿并重。

湿温初起治疗禁用辛温峻汗、苦寒攻下、滋养阴液。即吴鞠通提出的"汗之则神昏耳聋，甚则目瞑不欲言；下之则洞泄，润之则病深不解"。俗称湿温初起"三禁"。因湿温初期湿遏卫气，症见恶寒少汗、头痛身重、口不渴等类似伤寒在表的表现，易误作伤寒而予辛温发汗。因湿为阴邪，黏滞难于速除，峻发其汗不但湿不易祛，反易助热动湿，使湿随辛温发表药蒸腾上逆，内蒙心窍则神昏，上蒙清窍则耳聋、目瞑、不欲言；若湿阻中焦，气机不畅而见脘痞腹胀，甚或大便数日不解，易误当积滞而予苦寒攻下，则易损伤脾阳，使脾气下陷，致湿邪乘虚内渍，而致洞泻不止；湿热交蒸可见午后热盛，易误为阴虚而予滋润腻补，则滋腻助湿，反致湿热胶着难解，病情迁延难愈。但随着病情的发展，如湿热化燥，内结阳明或湿热夹滞者，则不可不下；而阴液已伤者，则滋阴养液之品又每常使用。因此，对湿温初起治法"三禁"应理解其主要是针对湿温初起而言的，而对湿温全过程的治疗则不可拘泥于"三禁"之说。此外，湿温病以中焦脾胃为病变中心，易于损伤脾胃功能，因此，治疗湿温病过程中应时时注意顾护脾胃，脾胃功能健全有利于湿邪的消散。苦寒之品每可败胃，在湿温病治疗中不可过量、久服；苦寒攻下中病即止，避免损伤脾胃。

四、临床举例（伤寒、副伤寒）

伤寒与副伤寒分别是由伤寒杆菌和副伤寒杆菌引起的急性肠道传染病。典型的临床表现为稽留热、全身中毒症状、相对缓脉、玫瑰疹、脾脏肿大与白细胞减少。主要并发症为肠出血与肠穿孔。此病多属于湿温范畴。

湿热之邪是本病主要致病因素，饮食不节，脾胃受伤，导致湿邪内困是本病发生的条件。初起湿热之邪从口鼻侵入人体，困遏卫表，一般为时短暂。继而外邪传里，表证解除，气分湿热郁蒸。素体中阳偏旺者，邪从热化而病变偏重于胃，表现为热重于湿，可化燥化火，灼伤肠络，出血便血。素体中阳不足者，则邪从湿化，病变偏重于脾，表现为湿重于热，困郁日久，损伤阳气，甚可出现湿盛阳微的不同转归。还可因湿热不解，阻遏气机，产生多种病理变化。若湿热化火化燥，则出现热盛伤津，内迫营血，内闭心包，引动肝风等变证。湿热黏滞难解，后期湿热留恋，可灼伤气阴，导致气阴两伤。可见，湿热内阻往往贯穿整个发病过程，清热祛湿法贯穿肠伤寒治疗的始末。

分解湿热，使湿去热孤是伤寒、副伤寒中医治疗的基本原则，既要祛湿，又要清热。此外还应注重疏理三焦气机。肠伤寒湿遏热伏，热处湿中，往往胶结难解。且湿性黏滞，易遏清阳，阻滞气机。因而治疗中常用分消走泄、宣通三焦之法，使湿热之邪从不同渠道，因势利导而驱邪外出。常用杏仁、枳壳、桔梗、橘皮、苏叶等开发上焦，宣畅肺气；藿香、茵陈、佩兰、郁金、厚朴等疏通中焦；以茯苓、泽泻、大腹皮、滑石等渗泄下焦。如初起湿重热轻，邪遏卫表，治宜清热透表、芳香化湿，方可用藿朴夏苓汤加减；继而湿热并重，郁阻气分，则清热祛湿并举，以王氏连朴饮为主方，视其湿热的偏盛，或祛湿或清热为主；若湿热困郁，蕴毒发黄，治以清热祛湿、化浊解毒，方可用甘露消毒丹加减；若热重于湿，困阻中焦，治以清热解毒，佐以化湿，方用白虎加苍术汤加减治疗；若湿热弥漫三焦，宜清热利湿，宣通三焦，可用三石汤加减（方由滑石、生石膏、寒水石、杏仁、竹茹等组成）；若湿热蒙蔽清窍，神识昏蒙，时清时昧，主以清热化湿、豁痰开窍，方用菖蒲郁金汤加减；若湿热化燥，伤络便血，则用清热解毒、凉血止血法，方用犀角地黄汤加减，如便血不止，气随血脱，则急宜益气固脱，摄血止血，方用独参汤合黄土汤加减；若引动肝风，出现神昏痉厥等，可予安宫牛黄丸或紫雪丹合菖蒲郁金汤加减；若病变后期，余邪留恋，气阴两伤，则以清养气阴、泄除余邪为法，方用竹叶石膏汤加减为治。（彭胜权. 温病学 [M]. 北京：人民卫生出版社，2000：477-484.）

第二节　伏暑

伏暑是由暑邪伏藏，为秋冬时令之邪所诱发的一种急性外感热病。本病起病急骤，病情较重，初起即见高热、心烦、口渴、脘痞、苔腻等暑湿郁蒸气分证，或见高热、烦躁、口干不甚渴饮、舌红绛等暑热内炽营分证。由于本病发病季节有秋冬迟早之不同，因而又有"晚发""伏暑晚发""伏暑秋发""冬月伏暑"等名称。

伏暑理论源于《黄帝内经》，《素问·生气通天论》载："夏伤于暑，秋必疟疟。"这是暑邪内伏而秋发为病的最早记载。宋代《太平惠民和剂局方》中首载"伏暑"之名："丈夫妇人伏暑，发热作渴，呕吐恶心，黄连一味为丸。"但其"伏暑"系指病因而非病名。明代王肯堂《证治准绳》明确指出："暑邪久伏而发者，名曰伏暑。"首先确立伏暑病名。清代许多温病学家对伏暑的因证脉治有了更加深入的研究，如俞根初《通俗伤寒论》指出："夏伤于暑，被湿所遏而蕴伏，至深秋霜降，及立冬前后，为外寒搏动而触发。"再如吴鞠通《温病条辨》所说："长夏受暑，过夏而发者，名曰伏暑。"并制定了治疗方剂。其他如周扬俊《温热暑疫全书》、吴坤安《伤寒指掌》、陆子贤《六因条辨》等书，都设专章讨论伏暑的发生发展及诊治规律，从而使本病在理论和诊治上渐臻完善。

现代医学的肾综合征出血热、散发性脑炎、钩端螺旋体病等疾病，其临床表现与伏暑临床特征相似，可参考本病辨证治疗。此外，消化系统、血液系统及神经系统亦有某些疾病可参考本病相关证候辨证治疗。

一、病因发病

伏暑是夏季感受暑邪，伏藏于体内，至深秋或冬月，为秋冬时令之邪所诱发。如吴坤安说："晚发者，长夏暑湿之邪留伏于里，至秋新邪引动而发也。"可见，伏暑的诱因多为秋冬时令之邪，病因为暑邪，主要是暑湿之邪，正如吴鞠通所言："暑得湿则留也。"

伏暑的内因是正气亏虚，主要是气虚。吴鞠通《温病条辨》指出："长夏盛暑，气壮者不受也；稍弱者，但头晕片刻，或半日而已；次则即病。其不即病而内舍于骨髓，外舍于分肉之间者，气虚者也。盖气虚不能传送暑邪外出，必待秋凉金气相搏而后出也。其有气虚甚者，必待深秋大凉，初冬微寒相逼而出。"当机体夏季感受暑邪后，根据邪正强弱之不同，有不病、即病、邪气隐伏过时而发三种可能：若正盛邪微则不发病；若正虚邪盛，或正盛邪实，均可感邪即病；若感邪后，正虚较甚，不足以抗邪外出，导致邪气伏藏，至秋冬复感时令之邪触动而发病，此时气虚愈甚，病发愈晚，病情愈重。

二、病机演变

伏暑具有发病急骤、病情深重、证候复杂、病程缠绵的特点。由于邪伏部位不同和伏邪性质的变化，伏暑发病有两种类型。若为暑湿病邪，多郁伏于气分，其病变多以暑湿内郁气分而发；若为暑热病邪或暑湿病邪郁而转化为暑热病邪，多郁伏于营分，其病变多以暑热内炽营分而发。由于伏暑多为外感时邪诱发，故无论病发于气分还是发于营分，初起多兼有邪袭卫表证，形成卫气同病或卫营同病。一般而言，病发于气分，病情较轻；病发于营分，病情较重，临床上以病发气分者为多。此外，伏暑病情的轻重与病发时间的迟早也有一定的关系，如吴鞠通认为："霜未降而发者少轻，霜既降而发者则重，冬日发者尤重。"

病情进一步发展，若初起卫气同病者，表证消失后则见暑湿郁阻少阳，进而暑湿困阻脾胃，或暑湿积滞搏结肠腑，由于暑与湿有轻重的区别，以及中气强弱的不同，故病程的演变可湿化寒化而伤阳，也热化燥化导致胃热阴伤，甚至可深入营血。若初起卫营同病者，表证消失后则见热灼营阴，心营热盛，脏病及腑可下移小肠；邪热深入血分而见热瘀交结，内闭包络，或导致瘀热蕴结下焦等。病变过程中因正气耗伤，可出现瘀热仍在，且气阴两伤。本病后期可见肾气大伤，下元亏虚，固摄失职的病理变化。

三、辨治要点

（一）辨病依据

1. 发病季节在深秋或冬季，多由新感诱发。

2. 起病急骤。初起即见高热、心烦口渴、脘痞、苔腻等暑湿郁蒸气分证；或见高热、心烦、舌绛少苔，甚至皮肤、黏膜出血发斑等暑热内炽营分证。均兼见短暂的卫表证。

3. 证候复杂，病情较重。病程中既有新感与伏邪的同病，又有暑湿和暑热的杂见，还有病发于气分和营分的不同，以及阴伤或阳脱的不同转归；严重者可出现尿少、出血、发斑、神昏、厥脱等危重证候；邪退后，还可见多尿、遗尿等肾虚失固之象。

（二）辨证要点

1. 辨伏邪性质　首先必须是暑湿内伏还是暑热内伏。暑湿内伏者，多发于气分，且易在气分流连，多见胸脘痞闷、大便黏滞、苔腻等湿象；暑热内伏或暑湿伏而化热者，多发于营分，而见心烦、斑疹、舌绛少苔等表现。

2. 辨病发部位　伏暑初起有发于气分和发于营分的区别。病发气分，初起暑湿在气而兼表证，气分阶段的脏腑病位可在少阳、脾胃、肠腑等；病发营分，初起暑热在营而兼表证，病程中病位可涉及心包、小肠、肝、肾和全身脉络。

3. 辨诱发因素　本病多于秋冬季节由新感之邪诱发，不仅有风热，也可由风寒或燥邪等诱发，虽然新感引起的表证短暂，亦须正确辨治。

（三）论治要点

本病为感受暑邪郁伏，故清泄伏邪、清暑化湿或清暑泄热为其基本治疗原则。本病初起表里同病，但以里热为主，故治疗以清里为主兼以透表。卫气同病，宜解表清暑化湿，卫营同病，则解表清营泄热。表证消失后，邪在气分阶段，若暑湿郁阻少阳，治宜清泄少阳，分消湿热；暑湿积滞，搏结肠腑，治宜导滞通下，清热化湿；本阶段根据暑与湿的孰多孰少，其治疗方法与暑温夹湿、湿温之气分证治基本相同，可互相参照。如吴鞠通所说："伏暑、暑温、湿温，证本一源，前后互参，不可偏执。"邪在营血，其治疗大体与温热类温病邪入营血分的治法相同，但要注意从湿热陷入营血者的治疗与从温热陷入营血者的治疗有所不同，如叶天士所说："如从风热陷入者，用犀角、竹叶之属；如从湿热陷入者，犀角、花露之品，参入凉血清热方中。"本病多有小便异常及出血、斑疹的发生。若出现小便短少不利，可见于气、营、血各阶段，气分热结阴伤，治宜滋阴生津，泻火解毒；心营热移小肠，治宜清心凉营，清泄火腑。若本病后期，出现小便频数量多，甚至遗尿，乃肾虚失固所致，治当益肾缩尿。其斑疹多见于皮肤、黏膜，乃血分热瘀交结，脉络损伤，迫血妄行所致，治以凉血化瘀。若热瘀较甚，或津气耗伤严重，或大量出血，导致脏腑衰竭，出现气阴两脱或阳气外脱，则应益气养阴或回阳固脱。部分患者后期可留有震颤、瘫痪等症，可参考温热类温病"虚风内动"等证候的治疗。

四、临床举例（肾综合征出血热）

肾综合征出血热是由汉坦病毒引起的自然疫源性急性传染病，临床上以发热、出血、肾损害三大主要特征及发热期、低血压休克期、少尿期、多尿期和恢复期等五期经过为主要特点。本病全年可散发，多发于秋冬季，病情较重，与"冬月伏暑"类似。

中医学认为本病发生主要与温热或湿热疫毒有关，平素肾阴亏虚，脾胃不足，加之冬春气候反常，雨水较多，也是导致外邪侵袭而发病的重要因素。病发时表现短暂恶寒、发热、头身痛等卫表证后，迅速见恶寒发热、头痛、腰痛、眼眶痛、食欲不振、恶心呕吐、腹胀腹泻等卫气同病表现；发病后不久，恶寒消失，体温急骤上升，即见高热，颜面及眼眶区明显充血，有出血点或出血斑，证候表现为气营同病或气血同病。若因热毒内炽，气机闭郁，易发厥逆，或热厥夹瘀，或水热瘀结，严重者邪伤气阴，正气虚败，阳气衰竭呈现高热骤退、身出冷汗、疲乏无力、肢冷脉伏，进入低血压休克期。病情进一步发展则热结血瘀，尿少尿闭，则为少尿期，其毒无出路，变证丛生。轻则湿热结聚膀胱气化不利而少腹满，小便赤涩或水血蓄积，水道不通则少腹刺痛，肌肤衄血；或肾阴亏耗而尿少尿闭，唇焦齿槁，皮肤干燥，精神恍惚，也可出现肾阳衰败，气化无能而尿少；重则邪陷厥阴，心肝受病而神昏、痉厥、抽搐或水无出路，水饮壅肺而胸满喘急、痰涎壅盛。少尿期过后，进入多尿期，若肾络瘀阻不通，腰部刺痛，瘀斑，尿多而涩滞；若阳虚水湿内停可面肢浮肿，尿多清长；邪去正虚，肾气不固，膀胱失约则腰酸肢软，尿频量多。进入恢复期，正气不足，诸脏俱虚，因体质类型有别，感邪轻重不同，病理状况亦不一，以肾阴亏损最常见与突出。

总的治疗原则为清热解毒化瘀。然证有在气在营之分。若是气分兼表，宜辛凉宣透，解毒祛邪；若气营同病，则气营两清，解毒泄热；热厥夹瘀，宜清热解毒，凉血化瘀；气阴耗竭或正虚阳亡，治以养阴敛汗，益气固脱，或回阳救逆；内闭外脱者，则宜益气固脱开闭；若毒无出路，变证丛生，根据具体病情而采用清热解毒，淡渗利尿；滋阴生津，泻火解毒；化气利水，破瘀通下；滋阴养肾，清热利尿；温肾祛湿利尿；泻肺平喘，逐水利尿；凉肝息风，清心解毒等法。多尿期多为肾气不固，故常采用温补肾气，固摄膀胱；活血祛瘀，益气复肾；通阳益气，健脾祛湿等法。进入恢复期，余邪未尽，诸脏俱虚，则以清热生津，益气和胃；滋阴养肾，佐以清火；健脾益气，甘寒生津益胃等以善其后。

第三节　湿热类温病常见证候辨治

一、卫气分辨治

1. 湿遏卫气

【证候】身热不扬，恶寒，午后热显，无汗或少汗，头痛如裹，身重肢倦，胸闷脘痞，面色淡黄，口不渴，苔白腻，脉濡缓。

【病机】本证为湿温初起卫气同病，湿重热轻之候。湿遏卫阳，邪正相争，腠理开合失常，故恶寒发热而无汗或少汗；因热处湿中，热为湿遏，故身热不扬；湿热交蒸于午后，则午后热甚；湿性重浊，蒙蔽清阳，故头重如裹，客于肌腠则身重肢倦；湿阻中焦，气机升降不畅，故胸闷脘痞；面色淡黄、口不渴、苔白腻、脉濡缓均为湿邪偏盛的征象。

【治法】芳香化湿，宣通气机。

【方药】藿朴夏苓汤或三仁汤。

藿朴夏苓汤（《医原》）

藿香二钱　姜半夏钱半　赤苓三钱　杏仁三钱　生薏仁四钱　蔻仁六分　猪苓钱半　泽泻钱半　淡豆豉三钱　厚朴一钱

水煎服。

本证属卫气同病，故以藿朴夏苓汤宣化表里之湿。方中淡豆豉宣肺解表，杏仁开宣肺气，气化湿亦化；藿香、厚朴、半夏、蔻仁芳香化浊，燥湿理气，使湿邪得除，气机调畅；薏仁、猪苓、赤苓、泽泻淡渗利湿，引邪从小便而去。石芾南云：“湿去气通，布津于外，自然汗解。”本方集芳香化湿、苦温燥湿、淡渗利湿于一方，上中下三焦同治，使表里之湿内外分解。

三仁汤（《温病条辨》）

杏仁五钱　飞滑石六钱　白通草二钱　白蔻仁二钱　竹叶二钱　厚朴二钱　生薏仁六钱　半夏五钱

甘澜水八碗，煮取三碗，每服一碗，日三服。

本方以杏仁轻宣肺气；白蔻仁、厚朴、半夏芳香化浊，燥湿理气；生薏仁、滑石、通草淡渗利湿；竹叶轻清宣透郁热。吴鞠通云：“惟以三仁汤轻开上焦肺气，盖肺主一身之气，气化则湿亦化也。”石芾南也指出：“治法总以轻开肺气为主，肺主一身之气，气化则湿自化，即有兼邪，亦与之俱化。”

【临床运用】藿朴夏苓汤与三仁汤两方组成相似，均有开上、畅中、渗下的作用，能宣化表里之湿而用于湿温初起表里合邪、湿遏卫气之证。但藿朴夏苓汤用豆豉配藿香芳香透表，用薏仁、猪苓、泽泻淡渗利湿，故用于湿邪偏于卫表而化热不明显者；而三仁汤因有竹叶、滑石、通草能泻湿中之热，故用于湿渐化热者，或里湿蕴热者。

对湿温初起湿遏卫气证的治疗虽用开上、畅中、渗下之法，但因病邪偏于中上二焦，所以用药主以芳香化湿之品宣化湿邪，常用藿香、佩兰、大豆黄卷、白豆蔻、荷叶等。同时配伍宣展肺气之品，如杏仁、淡豆豉等，以取流气化湿之效。如热邪较重者，则伍以连翘、黄芩等清热之品，同时配伍淡渗之茯苓、滑石、通草、薏仁、竹叶等，即可通利小便导湿外出，又有助于湿热从小便外泄。

吴鞠通提出湿温初起当禁用辛温发汗、苦寒攻下和滋养阴液。本证所见湿郁肌表症状，类似风寒表证，但从脉不浮紧而濡缓、项不强痛而胸闷脘痞、舌腻等可资鉴别；本证湿郁气机之胸闷脘痞、苔腻，有似食滞里证，但从无伤食病史、无嗳腐食臭、无腹痛等可资鉴别；本证午后热甚，状如阴虚，但无五心烦热、舌红少苔等阴虚内热见证，可资鉴别。

【临床发挥】各种感染性疾病尤其是肠道感染性疾病如伤寒、副伤寒、上呼吸道感染、肺炎支气管炎、手足口病等早期辨证属湿热者可参考辨治；其他如胃炎、肾炎、不安腿综合征亦可参考论治。

2. 暑湿犯表

【证候】身热，微恶风寒，头痛胀重，身重肢节痠楚，微汗，脘痞，口不渴，舌尖红，苔白腻或微黄腻，脉浮滑数或濡数。

若兼寒者，可见发热恶寒，甚则寒战，无汗，身形拘急，胸脘痞闷，心中烦，时有呕恶，舌苔薄腻，脉象浮弦。

【病机】此为暑湿之邪郁遏肌表之证。暑湿袭表，闭阻卫分，则见微恶风寒；邪正交争而为身热，暑性炎热，故其身热较高；腠理郁遏而暑性开泄故微汗；邪热壅盛，则头重胀痛；暑湿遏阻经络肌肤，则身重、肢节痠楚；湿邪内阻，气机不畅，故脘痞、口不渴；舌尖红、苔白腻或微黄腻，脉浮滑数为暑湿在表之象。

如先受暑湿之邪，暑湿阻于里，再感寒邪，以致暑湿为寒邪所遏，寒邪外束，腠理闭塞，玄府不开，故发热无汗；卫表郁闭，邪正交争剧烈，则为恶寒，甚则寒战，身形拘急；湿邪内阻，清阳失展，气机升降失常，心神被扰，则胸脘痞闷，心中烦，时有呕恶；舌苔薄腻提示有湿邪内阻；脉象浮弦为暑湿犯表、寒邪困束之象。

【治法】透邪达表，涤暑化湿。

【方药】卫分宣湿饮或新加香薷饮。

卫分宣湿饮（《暑病证治要略》）

西香薷一钱　全青蒿钱半　滑石四钱　浙茯苓三钱　通草一钱　苦杏仁钱半　淡竹叶三十片　鲜冬瓜皮一两　鲜荷叶一角

水煎服。

方取香薷辛苦性温，气味芳香，能解表散寒，涤暑化湿；青蒿味苦性寒，气亦芳香，有清解暑邪、宣化湿热的作用。两药相配，香薷可助青蒿透表之力，青蒿可制香薷辛温之性。青蒿后下之意在于取气之芳香，合轻可去实之意。杏仁宣通上焦气机，鲜荷叶气味芳香而清暑热，滑石、茯苓、通草、冬瓜皮等甘淡渗湿，淡竹叶清热生津。

新加香薷饮（《温病条辨》）

香薷二钱　金银花三钱　鲜扁豆花三钱　厚朴二钱　连翘二钱

水五杯，煮取二杯。先服一杯，得汗，止后服；不汗，再服；服尽不汗，再作服。

本方为香薷饮加银花、连翘而成。方中香薷芳香可透在表之暑湿，辛温以解在表之寒，故李时珍称之为："夏月之用香薷，犹冬月之用麻黄。"虑其寒湿之性入里而难散，故用厚朴燥湿和中，再合金银花、扁豆花、连翘以辛凉清热涤暑。吴鞠通称此法为辛温复辛凉法。药仅5味，却合散寒、化湿、清暑于一方。

【临床运用】卫分宣湿饮和新加香薷饮均可治疗暑湿在卫，但前方辛温合以甘淡，意在透邪达表而化湿，适用于暑热之象较轻者；后方辛温配伍辛凉，重在解表寒清暑湿，适用于寒邪外束而暑湿内郁之证。

若暑热较甚，可加西瓜翠衣、大青叶等，以加强清解暑热之力；外寒甚而见恶寒明显、脉象浮紧者，可加荆芥、蔓荆子疏风散寒；如尿黄赤短少，可加用芦根、滑石等，以导湿下行，并使暑热有出路；若药后汗出恶寒解，香薷即应停用，以免其发散太过而耗伤正气。

【临床发挥】夏季呼吸道感染、肠道感染、空调病可参考论治。

3.卫气同病

【证候】发热恶寒，头痛，周身酸痛，少汗，心烦口渴，小便短赤，脘痞，苔白腻，脉濡数。

【病机】本证为伏暑初起，暑湿内郁气分，时邪束表，卫气同病之候。暑邪内郁气分，故见心烦口渴、小便短赤；湿邪阻滞气机则脘痞；时邪郁表故见发热恶寒、头痛、周身痠痛、无汗或少汗；苔白腻、脉濡数乃暑湿郁阻气分之象。

【治法】清暑化湿，疏表透邪。

【方药】银翘散去牛蒡子、玄参加杏仁、滑石方。

银翘散去牛蒡子、玄参加杏仁、滑石方（《温病条辨》）

金银花一两　连翘一两　苦桔梗六钱　薄荷六钱　竹叶四钱　生甘草五钱　荆芥穗四钱　淡豆豉五钱　杏仁六钱　飞滑石一两

服如银翘散法。

本方由银翘散加减而成，用于风热袭表，暑湿内郁者。银翘散疏透表邪，轻清泄热；加杏仁开宣肺气，气化则湿亦化；滑石清利暑湿。去牛蒡子、玄参意在提示用药不宜寒凉滋腻过重，以免阻碍湿邪祛除。

【临床运用】本证与秋冬季节因外感风寒而引起的伤寒表证相鉴别：风寒在表，以发热恶寒、头痛无汗等表证为特点，而无心烦口渴、脘痞苔腻等暑湿郁阻气分的里证。本证与春温初起发于气分兼有表证相鉴别：春温发于春季，为郁热在里；伏暑发于秋冬，乃暑湿内蕴。

如表寒较重者，加荆芥、防风以增强解表散寒之力；如胸闷明显者，加郁金、豆豉宣郁理气；如呕吐痰多者，加半夏、陈皮、桔梗理气化痰；如小便短赤者，加淡竹叶、薏仁、白通草清利湿热；若湿阻气滞较甚者，加半夏、藿香、滑石等祛湿宣气；若暑热较盛者，加栀子、竹叶、通草等清暑泄热。若表寒外束，暑湿内蕴且暑热较甚者，治以黄连香薷饮，用香薷、厚朴、扁豆解表散寒，涤暑化湿；黄连清热除烦。

【临床发挥】

肾综合征出血热、病毒性脑炎、伤寒、登革热、钩端螺旋体病、败血症等病，如发病季节、临床特征与伏暑早期卫气同病相似，可参考本病进行辨证论治。

二、气分辨治

1.湿热阻闭中上焦

【证候】身热不扬，胸闷脘痞呕恶，甚则胸中窒塞、脘腹绞痛，烦躁，目昏神乱，舌苔白腻或黄腻，脉濡数。

【病机】本证为湿热兼夹秽浊壅遏蒙蔽中上焦之候。湿热秽浊之邪阻闭胸中清阳，则见胸闷痞塞，湿浊中阻则脘痞，胃失和降故呕恶，甚则气机逆乱而绞痛或有窒塞感；浊邪害清则可见目昏神乱，舌苔黄腻或白腻，脉濡数为湿热俱盛之象。

【治法】理气化湿，辛通开闭。

【方药】薛氏辛通开闭方（《湿热病篇》）。

　　草果　槟榔　鲜菖蒲　芫荽　六一散　皂角

　　地浆水煎服。

方以草果、槟榔辛开理气，菖蒲、芫荽芳香辟秽，皂角逐秽解毒，六一散清利湿热。地浆水亦有清热逐秽解毒之功，其制法是选黄土地挖坑三尺，以新汲水倒入搅浊，俟其沉淀，取清水而得。全方共奏化浊辟秽、利气开闭之功。

【临床运用】临床可适当配伍郁金、竹沥、玉枢丹等芳香辟秽，豁痰化浊。如湿浊偏重，症见神识如蒙、头胀、呕逆、渴不多饮，可合用苏合香丸；如浊秽之气较重，见头目不清、面目垢浊、口喷秽气者，加苍术、川朴、滑石、甘草等；如症尚轻，以不饥不食、头脑昏蒙为主，可予三香汤。还可配合藿香正气水、行军散等中成药，以及刮痧、扯痧、针刺等疗法。

【临床发挥】急性胃肠炎、霍乱、病毒性脑炎、感染性肌痛症、饮水中毒、食物中毒、中暑、夏季感冒等辨属该证则可参考应用。

2. 湿热阻肺

【证候】发热，或见胸闷、脘胀，咳嗽痰多色黄，甚则喘促，苔黄腻或白腻，脉滑数。

【病机】本证为湿热伤肺，酿湿生痰，阻滞肺气之候。湿热伤肺，邪正相争故发热；湿热酿痰，阻滞于肺，肺气不得宣降，故可见胸闷、脘胀、咳嗽痰多，甚则喘促；苔白腻或黄腻、脉滑数为湿热之象。

【治法】轻宣肺气，化痰利窍。

【方药】千金苇茎汤加杏仁、滑石方（《温病条辨》）。

　　苇茎（五钱）　薏苡仁（五钱）　桃仁（二钱）　冬瓜仁（二钱）　滑石（三钱）　杏仁（三钱）

　　水八杯，煮取三杯，分三次服。

方以辛淡为法，滑石、苡仁、冬瓜仁清热祛湿，苇茎宣肺利湿，杏仁、桃仁宣肺气、通肺络。

【临床运用】如咳嗽痰多，咳声重浊，兼足太阴湿土，可合二陈汤；如痰黄、咽痛可加黄芩、牛蒡子、鱼腥草等以清热。

【临床发挥】病毒性肺炎、急慢性支气管炎、胸膜炎、支气管哮喘、支原体肺炎、霉菌性肺炎等属本证者可参考应用。

3. 湿热遏阻膜原

【证候】寒热往来，寒甚热微，身痛有汗，手足沉重，呕逆胀满，舌苔白厚腻浊或如积粉，脉缓。

【病机】本证为湿热秽浊郁伏膜原，阻遏气机所致。膜原者，外通肌肉，内近胃腑，为三焦之门户，一身之半表半里。湿热病邪从口鼻而入，直趋中道，膜原为必经之路，故湿温病初起阶段就可见邪阻膜原之证。湿热秽浊之邪阻遏阳气不能布达，肌表失于温煦则恶寒，阳气因郁而积，迨至郁极而通，则恶寒消失，而见发热汗出，邪正反复交争，故见寒热起伏，湿浊偏盛故寒甚热微；湿浊之邪，外渍肌肉，故见身痛、手足沉重；内阻脾胃，气机不畅，则见呕逆胀满；舌苔白厚腻浊如积粉、脉缓，均为湿浊偏盛的征象。

【治法】疏利透达膜原湿热。

【方药】达原饮或雷氏宣透膜原法。

达原饮（《温疫论》）

槟榔二钱　厚朴一钱　草果仁五分　知母一钱　芍药一钱　黄芩一钱　甘草五分

上用水二盅，煎八分，午后温服。

方中槟榔、厚朴、草果苦温燥湿，辛开气机，直达膜原，透达湿热秽浊；配知母滋阴清热，白芍敛阴和血，黄芩清湿中之热，甘草和中。全方共奏疏利透达膜原湿浊之功。

雷氏宣透膜原法（《时病论》）

厚朴一钱（姜制）　槟榔一钱五分　草果仁八分（煨）　黄芩一钱　粉甘草五分　藿香叶一钱　半夏一钱五分（姜制）

加生姜三片为引，水煎服。

本方为达原饮去白芍、知母之酸敛滋润，加化湿泄浊之半夏、藿香。方中厚朴、槟榔、草果辛温燥烈，直达膜原，开泄透达膜原湿浊；辅以藿香、半夏芳香理气，化湿除秽；佐黄芩清湿中蕴热；甘草和中。另以生姜为引，和胃降逆，宣通气机，以利湿浊透化。

【临床运用】寒热往来是确立本证居半表半里病变层次的特殊表现；寒甚热微、舌苔白厚腻、脉缓是确定本证属于湿重于热的主要凭证；舌苔白厚腻浊如积粉，是邪伏膜原的特征性表现。本证寒热往来似疟，但发作没有定时，故可与疟疾鉴别；本证寒热往来类似伏暑邪郁少阳，但伏暑邪郁少阳之寒热往来，多热甚寒微，且舌质红，苔黄，脉弦数有力等，故可区别。本证湿浊较甚，一般化湿之剂难以取效，须投以疏利透达之剂，以开达膜原湿浊。达原饮和雷氏宣透膜原法两方均可用于湿遏热伏，邪阻膜原证，但达原饮方中有知母、黄芩，清热滋阴之力稍盛，适用于湿温邪阻膜原，营阴不足，见苔白腻如积粉而舌质绛者；雷氏宣透膜原法方中用藿香叶、半夏，燥湿化浊之力更强，适用于湿浊阻滞膜原气分，苔厚腻如积粉而舌红者。二方药力均较峻猛，且药性偏于温燥，临床运用时必须辨证准确，并应注意中病即止。一旦湿开热透，即应转手清化，甚勿过剂使用，否则反助热势，劫伤阴液，以致痉厥之变。对于阳虚体寒者，加蔻仁、干姜以破阴化湿。

【临床发挥】疟疾、伤寒、病毒性肝炎、胆囊炎等可参考论治；某些不明原因发热、胃肠道功能性疾病、汗出异常，亦可参考论治。

4. 湿重热轻，困阻中焦

【证候】身热不扬，脘痞腹胀，恶心呕吐，口不渴，或渴而不欲饮，或渴喜热饮，大便溏泄，小便浑浊，苔白腻，脉濡缓。

【病机】本证为湿浊偏盛，困阻中焦，脾胃升降失职所致。本证的形成或因湿热病邪直犯中焦，或为膜原湿浊传归于脾胃所致。章虚谷云："湿土之气同类相召，故湿热之邪，始虽外受，终归脾胃也。"本证身热不扬为湿中蕴热，热为湿遏，故热势虽高而热象不显；湿困脾胃，气机失于展化，则见脘痞腹胀；湿邪为主，不耗津液则口不渴，或因脾胃升降失常，津液失于上布，则见口渴，但渴而不欲饮，或渴而饮少、喜热饮；湿浊趋下，脾气升运受阻，则大便溏泄；胃气失于和降，浊气上逆而见恶心呕吐；苔白腻、脉濡缓，为湿邪偏重征象。其中身热不扬、脘痞腹胀、大便溏泄、小便浑浊、苔白腻、脉濡缓为本证辨证要点。

【治法】芳香化浊，燥湿运脾。

【方药】雷氏芳香化浊法（《时病论》）。

藿香叶一钱　佩兰叶一钱　陈广皮一钱五分　制半夏一钱五分　大腹皮（酒洗）一钱　厚朴（姜汁炒）八分

加鲜荷叶三钱为引，水煎服。

方中藿香、佩兰芳香化浊；陈皮、半夏、厚朴、大腹皮燥湿理气和中；鲜荷叶透热升清化浊，泄湿中之热。全方具有芳香化浊、燥湿理气的功效。

【临床运用】本证之脘痞腹胀、呕恶，类似邪伏膜原之呕逆胀满，但本证无寒热往来，苔白腻如积粉，可资鉴别。本证因湿浊偏盛，湿中蕴热，治疗当先开其湿，而后清热。不可早投寒凉而致闭郁湿浊，阻滞气机，亦不可早投益气健脾之品，恐其恋邪不解。如湿邪已有化热之象，见口渴、小便黄赤、苔微黄腻者，可加竹叶、栀子、黄芩、滑石、生甘草以增泄热之力；如胸闷脘痞较甚，可加枳壳、郁金、苏梗等理气之品。

【临床发挥】肠伤寒、副伤寒、某些肠道沙门菌属感染或病毒感染、胃肠型感冒等病可参考论治，某些非感染性胃肠炎、胃肠道功能障碍性疾病亦可参考论治。

5. 湿浊上蒙，泌别失职

【证候】热蒸头胀，呕逆神迷，小便不通，渴不多饮，舌苔白腻。

【病机】本证为中焦湿浊久困，热为湿遏，热蒸湿动，蒙上流下所致。湿邪蒸郁蒙蔽于上，则热蒸头胀，甚或蒙蔽心包而神迷；湿滞中阻，胃气不降，则见呕逆；湿浊下注，阻滞膀胱，泌别失职，则小便不通；湿浊偏盛，阻滞气机，则渴不多饮、舌苔白腻。

【治法】先予芳香开窍，继予淡渗利湿。

【方药】茯苓皮汤送服苏合香丸。

茯苓皮汤（《温病条辨》）

茯苓皮五钱　生薏苡仁五钱　猪苓三钱　大腹皮三钱　白通草三钱　淡竹叶二钱

水八杯，煮取三杯，分三次服。

方中茯苓皮、猪苓、生薏苡仁、白通草淡渗利湿；大腹皮理气化湿；淡竹叶通利小便，利湿泄热。

苏合香丸（《太平惠民和剂局方》）

白术　青木香　乌犀屑　香附子（炒，去毛）　朱砂（研，水飞）　诃黎勒　白檀香　安息香（别为末，用无灰酒一升熬膏）　沉香　麝香（研）　丁香　荜茇　龙脑（研）　苏合香油（入安息香膏内）　乳香（别研）

上药除苏合香油外，均研成极细粉末和匀，然后将苏合香油用白蜜适量（微温）调匀拌入药粉内，加炼蜜制成药丸。

苏合香丸有芳香开闭、解郁化痰、通窍醒神之功，是救治寒湿痰浊或秽浊闭塞气机、蒙蔽清窍的常用方剂。方中苏合香、安息香透窍逐秽化浊、开闭醒神；麝香、龙脑开窍通闭、辟秽化浊，善通全身之窍，共为君药。香附、丁香、青木香、沉香、白檀香、乳香辛香行气，宣通脏腑，温通气血，通络定痛，共为臣药。荜茇温中散寒，犀角（水牛角代）清香透发，寒而不遏，清心解毒；朱砂镇心安神；白术健脾和中，燥湿化浊；诃黎勒温涩敛气，以防辛香走窜，耗散太过，共为佐药。

【临床运用】本证与伤寒膀胱蓄水证的鉴别：本证为湿阻下焦泌别失职，症见少腹痞胀、身热头胀、呕逆，治当理气淡渗利湿，方用茯苓皮汤加减；而伤寒膀胱蓄水证为水气内停，膀胱气化不利，兼表证未解，气化不行，症以少腹满，苦里急，伤寒表不解为主，治当温阳化气利水，方用五苓散加减。

临床运用时可佐以宣通肺气之品以开水之上源，或佐以温化之品以化气利水；若热邪较盛，可送服安宫牛黄丸或至宝丹；如小便频急，溺时热痛，尿色黄，苔黄者，可酌加车前子、滑石、栀子以清热。

【临床发挥】肾综合征出血热、急性肾盂肾炎、尿毒症、前列腺肥大、尾骶神经损伤、术后等见小便不通者可参考辨治。

6. 湿阻肠道，传导失司

【证候】少腹硬满，大便不通，神识如蒙，苔垢腻。

【病机】本证为湿热久羁，肠道湿郁气结，传导失职所致。湿热里结于肠，久郁气结，腑气不通，故少腹硬满，大便不通；湿浊上扰，蔽郁清窍，故见神识如蒙，因病在气分，而非入营扰心，故意识尚清；苔垢腻为湿热留恋气分湿邪偏盛之征象。

【治法】宣通气机，清化湿浊。

【方药】宣清导浊汤（《温病条辨》）。

　　猪苓五钱　茯苓五钱　寒水石六钱　晚蚕砂四钱　皂荚子（去皮）三钱

　　水五杯，煮成二杯，分二次服，以大便通快为度。

本方用晚蚕砂清化肠道湿浊，皂荚子化湿除秽，宣畅气机，猪苓、茯苓、寒水石利湿清热。诸药合之，使湿浊去，气机畅，便自调。

【临床运用】临床注意与阳明腑实证加以鉴别：本证为湿浊郁闭肠道，气机不通所致，以少腹硬满而无疼痛、苔垢腻为特点；而阳明腑实证为燥屎内结，腑气不通所致，以腹部硬满疼痛拒按、苔多黄厚而焦燥为特点。本证大便不通非热结肠道所致，故不可用苦寒攻下。若肠腑湿浊较甚，少腹胀满拘急者，可加杏仁、全瓜蒌、槟榔等肃肺气，畅腑气；若神志昏蒙较甚，可加服苏合香丸或安宫牛黄丸开窍醒神。

【临床发挥】伤寒、副伤寒、痢疾及其他肠道感染性或炎症性疾病见大便黏滞不爽者可参考论治，病毒性肝炎、肝硬化、肾功能不全、术后等见大便不畅者亦可参考辨治。

7. 湿热并重，困阻中焦

【证候】发热，汗出不解，口渴不欲多饮，脘痞呕恶，心中烦闷，便溏色黄，小便短赤，苔黄腻，脉滑或濡数。

【病机】本证为湿热并重，湿热交蒸，郁阻中焦的代表证候。里热较盛，热蒸湿动，则发热汗出，因湿性黏滞，不易速祛，故发热不为汗解；热盛伤津则口渴，湿邪内留，则不欲多饮。湿热阻滞中焦，脾胃气机升降失常，则脘痞呕恶；湿浊下注，小肠泌别失司，则便溏色黄，小便短赤；湿热扰心则烦，郁阻气机而闷；苔黄腻、脉濡数，为湿热俱盛之征象。其中发热汗出不解、口渴不欲多饮、脘痞、苔黄腻为本证辨证要点。

【治法】辛开苦降，燥湿清热。

【方药】王氏连朴饮（《随息居重订霍乱论》）。

　　制厚朴二钱　川连（姜汁炒）、石菖蒲、制半夏各一钱　香豉（炒）、焦栀各三钱　芦根二两

　　水煎，温服。

本证病机重点是湿热交蒸于中焦脾胃，徒清热则碍湿，徒化湿则易助热，故治疗必须清热祛湿并举。方中黄连、山栀清热燥湿，厚朴、半夏理气燥湿，苦辛并进，顺其脾胃升降，分解中焦湿热。配以香豉助山栀清宣郁热，菖蒲芳香化浊，芦根清利湿热，生津止渴，防湿去阴伤。

【临床运用】本证与湿困中焦证的区别在于本证具有发热、口渴、小便短赤、苔黄等明显化热之象。另外，本证之呕吐还可见于湿困中焦、邪伏膜原、湿浊上蒙泌别失职等证型中，应注意鉴别：湿困中焦之呕恶，必有身热不扬、脘腹痞胀、舌苔白腻、脉濡缓等中焦湿浊偏盛之症；邪

伏膜原之呕恶，必有苔白厚腻如积粉，寒热起伏之半表半里之症；湿浊上蒙泌别失职之呕吐，必有小便不通甚或尿闭，以资鉴别。若湿热较重，加黄芩、滑石、通草、猪苓等增强清热利湿之功；呕吐较甚者，加姜汁、竹茹以降逆止呕。若呕而兼痞，得汤则吐者，为湿热互结，中焦锢塞不通之患，可改用半夏泻心汤去人参、甘草、大枣、干姜，加枳实、生姜方（《温病条辨》方：半夏、黄芩、黄连、枳实、生姜）。

【临床发挥】霍乱、肠伤寒、肠道沙门菌感染、肠道病毒感染可参考论治，胃肠道非感染性炎症性疾病或功能性疾病、慢性肾炎、肝炎等见湿热中阻表现者亦可参考辨治。

8. 湿热并重，肺胃不和

【证候】呕恶不止，甚则昼夜不宁，烦闷欲死，舌红苔黄腻，脉滑数。

【病机】本证为湿热蕴结、肺胃不和之证。胃主通降，必与肺之肃降功能相协调，才能胃气下行，推动水谷下传肠道。湿热蕴结熏蒸，气机郁滞，肺胃肃降功能失常，胃气逆而不降，以致呕恶不止，昼夜不宁；烦闷欲死亦为湿热蒙蔽，肺气不宣而郁闭之故。舌红苔黄腻，脉滑数皆为湿热蕴结之象。其中呕恶不止，昼夜不宁，舌红苔腻为本证辨证要点

【治法】清化湿热，降逆顺气。

【方药】连苏饮（《湿热病篇》）。

川连三四分　苏叶二三分

方以苦辛通降立法，方中黄连清胃中湿热，降胃火之上逆，苏叶降逆且通肺胃之气，合奏清热止呕、和降肺胃之功，使湿热得除，肺胃得和，呕逆得止。

【临床运用】如湿重于热，偏重于肺，宜加辛开，如杏仁、桔梗、藿香、佩兰等；如热重于湿，偏重于胃，其证多兼便秘、头晕、舌黄、脉滑数等，宜加入栀子、黄芩、瓜蒌等；如病程长，兼有乏力、食少、头昏、舌淡脉缓等，可酌情加入党参、茯苓、甘草、薏苡仁等。

【临床发挥】急性胃肠炎、中暑、发痧可参考辨治；本方亦广泛用于杂病，如妊娠呕恶、胃痛、脘腹胀满、失眠、眩晕、吐血、咳喘等属本证者。

9. 湿热蕴毒

【证候】发热口渴，胸痞腹胀，肢酸倦怠，咽肿，溺赤，或身目发黄，苔黄腻，脉滑数。

【病机】本证病机为湿热交蒸，酝酿成毒，充斥气分。湿热俱盛蒸腾上下，耗伤津液，则发热口渴；热毒上壅，则咽喉肿痛；湿热蕴结下焦，则小便黄赤；湿热郁阻，气机不展，则胸痞腹胀，肢酸倦怠；如湿热交蒸，内蕴肝胆，胆汁外溢则见身目发黄；苔黄腻、脉滑数为湿热并重，湿热壅阻之象。

【治法】清热化湿，解毒利咽。

【方药】甘露消毒丹（《温热经纬》）。

飞滑石十五两　绵茵陈十一两　淡黄芩十两　石菖蒲六两　川贝母、木通各五两　藿香、射干、连翘、薄荷、白豆蔻各四两

各药晒燥，生研极细（见火则药性变热），每服三钱，开水调服，日二次。或以神曲糊丸，如弹子大，开水化服亦可。

方中黄芩、连翘、薄荷清热透邪；射干、川贝母解毒散结，利咽消肿；藿香、石菖蒲、白豆蔻芳香化浊，宣气畅中；茵陈、滑石、木通利湿泄热。王孟英称本方为"治湿温时疫之主方"。

【临床运用】本证与湿热困阻中焦证均有湿热中阻、弥漫上下的表现，区别在于本证还有咽肿溺赤、身目发黄等肿毒表现。咽喉红肿疼痛，还可见于风温、大头瘟、烂喉痧等多种温病，但风温咽喉红肿出现于病之初期，咽喉疼痛明显并伴有发热微恶风寒、咳嗽等风热犯肺之象；大头

瘟除咽喉红肿外，必有头面焮赤肿大；烂喉痧咽喉红肿疼痛严重，甚则溃破糜烂，且有肌肤丹痧密布，可资鉴别。

本方原为丸剂，临床上也可以减少各药剂量，改为煎剂内服。临床上对黄疸明显者运用本方时，可减去贝母、薄荷，加大黄以加强清热排毒退黄的作用；如咽喉肿痛较明显者，可加白僵蚕、银花、桔梗等以清热利咽消肿。

【临床发挥】

病毒性肝炎、丹毒、钩端螺旋体病、病毒性心肌炎、急性胃肠炎可参考辨治；急慢性咽炎、皮肤瘙痒、急性胰腺炎、口腔溃疡、咳喘、失眠及各种肿毒溃烂属湿热者亦可参考论治。

10. 湿热酿痰，蒙蔽心包

【证候】身热不退，朝轻暮重，神识昏蒙，时清时昧，似清似昧，时或谵语，舌苔黄腻，脉濡滑而数。

【病机】本证为气分湿热，酿蒸痰浊，蒙蔽心包所致。心包为痰湿所蒙，心神受其蔽扰，故见身识昏蒙，时清时昧，似清似昧，或时有谵语；气分湿热郁蒸，故身热不退，朝轻暮重；舌苔黄腻、脉濡滑而数，均为湿热并重，痰浊郁蒸之象。

【治法】清热化湿，豁痰开窍。

【方药】菖蒲郁金汤合苏合香丸或至宝丹。

菖蒲郁金汤（《温病全书》）

鲜石菖蒲三钱　广郁金一钱　炒栀子三钱　青连翘二钱　灯心二钱　鲜竹叶三钱　粉丹皮二钱　淡竹沥（冲）五钱　细木通钱半　紫金片（冲）五分

水煎服。

方中以菖蒲、郁金、竹沥、紫金片等化湿豁痰，开窍醒神；栀子、连翘、丹皮、竹叶泄湿中之热；木通、灯心导湿热下行。本方适用于湿温气分湿热郁蒸，酿痰蒙蔽心包者。

苏合香丸（见本章）

至宝丹（见温热类温病章）

【临床运用】湿热蒙蔽心包与热闭心包均以神志异常为主要表现。湿热蒙蔽心包为湿热病邪，郁蒸气分，酿痰上蒙，故以神识如蒙，时清时昧，时有谵语，意识尚清，身热不扬，朝轻暮重，舌红苔黄腻，脉濡滑而数为主要表现；而热闭心包，为温热病邪，内陷营血，闭阻心窍，故见神昏谵语或昏愦不语、意识不清、身体灼热、舌蹇肢厥、舌绛无苔、脉细数等。临床应注意鉴别。

湿热上蒙心包，其病变中心是湿热留恋气分，治疗以清化湿热为主，不可妄用清心开窍之剂，如安宫牛黄丸等，否则易凉遏冰伏，有碍湿化。临床治疗时，可据痰湿、痰热的偏重，配合使用芳香开窍之成药。若痰热较重，邪热炽盛者，可合服至宝丹，以清心化痰开窍；若湿浊偏盛而热势不著者，可合服苏合香丸以化湿辟秽、芳香开窍。

【临床发挥】流脑、乙脑、中暑、夏季热等可参考辨治；肺性脑病、肝性脑病、中风并发球麻痹、抽动秽语综合征、睡眠障碍、抑郁症等亦可参考本方证辨治。

11. 湿热阻滞经络

【证候】发热，寒战，肢节烦痛，肢体重着或肿，脘痞便溏，面色淡黄而暗，舌暗苔腻灰滞或黄腻，脉濡数。

【病机】本证为湿热阻滞经络，浸淫肌肉，气血闭阻之候。湿热阻滞，正邪剧争，气机不得宣通，故发热寒战；湿热内蕴，热蒸湿动，湿热上熏则面色萎黄；湿热交蒸痹阻经络，气血瘀滞，故见关节肿痛、困重等；湿邪困阻脾胃则脘痞便溏；舌苔腻灰滞或黄腻，脉濡数，皆为湿热内蕴之象。

【治法】清热利湿，宣通经络。

【方药】宣痹汤（《温病条辨》）。

防己（五钱）　杏仁（五钱）　滑石（五钱）　连翘（三钱）　山栀（三钱）薏苡（五钱）半夏（醋炒，三钱）　晚蚕砂（三钱）　赤小豆皮（三钱，赤小豆乃五谷中之赤小豆，味酸肉赤，凉水浸取皮用。非药肆中之赤小豆，药肆中之赤豆乃广中野豆，赤皮蒂黑肉黄，不入药者也）

水八杯，煮取三杯，分温三服。

方中防己除经络湿邪，通利关节，宣痹止痛，合薏苡仁淡渗而主治筋脉挛急痹痛；杏仁入上焦降肺气，通调水道；滑石入下焦清利湿热，二药配伍，上下相应，畅达三焦之气，使水道通调，湿热有外泄之路。连翘清气分湿热，赤小豆清血分湿热；栀子泻火，清湿中之热；半夏、晚蚕砂化浊升清，通经络。诸药合用，共奏清利湿热、宣通经络之功。

【临床运用】若湿重可配合行气健脾化湿之品，或合二加减正气散加减；如痛甚，加片姜黄、海桐皮；如见口噤，四肢牵引拘急，甚则角弓反张者，治如薛生白所言之鲜地龙、秦艽、威灵仙、滑石、苍耳子、丝瓜藤、海风藤、酒炒黄连等味。

【临床发挥】风湿热、类风湿、破伤风、肩周炎、痛风性关节炎、红斑性肢痛症、滑膜炎、纤维肌痛症、多发性肌炎等属湿热蕴阻经络证可参考论治。

12. 热重湿轻，蕴阻中焦

【证候】壮热面赤，口渴汗多，烦躁气粗，脘痞身重，舌苔黄微腻，脉滑数。

【病机】本证为邪热炽盛于阳明，兼有湿困太阴之证，其性质属热重于湿，多见于湿温与暑湿病中。阳明胃热亢盛，故见壮热面赤、口渴汗多、烦躁气粗；太阴脾湿困阻，故见脘痞身重。舌苔黄微腻、脉滑数，为热重于湿的征象。

【治法】清泄阳明胃热，兼化太阴脾湿。

【方药】白虎加苍术汤（《类证活人书》）。

石膏一斤　知母六两　甘草（炙）二两　粳米三两　苍术三两

上剉如麻豆大，每服五钱，水一盏半，煎至八九分，去渣，取六分清汁，温服。

本方由白虎汤加苍术而成。温热夹湿为患，徒清热则湿不退，而湿祛则热易清，故治疗以清热为主，化湿为辅，清暑祛湿同施。方以白虎汤清阳明胃热，苍术燥太阴脾湿。

【临床运用】若阳明热盛较著，可酌加竹叶、金银花等以清透暑邪；若热盛化火，可酌加黄芩、黄连、栀子以清热解毒；如中焦湿邪较盛，可加藿香、佩兰、滑石、大豆黄卷、通草等以芳化渗利；如属中焦暑湿俱盛而呈现湿热并重者，可取辛开苦降之法，药用厚朴、黄连、半夏、黄芩等；若肢体痠楚较甚者，可加桑枝、汉防己等以化湿通络。

【临床发挥】

流行性乙型脑炎、中暑、钩端螺旋体病、急性化脓性扁桃体炎、SARS及其他肺部感染、痛风急性期等辨属本证可参考论治。

13. 暑湿弥漫三焦

【证候】身热面赤，耳聋眩晕，咳痰带血，不甚渴饮，胸闷脘痞，恶心呕吐，小便短赤，下利稀水，舌质红赤，苔黄腻，脉滑数。

【病机】本证为暑湿弥漫三焦，邪在气分，暑湿均盛之候。暑湿内盛，蒸腾于外故见身热不退；暑湿蒸腾，上蒙清窍则面赤耳聋；暑热上犯于肺，肺气不利，肺络受损，则见胸闷、咯痰带血；暑湿困阻中焦，脾胃升降失司，则脘腹痞闷、恶心呕吐、不甚渴饮；湿热蕴结下焦，肠道分清泌浊失司，则见小便短赤、下利稀水，此与热结旁流之下利稀水而有腹部按之硬痛者明显不同；舌红赤、苔黄滑，乃暑湿郁蒸气分之征。

【治法】清热利湿，宣通三焦。

【方药】三石汤（《温病条辨》）。

　　飞滑石三钱　生石膏五钱　寒水石三钱　杏仁三钱　竹茹（炒）二钱　银花（花露更妙）三钱　金汁（冲）一酒杯　白通草二钱

　　水五杯，煮成二杯，分两次温服。

　　方中杏仁宣开上焦肺气，气化则暑湿易化；石膏、竹茹清泄中焦邪热；滑石、寒水石、通草清利下焦湿热；金银花、金汁涤暑解毒。诸药配合，重在清暑泄热，兼以利湿，共奏清宣上中下三焦暑湿之功。

【临床运用】本证病位涉及上、中、下三焦，除有中焦暑湿证外，还有上焦与下焦见症，故与暑湿困阻中焦证之病位在脾胃有别。

　　本证耳聋与少阳证耳聋应鉴别。叶天士强调："湿乃重浊之邪，热为熏蒸之气，热处湿中，蒸淫之气上迫清窍，耳为失聪，不与少阳耳聋同例。"提示少阳耳聋乃胆热上冲所致，必伴有寒热往来、口苦咽干、脉弦等症；本证因暑湿郁蒸而耳聋，必伴见脘痞呕恶、苔黄腻、脉滑数等症。

　　临床应根据暑湿弥漫三焦部位的侧重不同选择用药。如暑湿偏于上焦者，主用杏仁、荷叶、大豆卷、淡豆豉等；偏重于中焦者，主用石膏、竹叶、竹茹、苍术、半夏、厚朴等；偏重于下焦者，主用滑石、寒水石、猪苓、茯苓、泽泻、通草等。此外，若心胸烦闷较甚者，可加栀子皮、竹叶心以清心泄热；痰多带血者，可加川贝、竹沥、白茅根以化痰凉血止血；小便色赤、热痛明显者，可加车前草、薏苡仁等以加强清利暑湿之力。

【临床发挥】

　　夏季重症感冒、乙脑、水痘、夏季小儿腹泻、SARS等可参考论治，肿瘤发热、颅脑术后发热、汗证、小儿食积磨牙、遗尿、过敏性紫癜等亦可参考论治。

14. 暑湿积滞，搏结肠腑

【证候】身热稽留，胸腹灼热，呕恶，脘痞腹胀，便溏不爽，色黄如酱，苔黄垢腻，脉滑数。

【病机】本证为暑湿郁蒸气分，与肠中积滞相互胶结所致。暑湿郁蒸，故身热稽留；暑湿积滞胶结于肠腑，传导失司，故大便溏而不爽，色黄如酱；暑湿积滞蕴结于里，则胸腹灼热；暑湿阻遏气机，胃失和降，浊气上逆，则恶心呕吐、脘痞腹胀；苔黄垢腻、脉滑数，为暑湿积滞阻遏之象。

【治法】导滞通下，清热化湿。

【方药】枳实导滞汤（《重订通俗伤寒论》）。

　　小枳实二钱　生大黄（酒洗）钱半　山楂三钱　槟榔钱半　薄川朴钱半　小川连六分六曲三钱　青连翘钱半　老紫草三钱　细木通八分　生甘草五分

　　方中大黄、枳实、厚朴、槟榔通腑泄热，理气化湿，推荡积滞；山楂、神曲消导化滞和中；黄连、连翘、紫草清热解毒；木通利湿清热；甘草调和诸药。

【临床运用】本证应与肠热下利证相鉴别：肠热下利，表现为泻下稀便臭秽、肛门灼热、苔黄等邪热迫注大肠之证，无湿邪阻滞的特征；而本证便溏不爽、色黄如酱、苔黄垢腻等，证属暑湿积滞搏结肠腑。又与热结肠腑证所见纯利稀水臭秽、苔黄燥等属于温热证候有明显区别。如腹胀满较重，加陈皮、木香等理气除满；如呕逆较甚，加半夏、生姜等降逆止呕。

本证为暑湿夹滞，非阳明腑实，故不宜用三承气汤苦寒下夺或咸寒软坚，若误投承气峻猛攻下，不仅暑湿难以清化，且徒伤正气。又因本证为湿热夹滞胶结肠腑，非一次攻下即使病邪尽除，每需连续攻下，但所用制剂宜轻，因势利导，不宜重剂猛攻，即所谓"轻法频下"。临床运用轻下之剂往往至热退苔净，便硬成形，湿热积滞尽去方止。正如叶天士所说："伤寒邪热在里，劫烁津液，下之宜猛；此多湿邪内搏，下之宜轻。伤寒大便溏为邪已尽，不可再下；湿温病大便溏为邪未尽，必大便硬，慎不可再攻也，以粪燥为无湿矣。"

【临床发挥】

痢疾、肠伤寒、肺炎、乙脑等感染性疾病见大便胶闭者可参考论治，溃疡性结肠炎、脑卒中、脊髓炎等患者亦可参考论治。

15. 暑湿郁阻少阳

【证候】寒热似疟，身热午后较甚，入暮尤剧，天明得汗诸症稍减，但胸腹灼热不除，口渴心烦，脘痞，苔黄白而腻，脉弦数。

【病机】本证为暑湿郁阻少阳，邪在气分，热重湿轻之证。邪阻少阳，枢机不利，故见寒热往来如疟；暑热内盛，故口渴心烦、胸腹灼热；湿阻气机则脘痞；湿为阴邪，旺于阴分，于午后暮夜邪正相争剧烈，故身热午后加重，入暮尤剧，天明阳气渐旺，机体气机一时舒展，腠理开泄而汗出，但因湿邪郁遏，得汗后邪未能尽解，故诸症虽减而胸腹灼热不除；苔腻、脉弦数，为暑湿郁蒸少阳之象。

【治法】清泄少阳，分消湿热。

【方药】蒿芩清胆汤（《重订通俗伤寒论》）。

青蒿脑钱半至二钱　淡竹茹三钱　仙半夏钱半　赤茯苓三钱　青子芩钱半至三钱　生枳壳钱半　陈广皮钱半　碧玉散（包）三钱

水煎服。

方中青蒿、黄芩清透少阳邪热，疏利枢机；陈皮、半夏、枳壳辛开湿郁，燥湿化痰，理气和胃；竹茹清热化痰；赤茯苓、碧玉散清暑利湿，导邪下行。诸药合用，暑湿得化，胆热得清，枢机和解而诸证可除。

【临床运用】本证当注意与伤寒邪在少阳，胆经郁热而无暑湿郁阻者相辨别。如心烦较甚，加栀子、淡豆豉等清热除烦；如呕吐较重，加黄连、苏叶等清热止呕；若湿邪较重，加白豆蔻、薏苡仁、通草等以增强化湿作用。

【临床发挥】

流感、急性化脓性中耳炎、肠伤寒、急性阑尾炎、细菌性肝脓肿、肝炎、胆囊炎无名高热等属本证者，可参考论治。

16. 湿热内留，木火上逆

【证候】身热，口苦咽干，呕吐清水或痰涎，目眩耳鸣，胸满脘痞，舌红苔黄腻，脉弦滑数。

【病机】本证为素有痰饮，复感湿热所致的阳明少阳同病之候。外感之湿热与素停之痰饮相合为患，内郁阳明而化火故发热；阻滞少阳三焦气机而致胆火上逆，故口苦咽干、目眩耳鸣；痰湿中阻则胸满脘痞，随胆火上逆则呕吐清水痰涎；舌红苔黄腻、脉弦滑数，为痰湿热内蕴阳明少阳之象。此即薛生白所谓"阳明太阴湿热内郁，郁甚则少火皆成壮火"，"病在二经之表者，多兼少阳三焦"之变局。

【治法】清胆降逆，涤痰化浊。

【方药】温胆汤加瓜蒌、碧玉散（《湿热病篇》）。

半夏　竹茹　枳实　橘皮　甘草　茯苓　瓜蒌　青黛　滑石

方以温胆汤寒温并用，消补兼施，升降并行以化痰湿通郁滞，安和胆胃；加瓜蒌以化痰降逆；碧玉散以清利湿热，泻肝胆之火。

【临床运用】如胆火郁炽较盛者，加黄连以苦寒降泄，即黄连温胆汤；如舌苔白腻者，为痰饮偏重，治以辛淡化饮，以二陈汤加白芥子，再加滑石、通草、茯苓、泽泻、薏苡仁等淡渗利湿。

【临床发挥】病毒性肝炎、颅内感染等可参考辨治，呃逆、癫痫、睡眠障碍、小儿夜惊症、眩晕、绝经前后诸证、抑郁症、抽动秽语综合征、慢性胃炎、胆囊炎等亦可参考论治。

三、营血分辨治

1. 暑湿内陷心营

【证候】灼热烦躁，目合耳聋，神识不清，时有谵语，或四肢抽搐，舌绛苔黄或黄腻，脉滑数。

【病机】本证为暑湿内陷心营之证。邪热亢盛则灼热烦躁；湿热熏蒸，壅塞清窍则目合耳聋；闭阻心窍则神识不清，时有谵语；窜扰筋脉则四肢抽搐；舌绛乃心营热盛之征；苔黄腻说明部分湿热之邪仍滞留气分，提示"从湿热陷入"。

【治法】清心化湿，开闭通窍。

【方药】清营汤合六一散，送服至宝丹。

清营汤（方见温热类温病证治）

六一散（《宣明论方》）

桂府腻白滑石六两　甘草一两

上为末，每服三钱，蜜少许，温水调下，无蜜亦得，日三服；欲冷饮者，新汲水调下；解利伤寒发汗，煎葱白、豆豉汤调下四钱，每服水一盏，葱白五寸，豆豉五十粒，煮取汁一盏调下，并三服，效为度。

至宝丹（见温热类温病常见证型"热陷心包"）

清营汤有清泄心营暑热之功。六一散为清利暑湿的名方，其滑石味淡性寒质滑，淡能渗湿，寒可祛热，滑则利窍，使暑湿之邪从小便而出。至宝丹虽属凉开之剂，但宣通开窍之力较强，用于暑湿蒙蔽清窍者较为适宜。临床应用时，可视病情先予至宝丹，以便尽快苏醒神志。

【临床运用】若湿邪较重者，可加菖蒲、半夏，助其温开燥湿；若抽搐明显者，可加羚羊角、钩藤或止痉散，凉肝息风止痉；若心营热盛，下移小肠，症见身热夜甚，心烦不寐，或有谵语，口干不欲饮，小溲短赤热痛，甚则点滴不行，舌质红绛，脉细数。此为暑湿或湿热郁蒸日久化燥，深入心营，邪热由脏下移入腑，致使泌别失司所致，治宜清心凉营、养阴泻火，方用清营汤合导赤散。

【临床发挥】流脑、乙脑等中枢感染性疾病，感染中毒性脑病、病毒性心肌炎等可参考论治；肺性脑病、肝性脑病、失眠、广泛性焦虑障碍、口腔溃疡等亦可参考论治。

2. 湿热化燥入血

【证候】灼热烦躁，便下鲜血，或吐血、衄血、发斑，舌质红绛而干，脉细数。

【病机】本证为湿热化燥，深入营血，动血伤阴之候。湿热化燥化火，深入血分，络伤动血，伤及肠络则见便下鲜血，伤及胃络或可吐下血并见，伤及肺络可见咳血，伤及肌肤血络可致发斑；舌质红绛而干，脉细数为湿热化燥入血，耗血动血的标志。

【治法】清火解毒，凉血止血。

【方药】犀角地黄汤合黄连解毒汤加味。

犀角地黄汤（见温热类温病证治）

黄连解毒汤（《外台秘要》）

黄连三两　黄芩　黄柏各二两　栀子十四枚（擘）

上四味切，以水六升，煮取二升，分二服。

薛生白说："大进凉血解毒之剂，以救阴而泄邪，邪解而血自止矣。"故药用犀角地黄汤凉血止血；黄连解毒汤清热泻火解毒。

【临床运用】可加紫珠草、茜草根、三七等增强止血之效；以便血为主者加地榆炭、侧柏炭；以咯血为主者，可合用清络饮。若出现气随血脱之证，须急投独参汤、参附汤等益气固脱之剂，或急予生脉注射液或参附注射液益气敛阴，固脱救逆。

【临床发挥】肠伤寒、恙虫病、流行性出血热、钩端螺旋体病、登革热等可参考论治，血小板减少性紫癜、急性胃溃疡、糜烂出血性胃炎等亦可参考辨治。

四、后期辨治

1. 余湿未净

【证候】身热已退或有低热，脘中微闷，知饥不食，苔薄腻，脉象濡弱或缓。

【病机】本证为湿温病恢复期，余邪未净，脾气未醒，胃气不舒之证。湿热大势已去，余湿未净，故不发热或有余热，脾气未醒则知饥不食，胃气未舒，故脘中微闷；苔薄腻、脉象濡弱或缓，为余湿未净之征。

【治法】轻清芳化，涤除余湿。

【方药】薛氏五叶芦根汤（《湿热病篇》）。

藿香叶　佩兰叶　鲜荷叶　枇杷叶　薄荷叶　芦尖　冬瓜仁

方中藿香叶、佩兰叶、鲜荷叶芳香化湿，醒脾舒胃；薄荷叶、枇杷叶轻清透泄余热，芦根、冬瓜仁清化未尽余湿。

【临床运用】本证邪气已衰，忌用重剂克伐，否则易伤中气。薛生白云："此湿热已解，余邪蒙蔽清阳，胃气不舒。宜用极轻清之品，以宣上焦阳气。若投味重之剂，是与病情不相涉矣。"本方冬瓜仁可改用冬瓜皮，因其皮祛湿之力更佳。若周身酸楚，头昏面黄，胸闷不饥，小便黄，大便干，舌苔白而微腻，脉濡，应在本方基础上加杏仁、薏苡仁、厚朴、通草、蔻仁、半夏等药；若脾虚湿重，困倦乏力，加苍术、茯苓；呕恶加豆蔻壳、苏梗；便溏，食欲不振加白扁豆、薏苡仁、大豆黄卷、炒麦芽。

【临床发挥】感冒、肺部感染、急性胃肠炎、肠伤寒、手足口病、中暑等后期或轻症可参考辨治，夏季食欲不振、暑季阵雨过后预防暑湿可加减使用。

2. 暑湿未净，蒙扰清阳

【证候】低热未除，头目不清，昏眩微胀，口渴不甚，舌淡红，苔薄腻，脉濡。

【病机】此为暑湿余邪未净之证。暑湿余邪留滞气分，故仍见低热起伏；暑湿余邪蒙扰清阳，故见头目不清、昏眩微胀；阴伤未复，故口虽渴而程度不甚；舌淡红、苔薄腻、脉濡为微有余湿，病变轻浅之象。

【治法】清化暑湿余邪。

【方药】清络饮（《温病条辨》）。

鲜荷叶边二钱　鲜银花二钱　西瓜翠衣二钱　鲜扁豆花一枝　丝瓜皮二钱　鲜竹叶心二钱

水二杯，煮取一杯，日二服。

方中鲜银花、西瓜翠衣、丝瓜皮清暑泄热，其中西瓜翠衣尚能生津止渴，且导暑热由小便而去；鲜荷叶边、扁豆花清暑化湿；鲜竹叶心清心利水，令暑湿从下而泄。全方共奏清化暑湿、祛除余邪之功。

【临床运用】本方能清暑利湿，但利湿之力较弱，若尿少而黄、苔腻者，可加生苡仁、滑石、甘草梢以泄热利湿；若兼见干咳无痰、咳声清高者，为暑湿余邪伤及肺络，可加杏仁、桔梗、麦冬、知母、甘草等以宣肺润燥。由于本方有清暑化湿之效，所以在夏暑季节如感受暑湿之邪，见发热、头目不清、胸痞、纳差等症状时，亦每可投用本方，不必拘于只用在暑温夹湿之后期。

【临床发挥】慢性乙型肝炎、类风湿性关节炎、低热等后期或者轻症属于湿热留扰者均可参考辨治。

3. 余邪留扰，气阴两伤

【证候】低热或身无发热，口渴唇燥，神思不清，倦语，不思饮食，舌红苔少，脉虚数。

【病机】此证为余邪未净，兼有肺胃气阴两伤。邪热虽大势已去，而未能尽解，故可见低热；元气未复，肺气不布，故神思不清、倦怠不欲语；胃津未复，故口渴唇干；胃之气阴亏虚，脾胃运化功能未健，故不思饮食；小便短少频数、舌红苔少、脉虚数，为余邪留扰，气阴两伤之象。

【治法】清泄余热，扶中益虚。

【方药】薛氏参麦汤（《湿热病篇》）。

人参　麦冬　石斛　木瓜　生甘草　生谷芽　鲜莲子

方以人参补充元气；麦冬、石斛、木瓜、甘草酸甘化阴，滋养肺胃阴液；谷芽和胃化湿而醒脾胃；鲜莲子健脾养心。诸药甘平，补而不腻，如王旭高说："此生津和胃之法，清补元气，体气薄弱者最宜仿此。"

【临床运用】若胃阴不足，胃火上逆，口舌糜烂，舌红而干，可加知母、天花粉等以清热养阴生津；若有低热持续不退，并见心烦喜呕者，可改用竹叶石膏汤。

【临床发挥】急性胃肠炎、呼吸道感染、中暑、钩端螺旋体病、流行性出血热乙型脑炎、登革热等后期或者轻症可参考辨治；年老体弱、大病初愈等见胃阴不足、元气亏虚也可参考论治。

4. 暑湿伤气

【证候】身热自汗，心烦口渴，胸闷气短，四肢困倦，神疲乏力，小便短赤，大便溏薄，舌苔腻，脉大无力或濡滑带数。

【病机】本证系暑温夹湿证日久，元气已耗，但暑湿犹盛之候。暑热迫津外泄，则身热自汗；暑热扰心，津液受损，故心烦口渴；暑热伤中，元气亏损，则胸闷气短、四肢困倦、神疲乏力；暑热夹湿蕴阻于下，水道清浊不分，大肠传导失司，则小便短赤、大便溏薄；苔腻、脉大无力或濡滑带数，为暑湿内蕴兼有气虚之象。

【治法】清暑化湿，培元和中。

【方药】东垣清暑益气汤（《脾胃论》）。

黄芪一钱（汗少减五分）　苍术（泔浸，去皮）一钱　人参（去芦）五分　升麻一钱　橘皮五分　白术五分　泽泻五分　黄柏（酒洗，去皮）二分或三分　麦门冬（去心）三分　青皮（去白）二分半　葛根二分　当归身三分　六曲（炒黄）五分　五味子九枚　炙甘草三分上吹咀，都作一服。水二大盏煎至一盏，去滓，食远温服。剂之多少，临病斟酌。

本证的特点是暑湿仍盛，又有元气耗伤。一般见于病之后期，此时暑湿耗气之象渐成病机之重点，故方中用人参、黄芪、甘草益气固表，扶正敛汗；苍术、白术健脾燥湿，泽泻利水渗湿；麦冬、五味子养肺生津，黄柏清热泻火以存阴，当归养血而和阴；升麻、葛根升举清气；青皮、陈皮理气和中；六曲和胃消食。全方药味精当，药力平和，在清化暑湿的同时，又助运和中，补益气阴以治本。

【临床运用】本方与王孟英之清暑益气汤同治暑病气阴两伤之证。后者清暑热之力较强，并在益气同时，注重养阴生津，宜于暑热亢盛而伤津耗气之证；而本方清暑生津之力较逊，在益气培中的同时，侧重于健脾燥湿，治暑湿伤气或元气本虚，又感受暑湿者。

在临床上，当视邪实与正虚之缓急、暑热与湿邪之侧重而确定治疗重点。若暑热较重，可加金银花、竹叶、荷叶、青蒿等清涤暑热；湿象明显，可加藿香、佩兰等化湿理气；如津气耗伤较甚，则益气生津之品可重用。

【临床发挥】肠伤寒、肺炎、感染性心内膜炎、急性胃肠炎、霉菌感染等后期可参考论治，老年夏季发热性疾病、不明原因长期发热属本证者可参考辨治。

5. 湿胜阳微

【证候】身冷汗泄，胸痞，口渴不欲饮，或渴喜热饮，苔白腻，脉细缓；或形寒神疲，心悸头晕，面浮肢肿，小便短少，舌淡苔白，脉象沉细。

【病机】本证为湿温病后期，湿从寒化，寒湿重伤脾肾阳气所致。此属湿温之变证，多因素体中阳不足，湿从寒化，日久伤阳，由脾及肾；也可因寒凉太过，重伤脾肾阳气而引起。阳气虚衰，寒从中生，故身冷、舌淡、脉细而缓，甚或形寒神疲；卫外不固，则汗泄；蒸化无力，津不上承，则口渴但不欲饮，或渴喜热饮；水湿外溢肌腠，则面浮肢肿；膀胱气化不利，则小便短少；寒湿内阻则见心悸、胸痞、苔白腻等。

【治法】温肾健脾，扶阳逐湿。

【方药】薛氏扶阳逐湿汤或真武汤。

薛氏扶阳逐湿汤（《湿热病篇》）

人参　附子　白术　益智仁　茯苓

本方出自薛生白《湿热病篇》，但原无方名及剂量，薛生白云："湿邪伤阳，理合扶阳逐湿。"方中以人参、附子、益智仁温补脾肾之阳；白术、茯苓健脾渗湿，使湿从小便而出。全方共奏温肾健脾、扶阳逐湿之效。

真武汤（《伤寒论》）

茯苓三两　芍药三两　生姜三两（切）　白术二两　附子一枚（炮，去皮，破八片）

本方为温肾利水之剂。方中附子温肾壮阳，化气利水；茯苓、白术健脾渗湿利水；生姜温散水气，白芍和里益阴。诸药合用既能温阳又能利水。

以上两方作用和组成大致相同，前者是从后者化裁而来。一般肾阳衰微，水湿内盛较甚者，宜选用真武汤。

【临床运用】湿盛者，还可加入半夏、厚朴、蔻仁、薏苡仁等药以化湿浊。若阳虚水泛，可合四苓散或加入车前子、冬瓜皮以利水消肿；若见阳虚外脱，则可加用参附龙牡汤以回阳救逆。

【临床发挥】肠伤寒、钩端螺旋体病、肺部感染、急性胃肠炎、流行性感冒乙型脑炎等后期可参考辨治，慢性结肠炎、慢性胃炎、慢性肾功能不全、重症肌无力、老年性痴呆等亦可参考辨治。

小　结

　　湿热类温病的病因具有阴阳双重属性。证候方面：一是多见有以脾胃为中心而弥漫全身的湿热症状；二是阴阳合邪的某些矛盾性症状，如身热不扬，面色不红而淡黄，不烦躁而呆痴，渴而不欲饮，知饥而不欲食，大便数日不下而不燥结等，须细加辨识。治疗方面：因病邪为湿热相合，故每每互相牵制。清热多用苦寒，但苦能化燥伤阴，寒可遏湿难解；祛湿多偏温燥，然温能助热增邪，燥则易伤阴津。临床必须审度病势，祛湿以恢复三焦气化为功，尤重"开上、畅中、渗下"，辛温、苦温、苦寒、淡渗诸法合理遣方用药，力求做到清热不碍湿，祛湿不助热，而同时照顾到阴津盛衰。切勿急于求成而用刚猛之剂，否则将造成邪未去而正已伤之态势，反致困顿。湿热类温病的病理变化，主要反映了温邪对人体卫气营血及三焦所属脏腑的功能失调及实质损害，故临床上多将卫气营血辨证和三焦辨证有机结合，共同用以湿热类温病的辨治，籍以归纳证候类型，分析其病理变化，明确病变部位，确立治疗方法，从而更好地辨证施治。

　　湿温是由湿热病邪引起的外感热病，多发于夏秋雨湿季节。临床以发病较缓、传变较慢、病势缠绵、病程较长、脾胃证候显著为主要特点。湿温的发病内因于太阴受伤，湿邪停聚，外因于感受湿热病邪，内外合邪即可引发病。本病的病机变化以脾胃为中心，湿热的转化随脾胃中气之盛衰强弱而异：中气较虚者，则病变偏于太阴脾，表现为湿重热轻证；中气较旺者，则病变偏于阳明胃，表现为热重湿轻证。湿重于热者，既可损伤中气而转为寒湿之证，也可逐渐化热而转为热重于湿证；热重于湿者，则易化燥伤阴，甚则深入营血，发为营热阴伤或热甚动血之证。湿温的辨证首当辨析湿与热之孰轻孰重；次当辨别湿热所在上、中、下三焦的脏腑部位；三当辨察病机在卫在气在营在血之浅深层次；四当审定证情的虚实转化。湿温的治疗以清热祛湿为原则，湿重者，重在化湿；热重者，重在清热。湿温的治疗要点在于，初起卫气同病，宜宣表里之湿；湿浊郁伏膜原，宜疏利透达膜原为治；湿热困阻中焦，脾胃升降失司者，宜燥湿化浊，不可早投寒凉遏之；湿邪下注，泌别失职，当以淡渗利尿给湿邪找出路；肠腑湿郁气结，宜宣清导浊为要。清热俱盛者，当清热化湿并进，如湿热蕴毒，宜清热化湿解毒；湿热酿痰，蒙蔽心包，宜芳香开闭。若热重于湿者，当清化阳明为主，兼化太阴脾湿。湿从寒化，宜温运脾阳，出现湿胜阳微者，宜温阳化湿利水。湿热化燥入营血者，治疗与温热类温病基本相同，若气分尚有未尽之湿邪，亦不可纯用凉润，否则有恋邪之弊。湿温便血不止，气随血脱者，先宜回阳固脱，继宜益气摄血。邪热渐退而余湿未净者，宜轻清芳化、涤除余邪。

　　伏暑是暑湿病邪或暑热病邪郁伏，由时令之邪引动，在秋冬而发的一种急性热病。其起病即见里热证候，多表现为表里同病，且每多兼夹湿邪为患，故病情缠绵而多反复，病程迁延而较难痊愈。本病发病多内外合邪，表里俱病，其里证有邪在气分与邪在营分之别。在气分者，多系暑湿郁蒸；在营分者，多以暑热性质为明显。伏暑的治疗以清泄里热为主，初起当疏表清里，其兼有湿邪者，又当兼以化湿。本病发病多由时令之邪触激而发，或发于气分，或发于营分，均有表证，故在清化气分暑湿或凉营养阴时，不能忽视解表透邪。暑湿郁于气分而兼表者，用银翘散去牛蒡子、玄参加杏仁、滑石方；若暑热郁伏较盛而兼风寒束表者，用黄连香薷饮。暑热发于营分而兼表者，用银翘散加生地、丹皮、赤芍、麦冬方清营泄热、辛凉透表；暑热夹湿郁阻少阳气分，当用蒿芩清胆汤和解少阳，既导暑热外达，又分消在里湿浊；暑湿夹滞郁阻肠道，则用枳实导滞汤清暑化湿与导滞通腑并举，轻法频下，逐邪外出。本病不论病在气分，或在营血分，甚至在恢复期，均可出现小便短少不利，应注意辨治。若气分热结阴伤，小便短少者，用冬地三黄汤滋阴生津、泻火解毒，甘苦合化阴气，不可纯用淡渗或苦寒清里，以免耗伤阴津。若热在心营，下移小肠者，用导赤清心汤清心凉营、清泄小肠。热瘀肾络，小便不通者，多为溺毒入血，病情危重，应化瘀通络、通腑泻浊。若热瘀互结、内闭包络而神昏者，用犀地清络饮、犀珀至宝丹等凉血化瘀、开窍苏神；若瘀热耗伤津气，出现脏气衰竭，元气外脱者，用犀角地黄汤合生脉散凉血散血、益气养阴固脱。本病后期见肾气已伤，固摄无权，小便量多者，用右归丸合缩泉丸温阳化气、益肾缩尿。

思考题

1. 湿温病是怎样发生的？其病机有何特点？
2. 试述湿温初起的证候特点及治疗宜忌。
3. 如何区别湿温后期湿盛阳微和余湿未净？
4. 湿温病大便下血是如何形成的？辨治要点是什么？
5. 伏暑的病因及发病机理为何？其发病有哪些特点？
6. 伏暑郁发气分和郁发营分在感邪和证候表现上有哪些不同？
7. 伏暑热在心营、下移小肠与热闭心包、血络瘀滞在治法上有什么异同？
8. 如何鉴别湿阻膜原证和湿热郁阻少阳证？其治法方药分别是什么？
9. 湿热酿痰，蒙蔽清窍证的临床表现、治法和方药是什么？
10. 请说明湿热类温病大便不畅的两个主要证型的病机、临床表现和治法方药有何不同。
11. 东垣清暑益气汤和王氏清暑益气汤的组成及功效、主治有何不同？
12. 结合相关证型说明湿热类温病辨湿热偏盛的临床意义。

扫一扫，查阅本章数字资源，含PPT、音视频、图片等

温毒类温病包括大头瘟、烂喉痧，除了具有一般急性温热类温病的症状表现外，还具有局部红肿热痛，甚则溃烂或肌肤密布斑疹等独特的特征。温毒类温病以温热性质为主，常见证候辨治分为卫分辨治、气分辨治、气营血分辨治和后期证治。

第一节　大头瘟

大头瘟是感受风热时毒引起的，以头面焮赤肿大为特征的急性外感热病，多发生于冬春二季。本病除全身症状外，伴有头面红肿疼痛，故属于温毒范畴。

汉唐以前的文献中并无本病病名的记载。隋代巢元方《诸病源候论》的丹毒病诸候、肿病诸候，以及唐代孙思邈《千金翼方·疮痈》中所叙述的丹毒中有类似本病的记载。金代刘河间称本病为"大头病"。《古今医案按》载有李东垣制普济消毒饮治疗"大头伤寒"，广施其方而全活甚众的史实。明代张景岳在《景岳全书》中将本病称为"大头瘟"，划属温疫范畴。俞根初《通俗伤寒论》称本病为"大头风"，并认为其病因为"风温将发，更感时毒"。吴鞠通《温病条辨》将本病归于"温毒"范畴，并谓本病俗名"大头瘟""虾蟆瘟"。

本病近代较少，西医学的颜面丹毒、流行性腮腺炎与本病有相似之处。但中医文献中曾记载大头瘟有强烈的传染性，可引起大面积流行，并有较高的致死率，与颜面丹毒、流行性腮腺炎不尽相同，应注意区分。此外，临床各科中的头面肿毒病证也可参考本病相关证候辨证论治。

一、病因发病

本病的病因是风热时毒，在温暖多风的春季或应寒反暖的冬季容易形成。风热时毒既具有风热病邪的性质，又具有热毒的特性，多从口鼻而入，致病后发展迅速，易致局部红肿热痛，并造成传播。当人体正气不足，或气血阴阳失调时，易感邪发病。

二、病机演变

风热时毒自口鼻而入，初起邪犯卫气，热毒充斥，因卫受邪郁，故先有短暂的憎寒发热；继而气分热毒蒸迫肺胃，出现壮热烦躁、口渴引饮、咽喉疼痛等里热炽盛症状；邪毒攻窜头面，搏结脉络，导致头面红肿疼痛，甚则发生溃烂。如《诸病源候论·诸肿候》云："肿之生也，皆由风邪寒热毒气，客于经络，使血涩不通，壅结皆成肿也。"本病一般很少深入营血，预后较好。

三、辨治要点

（一）辨病依据

1.本病有明显的季节性，多发生于冬春季节。

2.初起症见憎寒发热、无汗、全身酸楚、咽痛口渴等肺卫表热证，同时伴有明显肿毒征象，如头面焮赤肿痛，皮肤发硬。多由鼻旁、面颊肿起，向眼、耳、面部蔓延，甚至波及头皮，或出现水疱。伴有咽喉肿痛，但一般不会破溃糜烂。

3.病程中头面焮赤肿大特征突出，以气分肺胃热毒蒸迫为主要病机变化，深入营血者较少。

4.与痄腮、发颐、漆疮鉴别。

（1）痄腮　以儿童罹患为多，且以一侧或两侧腮肿为主，其肿胀表现以耳垂为中心的漫肿，皮肤紧张而不红，可并发睾丸肿痛。

（2）发颐　急性期也有憎寒壮热、面颊红肿热痛等症状，病变常为单侧，初起下颌角疼痛，肿如核桃，可波及同侧耳后及颊部，溃破后可从口内颊部流出脓液。

（3）漆疮　可有突然面部红肿，但界限不明显，灼热发痒，无疼痛，有与油漆、生漆接触史，发病部位也不局限于头面部。

（二）辨证要点

1.辨病变部位　如先肿于鼻额，以致于面目肿甚者，此病发于阳明；若发于耳之上下前后并头目者，病发于少阳；若发于前额、头顶及脑后项下者，病发于太阳；若发于头、耳、目、鼻者，为三阳俱病。

2.辨肿痛特征　肿胀处发硬，肌肤焮红灼热者，热毒较甚；肿胀伴疱疹糜烂者，则属热邪夹湿毒秽浊。

3.辨病程阶段　伴见恶寒发热者，病在卫分；若憎寒壮热，或但热不寒，烦躁口渴者，病在气分；极少数病例见神昏谵语，肌肤有瘀斑者，为热入营血。

（三）论治要点

大头瘟以疏风清热、解毒散结，内外合治为基本治疗原则。病之初起，邪偏卫表，宜疏风透邪为主，兼以解毒消肿；如毒壅肺胃，宜清热解毒为主，兼以疏风消肿；如局部红肿严重，宜清火解毒、散结消肿。同时配合清热解毒、散瘀止痛之方外敷，以增加内服药物之力。此外，根据病情可配合通腑、凉膈、清心、养阴等法。

大头瘟初起毒壅卫表，卫阳被遏，勿妄用辛温之品，否则易助热伤阴；但也忌寒凉太过，过用可致热毒蕴结不解，又易损伤正气。此外，勿用降药，因病在高颠之上，误用降药可引邪深入。

四、临床举例（流行性腮腺炎）

流行性腮腺炎是感染腮腺炎病毒引起的急性传染病，临床以发热、耳下腮部漫肿疼痛为主要特征。多发于春季，以儿童多见。本病可参考"大头瘟"辨证施治。

风热时毒是流行性腮腺炎的致病原因。本病初起邪毒侵袭肺卫，热郁上攻，故有发热、全身酸楚、咽痛口渴、头面红肿等症；继则深入气分，蒸迫肺胃，出现壮热烦躁、口渴引饮、咽喉疼痛、大便秘结等症；邪热壅结少阳，可出现腮部肿胀数日，左胁下、上腹部疼痛剧烈，恶心呕吐、大便秘结等症；里热蒸迫，燔灼肝经，化火生风，出现高热不退、腮下漫肿、烦躁、抽搐等症；亦可邪毒内陷厥阴，毒窜睾腹，在腮部肿胀渐消之时，或无腮部肿胀，出现一侧或双侧睾丸肿胀疼痛，或少腹疼痛等症。

流行性腮腺炎的治疗以清热解毒、软坚散结为基本原则。时毒在表，治以疏风清热、散结消肿，方可用葱豉桔梗汤加减；热毒蕴结证，治以清热解毒、软坚散结，方可用普济消毒饮加减；毒结少阳证，治以清泻热毒、和解少阳，方可用大柴胡汤加减；邪陷心肝证，治以清热解毒、息风开窍，方可用清瘟败毒饮加减；毒窜睾腹证，治以清肝泻火、活血止痛，方可用龙胆泻肝丸加减。

此外，本病还可以配合针灸和中药外敷治疗。如可选用如意金黄散、青黛散，以醋或茶调外敷（已破溃者禁用），或选用鲜仙人掌、鲜蒲公英、鲜马齿苋等捣烂外敷患处。针刺治疗可以翳风、颊车、合谷、外关、关冲为主穴，温毒郁表加风池、少商；热毒蕴结加商阳、曲池、大椎等；睾丸肿痛加太冲、曲泉；痉厥神昏加水沟、十宣；脘腹疼痛加中脘、足三里、阳陵泉。耳针治疗取耳尖、对屏尖、面颊、肾上腺穴，耳尖用三棱针点刺放血，余穴用毫针强刺激。耳穴贴压取双侧腮腺、皮质下、肾上腺、面颊穴，揿压诸穴，以耳郭发热为度。（赵霞，秦艳虹，董盈妹，等．中医儿科临床诊疗指南·流行性腮腺炎 [J]．中医儿科杂志，2017，13（01）：1-5.）

第二节　烂喉痧

烂喉痧是外感温热时毒而引起的急性外感热病，属于温毒范畴。临床以发热、咽喉肿痛糜烂、肌肤丹痧密布为主要特征，多发于冬春二季。本病因其有咽喉溃烂，肌肤丹痧，故称"烂喉痧"；因其肌肤发生的痧疹赤若涂丹，又称为"烂喉丹痧"；因其具有传染性，能引起流行，故名"疫喉痧""疫痧""疫喉""疫疹""时喉痧"等。

清代以前无烂喉痧病名的记载。东汉张仲景《金匮要略》所述之"阳毒"为病，"面赤斑斑如锦纹，咽喉痛，唾脓血……"与之有类似之处。隋代巢元方《诸病源候论·伤寒斑疮候》中载："伤寒病……热毒乘虚出于皮肤，所以发斑疮隐疹如锦纹，重者，喉口身体皆成疮也。"所述症状与本病亦似有接近之处，并将其列入"时气"范围。唐代孙思邈《千金翼方》列有"丹胗"的治疗方药，可能包括本病的治疗在内。叶天士《临证指南医案·疫门》记录了治疗以咽痛、痧疹为主症的病案，其中"喉痛丹疹，舌如珠，神躁暮昏"等表现与本病酷似，可认为是本病首次较可靠的病例记录。

根据烂喉痧的发病情况和临床特征，西医学所述的猩红热及其他一些出疹性疾病等，可参考本病进行辨证论治。

一、病因发病

本病病因为外感温热时毒。温热时毒多形成于冬春季节气候偏暖反常之时，热毒之性较为突出，致病后易发生局部的红肿疼痛糜烂及肌肤丹痧密布，故温热时毒又称为痧毒。若正虚抗邪无力，或脏腑气血阴阳失调，特别是素体阴亏者，易感受温热时毒，而引起发病。正如陈耕道《疫痧草·辨论疫毒感染》所说："其人正气适亏，口鼻吸受其毒而发者为感发；家有疫痧人，吸受病人之毒而发者为传染。所自虽殊，其毒则一也。"

二、病机演变

温热时毒由口鼻侵入人体，充斥肺胃。肺气不宣，卫受毒郁，故初起发热憎寒并见，继则邪毒传里，阳明受邪，正邪剧争，故见里热蒸迫证候。咽喉为肺胃之门户，热毒充斥肺胃，上攻搏结咽喉，血为毒滞，导致咽喉红肿疼痛，甚至血败肉腐而糜烂；肺胃热毒外窜肌肤血络则出现肌肤丹痧。故何廉臣说："疫痧时气，吸从口鼻，并入肺经气分则烂喉，并入胃经血分则发痧。"感邪轻者，邪毒在肺胃。感邪重者可深入营血或迅速内陷心包，甚至因内闭外脱而死亡。病至后期，可见余毒未尽、阴液耗伤之象。

三、辨治要点

（一）辨病依据

1. 本病多发生于冬春二季，发病前有与烂喉痧患者的接触史。

2. 起病急骤，具有急性发热、咽喉肿痛糜烂、肌肤布满丹痧、舌红绛或紫绛起刺状如杨梅等典型的临床表现。

3. 多数患者在发病后 12 ～ 24 小时内出现丹痧，最早见于颈部、腋下及腹股沟，从颈胸、躯干再蔓延到四肢，一般在 24 小时内遍布全身。皮疹为弥漫性红色小点，疹点之间呈一片红晕。当丹痧遍布全身后，发热逐渐降退。丹痧消退后有脱屑。

4. 与白喉、麻疹、风疹、药疹鉴别。

（1）白喉　烂喉痧与白喉均可见于冬春季节，都有咽喉肿痛，但白喉咽喉肿痛多有典型的白色伪膜，与口腔黏膜粘连很紧，不易剥离，且肌肤无丹痧皮疹。

（2）麻疹　烂喉痧与麻疹均好发于冬春，皆有皮疹。麻疹发病二三日，可于口腔两侧颊黏膜靠臼齿处出现麻疹黏膜斑；皮疹出疹也较迟，疹间皮肤正常，疹后糠秕样脱屑及棕色疹痕。本病皮疹多在发病当天出现，先从颈胸、躯干发出，再蔓延到四肢，疹间皮肤红晕，压之退色；疹后鳞片状脱屑；且有显著的咽喉肿痛，甚则糜烂。

（3）风疹　本病虽皮疹出现时间与烂喉痧相近，但疹色淡红，稀疏均匀，皮肤有瘙痒感和发热等全身症状轻微，一般不伴咽喉症状，皮疹隐退较快，一般 2 ～ 3 日即可，无脱屑。

（4）药疹　药疹四季皆可发生，有近期服药史，无明显的卫气营血过程及杨梅舌等表现，一般无咽喉红肿糜烂。停药后症状缓解。

（二）辨证要点

1. 辨病势顺逆　烂喉痧起病急骤，病情重，传变快，一般从察痧、视喉、观神、脉象等的变化来判断病势的顺逆。凡痧疹颗粒分明，颜色红活，咽喉糜烂不深，神清气爽，呼吸平稳，脉浮数有力者，为正能胜邪，属于顺证；若痧疹稠密，甚至融合成片，颜色紫赤，或急现急隐，咽喉糜烂较深，热势亢盛，身热不降或骤然降于正常之下，神昏谵语，脉细数无力者，则为正不胜邪，邪毒内陷，属于逆证。

2. 辨病程阶段　初期邪在肺卫，即有热毒搏结之征，可见咽喉肿痛、肌肤丹痧隐现，或表现为卫气同病。中期以气分热毒炽盛，或气营（血）两燔为特征，迅速出现咽喉糜烂、丹痧密布等症状。后期以余毒未尽，阴液耗损为特征。其中，中期为本病的严重阶段，病情最为重笃，毒邪内陷心包甚至内闭外脱等险恶之证也大多见于此阶段。

（三）论治要点

烂喉痧以清泄热毒为基本治则。初起毒侵肺卫，病位在表，治宜透表解毒。中期病邪入里，热毒壅结气分，治宜清气解毒；热毒内陷营血，治宜清气凉营（血）解毒；热毒化火动风或内闭外脱者，则先予清心开窍息风，扶正固脱，而后再清气凉营（血）解毒。后期余毒伤阴，则宜养阴解毒。

本病初起忌用辛温升散之品强取其汗；不可滥用寒凉，以免痧疹不透，邪毒内陷；不可早用滋腻，防其恋邪难化。

四、临床举例（猩红热）

猩红热是由 A 组乙型溶血性链球菌引起的急性呼吸道传染病。多发病于冬季，儿童多见，临床上以高热、咽峡炎、全身弥漫性猩红色皮疹和出疹后明显的脱屑为特征。少数患者还可引起心、肾、关节的变态反应性并发症。本病中医称"丹痧""疫痧""烂喉痧"等。

外感温热时毒是本病的主要致病因素。温热时毒由口鼻侵入，首犯肺胃。热毒充斥肺胃，肺气不宣，卫受邪郁，则发热恶寒；肺胃热毒上攻咽喉，则咽喉红肿疼痛，甚则糜烂；热毒窜扰血络，则肌肤丹痧密布。感邪重者，邪毒不仅可内陷营血，出现气营血两燔重症。而且可出现迅速内陷心包，引动肝风则神昏抽搐，甚至可内闭外脱而死亡，后期阴津受损，余邪未尽，每有余毒伤阴之征，多表现肺胃阴伤证候。本病的发展过程中，少数患者由于热毒炽盛，可及他脏。若伤于心络，耗损气阴，心失所养，则见心悸；余邪热毒流注筋骨关节可发生痹证；邪热弥漫三焦，水液输化通调失职，外溢肌肤，可发生水肿。

本病以清热解毒利咽为基本治则。按照猩红热发病的轻重缓急，邪侵肺卫证治以辛凉宣透、清热利咽，方可用银翘散加减。乳蛾肿烂者，加野菊花、蒲公英、大青叶；颈部臖核（淋巴结）肿大者，加浙贝母、夏枯草、紫花地丁。毒炽气营证治以清气凉营、泻火解毒，方可用凉营清气汤。咽喉红肿腐烂明显者，加蚤休、板蓝根、僵蚕、蝉蜕；丹痧布而不透，壮热无汗者，加淡豆豉、浮萍；苔糙便秘，咽喉腐烂者，加大黄、玄明粉。若邪毒内陷心肝出现神昏、抽搐等症者，可选加紫雪、安宫牛黄丸。肺胃阴伤证治以养阴生津、清热润喉，方用沙参麦冬汤。

本病还可以配合针灸和中药吹喉治疗。取穴风池、天柱、合谷、曲池、少商、膈俞、血海、三阴交，毫针泻法。选用珠黄散或锡类散，取药少许，吹于咽喉，用于咽喉肿痛、溃烂。（马融 . 中医儿科学 [M]，北京：中国中医药出版社，2016：195-198.）

第三节　温毒类温病常见证候辨治

一、卫分辨治

1. 风热毒邪犯卫

【证候】恶寒发热，热势不甚，无汗或少汗，头痛，头面红肿，全身酸楚，目赤，咽痛，口渴，舌苔薄黄，脉浮数。

【病机】本证为风热时毒侵犯肺卫所致。邪毒犯卫则恶寒发热，全身酸楚，无汗或少汗；风热时毒上攻则头面红肿、头痛，目赤，咽痛；邪热津伤则口渴；苔薄黄、脉浮数为风热时毒犯于肺卫之征。其中恶寒发热、头面轻度红肿、全身酸楚为本证辨证要点。

【治法】疏风透表，解毒利咽。

【方药】内服葱豉桔梗汤，外敷如意金黄散。

葱豉桔梗汤（《重订通俗伤寒论》）。

鲜葱白三枚至五枚　淡豆豉三至五钱　苦桔梗一钱半　薄荷一钱至一钱半　焦山栀二钱至三钱　连翘一钱半至二钱　甘草六分至八分　淡竹叶三十片

方以葱白通阳散表；豆豉、薄荷疏风透邪；山栀、连翘、淡竹叶清热解毒；桔梗、甘草宣肺利咽。

如意金黄散（《外科正宗》又名金黄散）

天花粉十斤　黄柏 大黄 姜黄 白芷各五斤　厚朴 陈皮 甘草 苍术 天南星各二斤

为细末，随证调敷。凡遇红赤肿痛，发热未成脓者，及夏月时俱用茶清同蜜调敷。

方以天花粉、黄柏、大黄清热泻火解毒；姜黄、白芷活血疏风止痛；南星、厚朴、陈皮、甘草、苍术行气化痰。

【临床运用】临证时常加入蝉蜕、牛蒡子、银花、大青叶，以增疏风透热解毒之力。口渴明显者，可加入生地黄、玄参，以清热生津、利咽解毒。若咽阻喉痛者，可加紫金锭二粒磨冲。

【临床发挥】颜面丹毒、化脓性腮腺炎、急性扁桃体炎、疱疹病毒感染等热毒犯于头面部的肿毒疾病可参考本证辨治。

2. 温热毒邪犯卫

【证候特点】初起憎寒发热，继则壮热烦渴，咽喉红肿疼痛，甚或溃烂，肌肤丹痧隐隐，舌红赤或有珠状突起，苔白干，脉浮数。

【辨析】本证为温热时毒外袭肌表，内侵肺胃所致。邪犯肌表，卫阳受郁则憎寒发热；毒侵肺胃，热毒上攻咽喉，则咽喉红肿疼痛，甚则糜烂；热毒偏盛，迫及营分，走窜血络则丹痧隐约；壮热烦渴、舌红脉数，为气分热毒偏盛之征。其中初起憎寒发热，继则壮热烦渴，咽喉红肿疼痛，甚或溃烂，肌肤丹痧隐隐为本证辨证要点。

【治法】透表泄热，清咽解毒，凉营透疹。

【方药】内服清咽栀豉汤，外敷玉钥匙。

清咽栀豉汤（《疫喉浅论》）

山栀三钱　香豆豉三钱　金银花三钱　苏薄荷一钱　牛蒡子三钱　粉甘草一钱　蝉蜕八分　白僵蚕二钱　乌犀角八分（磨汁）（水牛角代）　连翘壳三钱　苦桔梗一钱五分　马勃一钱五分　芦根一两　灯心二十支　竹叶一钱

水二钟，煎八分服。

方以豆豉、薄荷、牛蒡、蝉蜕辛凉透表，疏散热毒；金银花、连翘、山栀泄热解毒；马勃、僵蚕、桔梗、甘草开结利咽；犀角（水牛角代）凉营解毒；芦根护阴生津，灯心草、竹叶清心导热下行。

玉钥匙（《三因极一病证方论》）

焰硝一两半　硼砂半两　脑子（冰片）一字　白僵蚕一分

上为末，研匀，以竹管吹半钱许入喉中。

方中焰硝软坚散结解毒；硼砂清热化痰；冰片开结散郁，清热止痛防腐；白僵蚕祛风散结。诸药共奏清热退肿之功，适于喉痧初起，咽喉红肿尚未糜烂者。

【临床运用】若表郁较重者，可酌加葱白、薄荷等以辛散表邪；若咽喉肿痛明显者，可酌加青果、土牛膝根等清热利咽。

【注意事项】忌用辛温升散之品强责其汗，以免助热伤阴而加重病情。

【临床发挥】猩红热或某些出疹性疾病初起阶段可参考本证辨证施治。

二、气分辨治

1. 毒壅肺胃

【证候】壮热口渴，烦躁不安，头面㿠肿疼痛，咽喉疼痛加剧，舌红苔黄，脉数实。

【病机】本证为肺胃热毒炽盛，上攻头面所致。热毒炽盛，充斥肺胃则壮热口渴、烦躁不安、咽喉疼痛加剧；风热时毒上窜，壅结头面脉络则头面㿠赤肿痛；舌红苔黄、脉数实，为里热炽盛之征象。其中壮热烦渴、头面㿠肿疼痛、舌红苔黄为本证辨证要点。

【治法】清热解毒，疏风消肿。

【方药】内服普济消毒饮，外敷三黄二香散。

普济消毒饮（《东垣试效方》）。

黄芩 黄连各半两　橘红 玄参 生甘草各二钱　连翘 牛蒡子 板蓝根 马勃、薄荷各一钱　白僵蚕（炒）升麻各七分　柴胡 桔梗各二钱

方以黄芩、黄连苦寒清热解毒；薄荷、连翘、牛蒡子、僵蚕辛凉疏散头面风热；连翘、板蓝根、马勃解毒消肿止痛；玄参、甘草、桔梗清利咽喉；陈皮理气疏壅；升麻、柴胡升散疏透，开发郁火，即"火郁发之"之义。芩、连得升、柴可引药上行，以清头面热毒；升、柴配芩、连可防其升发太过，二者相辅相成，共收疏散风热、清热解毒之功。

三黄二香散（《温病条辨》）

黄连一两　黄柏一两　生大黄一两　乳香五钱　没药五钱

研极细末，初用细茶汁调敷，继用香油调敷。

方以黄连、黄柏、生大黄苦寒泻火解毒；乳香、没药活血散瘀、消肿止痛。

【临床运用】若邪毒偏盛，头面红肿明显，可加夏枯草、菊花等以清疏热毒；头面肿胀紫赤者，加丹皮、桃仁、紫草以凉血通络；如兼腑实便秘者，可加生大黄通腑泄热，导火毒下行。

【临床发挥】颜面丹毒、流行性腮腺炎、化脓性腮腺炎、急性扁桃体炎、疱疹病毒感染等热毒犯于头面部的肿毒疾病可参考本证辨治。

2. 毒炽肺胃，热结肠腑

【证候】身热如焚，气粗而促，烦躁口渴，咽痛，目赤，头面及两耳上下前后㿠赤肿痛，大便秘结，小便热赤短少，舌赤苔黄，脉数。

【病机】本证为风热时毒内壅肺胃，结于肠腑所致。肺热壅盛则身热气粗而喘；胃热津伤则烦热口渴，小溲热赤短少；毒壅肠腑则大便秘结；热毒上攻头面则头面㿠赤肿痛，咽痛，目赤；舌赤苔黄、脉数，为热毒炽盛之象。其中身热如焚，头面及两耳上下前后㿠赤肿痛，大便秘结为本证辨证要点。

【治法】清透热毒，攻下泄热。

【方药】内服通圣消毒散，外敷三黄二香散。

通圣消毒散

防风 川芎 白芷 金银花 连翘 牛蒡子 焦山栀 滑石各四钱　芒硝酒炒 生大黄 苦桔梗 生甘草各二钱　犀角一钱（水牛角代）大青叶 薄荷各一钱　鲜葱白三根　淡豆豉四钱　活水芦笋二两　鲜紫背浮萍三钱

煎汤代水煎药，重则日服二剂，夜服一剂。

方以薄荷、防风、葱白、豆豉、白芷、浮萍、桔梗透泄肺胃蕴热；栀子、大青叶、金银花、连翘、牛蒡子清解肺胃热毒；滑石、芦笋（临床常用芦根）导热毒随小便而出；大黄、芒硝通腑泄热；犀角清营凉血解毒。

三黄二香散（方见前）

【临床运用】若渴甚者，加天花粉、麦冬生津止渴；咽喉疼痛较重者，加玄参、马勃、僵蚕、射干清热利咽；头面肿胀紫赤者，加丹皮、紫草、桃仁等凉血通络；面上燎疱宛如火烫，痛不可忍，或破溃流水者，酌加黄连、石膏、紫草、紫花地丁、土茯苓、薏苡仁清热除湿解毒。

【临床发挥】颜面丹毒、流行性腮腺炎的某些病程阶段与本证有相似之处，可参照本证进行辨治。

3. 热毒邪壅于气

【证候】壮热，口渴，烦躁，咽喉红肿糜烂，肌肤丹痧显露，舌红赤有珠，苔黄燥，脉洪数。

【病机】本证系表邪已解，肺胃邪热渐盛，热毒壅结气分所致。气分热盛，故见壮热烦渴；热毒上攻，壅结咽喉，膜败肉腐，则见咽喉红肿糜烂；热毒内窜血络，则肌肤丹痧显露；舌红赤有珠、苔黄燥，脉洪数为气分热毒炽盛的征象。其中壮热不恶寒、咽喉红肿糜烂、肌肤丹痧显露等为本证辨证要点。

【治法】清气解毒，利咽退疹。

【方药】内服余氏清心凉膈散，外用锡类散。

余氏清心凉膈散（《温热经纬》）

连翘三钱　黄芩（酒炒）三钱　山栀三钱　薄荷一钱　石膏六钱　桔梗一钱　甘草一钱竹叶七片

方以连翘、黄芩、山栀、竹叶清泄气分邪热；薄荷、桔梗、竹叶、甘草轻宣上焦气机；生石膏大清气分之炽热。

锡类散（引《金匮翼》，又名烂喉痧方）

象牙屑三分（焙）　珍珠三分（制）　青黛六分（飞）　冰片三厘　壁钱二十枚（用泥壁上者）　西牛黄五厘　焙指甲五厘

共研细末，每以少许吹于患处。

方中以青黛、冰片、壁钱、牛黄清热解毒；象牙屑、珍珠、指甲祛腐生新。全方功能清热解毒、祛腐生肌，故可用于热毒所致之咽喉糜烂。

【临床运用】若大便秘结者，酌加大黄釜底抽薪，泻火解毒；若邪热结于颈项，肿痛坚硬者，酌加浙贝、蒲公英、赤芍以化痰活血软坚；丹痧较重者，加丹皮、生地黄凉营解毒。

【临床发挥】西医学所述猩红热持续性高热、咽峡炎及明显的弥漫性红疹阶段可参考本证进行辨证论治。

三、气营血分辨治

1. 毒燔气营（血）

【证候】咽喉红肿糜烂，甚则气道阻塞，声哑气急，丹痧密布，红晕如斑，赤紫成片，壮热，汗多，口渴，烦躁，舌绛干燥，遍起芒刺，状如杨梅，脉细数。

【病机】本证系邪毒化火，燔灼气营（血）所致。气分热毒炽盛，则见壮热，汗多，口渴，烦躁等；营血热毒炽盛，则见丹痧密布，红晕如斑；热毒化火，上攻咽喉，则咽喉红肿糜烂白膜，甚至阻塞气道；舌绛干燥，遍起芒刺，状如杨梅，脉细数为热灼营阴之征。其中咽喉红肿糜烂明显，丹痧密布，赤紫成片，舌干绛遍起芒刺等为本证辨证要点。

【治法】清气凉营，解毒救阴。

【方药】内服凉营清气汤，外用珠黄散。

凉营清气汤（《丁甘仁医案·喉痧证治概要》）

犀角尖五分（水牛角代）（磨冲） 鲜石斛八钱 黑山栀二钱 牡丹皮二钱 鲜生地八钱 薄荷叶八分 川雅连五分 京赤芍二钱 京玄参三钱 生石膏八钱 生甘草八分 连翘壳三钱 鲜竹叶三十张 茅芦根各一两（去节心） 金汁一两（冲）

方以栀子、薄荷、连翘壳、川连、生石膏清透气分邪热；玄参、石斛、竹叶、芦根、茅根甘寒生津；犀角、丹皮、生地黄、赤芍、金汁凉营（血）解毒。

珠黄散（《全国中成药处方集》天津方）

珍珠 牛黄各一两

共研极细粉，每用少许，吹于咽喉患处。

方中以珍珠化痰安神；牛黄清热解毒，豁痰定惊。全方功能清热解毒止痛，用治咽喉红肿，单双乳蛾溃烂疼痛。

【临床运用】若痰多加竹沥冲服，或用珠黄散每日服二分以清热化痰；咽喉肿痛腐烂，加服六神丸以清热解毒；若兼热毒内陷心包，症见灼热昏谵、遍身紫赤、肢凉脉沉等，加服安宫牛黄丸、紫雪丹以清心开窍；若见丹痧突然隐没、神志昏愦、肢体厥冷、全身汗出、气息微弱、脉沉伏等，属内闭外脱之证，宜先用参附龙牡汤救逆固脱，安宫牛黄丸清心开窍，若闭脱之证得以缓解而热毒复盛，再用上方治疗。

【临床发挥】猩红热并发皮疹，可参照本证进行辨证论治。

2. 邪陷心包，内闭外脱

证候、病机、治法、方药及临床应用参见温热类温病证治之内闭外脱。

【临床发挥】猩红热的特殊临床类型出现神志症状，如中毒性心肌炎、中毒性肝炎或中毒性休克时可参考本证进行辨证论治。

四、后期证治

1. 胃阴耗伤

【证候】身热已退，头面红肿消失，口渴欲饮，不欲食，咽干，目干涩，唇干红，舌红少津，无苔或少苔，脉细微数。

【病机】本证为肺胃热毒已解，津液受伤所致。肺胃热毒已解，则热退，面赤红肿消失。胃津耗伤，故口渴欲饮；胃阴不足，受纳失司则不欲饮食；胃阴耗伤，阴津不能上荣，则咽干，目涩，唇干红等；舌干少津、无苔或少苔，脉细数为胃阴耗损之征。其中身热已退、头面掀肿消失、不欲食、咽干、目干涩、唇干红、舌红少津为本证辨证要点。

【治法】滋养胃阴。

【方药】七鲜育阴汤（《重订通俗伤寒论》）。

鲜生地五钱 鲜石斛四钱 鲜茅根五钱 鲜稻穗二支 鲜雅梨汁 鲜蔗汁各两瓢（冲） 鲜枇杷叶（去毛 炒香）三钱

方以生地黄、石斛、茅根、梨汁、蔗汁甘寒生津，滋养胃液；鲜稻穗养胃气；枇杷叶和降胃气。

【临床运用】余热未净者，加竹叶、桑叶清透余邪；胃阴耗伤较甚者，加北沙参、麦冬滋养胃阴，可加少量砂仁振奋胃气，取阳生阴长之意。

【临床发挥】腮腺炎、急性扁桃体炎、疱疹病毒感染等热毒犯于咽喉或头面部的疾病，恢复期见口燥咽干不欲食之证者，可参考本证辨治。

2. 余毒伤阴

【证候】咽喉腐烂渐减，但仍疼痛，壮热已除，午后仍低热，口干唇燥，皮肤干燥脱屑，舌红而干，脉象细数。

【病机】本证见于烂喉痧恢复期。邪毒已减，故壮热消退；余毒未净，肺胃阴液未复，故见午后低热持续及咽喉轻度糜烂等；肺胃阴伤故见口干唇燥，皮肤干燥、脱屑等；脉细数、舌红而干等，均属阴津耗损征象。其中咽喉腐烂渐减、肌肤丹痧减退、口干唇燥、舌红而干为本证辨证要点。

【治法】滋阴生津，兼清余热。

【方药】清咽养营汤（《疫喉浅论》）。

西洋参三钱　大生地三钱　抱木茯神三钱　大麦冬三钱　大白芍二钱　嘉定花粉四钱　天冬二钱　拣玄参四钱　肥知母三钱　炙甘草一钱

水四钟，煎六分，兑蔗浆一钟温服。

方以西洋参、天冬、麦冬、生地黄、玄参甘寒养阴，复以白芍、甘草酸甘化阴；知母、天花粉清泄余热并兼滋养阴液；茯神宁心安神。

【临床运用】若低热、咽痛等余毒较重时，可加青蒿、金银花等清热解毒、透泄邪热；若兼腰痛、尿血，为阴伤动血，可加女贞子、旱莲草、白茅根、小蓟等以凉血止血；若四肢酸痛，甚至关节难于屈伸者，可加丝瓜络、川牛膝、赤芍、桃仁等以化瘀通络。

【临床发挥】猩红热恢复期余毒未尽，咽喉疼痛，或慢性咽炎，扁桃体炎等证属阴虚有热者可参照本证进行辨证论治。

小　结

大头瘟是由感受风热时毒引起的急性外感热病。临床以头面焮赤肿大为特征。本病以邪在肺胃气分为主，但如邪毒内陷，亦可深入营血，或犯手足厥阴经，出现动血、迫血耗血、神昏痉厥等病理变化。本病的治疗以清热解毒为原则。早期病变轻浅，热郁肺卫者，治宜疏表透卫。中期热盛充斥肺胃者，治宜清热解毒消肿；热毒较盛，壅滞肠腑者，治宜清透热毒、攻下泄热。后期阴液耗伤者，治宜滋养胃阴。此外，本病治疗应注意内治与外治相结合，可配合泻火解毒、散瘀消肿之外敷方，以增强内服药之功效。

烂喉痧是感受温热时毒引起的急性外感热病，临床医以发热、咽喉肿痛糜烂、肌肤丹痧密布为特点。本病的治疗原则以清泄热毒为重。初起邪在肺卫者，治宜解毒利咽。中期邪毒入里，壅结上焦气分，治宜苦寒泄热解毒，凉营退疹；若热毒入营，气营（血）两燔，治宜清气凉营（血），解毒救阴；邪毒内闭心包者，急予清心开窍；内闭外脱者，则应以开闭固脱为急务。后期邪毒渐退而阴液已伤，治宜滋阴生津，兼清余热。本病的治疗，除按卫气营血辨证纲领施治外，尤须强调清热解毒法的运用，且在内服药治疗的同时，多配合外治法。温毒类温病是由温毒病邪所引起的一类急性外感热病，主要包括大头瘟、烂喉痧等。证候以温邪攻冲走窜和蕴结壅滞的特点，可见到局部红肿热痛，甚至溃烂或发斑疹。治疗以疏风透邪、清热解毒为治疗原则。视其病位和邪正相争情况，灵活选用疏风透邪，兼以解毒消肿，或径直以清热解毒为主等，若伴咽痛糜烂、肌肤丹痧密布，则需苦寒泄热解毒，凉营退疹。后期肺胃阴津耗伤，治以清营养阴。

思考题

1. 大头瘟的诊断要点有哪些？
2. 大头瘟的治则是什么？
3. 试述大头瘟的基本临床表现及治疗要点。
4. 烂喉痧的病机演变可分为哪几个阶段？各阶段的特点是什么？
5. 如何判断烂喉痧的顺逆？
6. 如何理解烂喉痧初起的治法"以畅汗为第一要义"？
7. 烂喉痧毒壅气分与毒燔气营（血）的治法有何区别？

第十一章
温疫类温病

扫一扫，查阅本章数字资源，含PPT、音视频、图片等

温疫类温病包括温热疫、湿热疫，是感受疫疠病邪所引起的，具有强烈传染性并能引起流行的一类急性外感热病。因病邪性质的差异，疾病的传变方式和侵犯脏腑可有显著不同，基本病理特点是病邪侵入人体后，迅速充斥表里内外，造成卫气营血的广泛损害，常见证候辨治分为卫气分辨治、气分辨治、气营血分辨治和后期辨治。

第一节　温热疫

温热疫是由温热疠气引起的急性外感热病。疠气从口鼻而入，其特点为初起以里热外发为主要证候表现，症见但热不恶寒、头身痛、口干咽燥、烦躁便干等症状。本病四季皆可见，但以春季为多。

对温热疫的论述，以清代医家杨栗山和刘松峰为代表。他们虽将"温病"与"温疫"混称，但据其所述内容来看，实指传染性极强的"温疫"，如杨栗山《伤寒温疫条辨》所说："一切不正之气，升降流行于上下之间，人在气交中无可逃避……禽兽往往不免，而况人乎。"又如刘松峰《松峰说疫》指出："以其为病，沿门阖户皆同，如徭役然。"他将疫病分为"瘟疫""寒疫"和"杂疫"三种，刘松峰认为"瘟疫者，不过疫中之一，始终感温热之疠气而发"。杨栗山认为温疫"从无阴证，皆毒火也"。说明两位医家所论之温疫属于温热疫，尤其以杨栗山最具代表性。其秉承吴又可杂气说，在《伤寒温疫条辨》中提出温病（温热疫）是由杂气、毒气引起，其说："温病得之天地之杂气……杂气者，非风非寒非暑非湿非燥非火，天地间另为一种，偶荒旱潦疵疠烟瘴之毒气也。"但是，其所论杂气的致病特点与吴又可所述杂气特点不同，具有温热性质显著，易化火酿毒，充斥奔迫，致病多凶险等特点，如其说"其实不过专主上中下焦，毒火深重"，"且夫世之凶厉大病，死生人在反掌间者，尽属温病"。杨栗山借鉴了刘河间《伤寒直格》"阳热怫郁"的观点，指出温疫的病机是"杂气由口鼻入三焦，怫郁内炽"所致。对于温热疫的治疗，其承喻嘉言之说"急以逐秽为第一要义"，指出"上焦如雾，升而逐之，兼以解毒；中焦如沤，疏而逐之，兼以解毒；下焦如渎，决而逐之，兼以解毒"，用药以辛凉苦寒为主，以清泻三焦热毒。

一些发生于春季的急性传染病，如西医学中的甲型H1N1流感、流行性脑脊髓膜炎、人感染高致病性禽流感等具有温热疫特点的疾病，可参考本病辨证论治。

一、病因发病

温热疫的病因为温热疠气。温热疠气多形成于兵荒和大灾之年，由"荒旱潦疵疠烟瘴之毒"产生。其来无时，其着无方，无关人之强弱，血气之盛衰，有触之者，各随其气而发病。温热疫

的发生虽不拘年岁四时，但以春夏季节多发，正气不足者，病邪更易深入。

二、病机演变

温热疠气从口鼻而入，直行中道，怫郁于里，流布三焦，散漫不收，受病于血分，或由饮食、情志等因素触发，或里热郁蒸自发，其发皆为火毒之候，如杨栗山说："温病因杂气怫热，自里达表，或饥饱劳碌，或忧思气郁，触动其邪，故暴发竞起，而合病并病极多，甚有全无所触，止是内郁之热，久则自然蒸动。""一发则邪气充斥奔迫，上行极而下，下行极而上，即脉闭体厥，从无阴证，皆毒火也。"初起里热炽盛，热浮越于表，出现凛凛恶寒，后但热不寒、头痛、口干咽燥等，类似表证而实非表证的表现。大部分患者可在此阶段淹缠数日而突然加重，温热疠气充斥表里三焦，各随其气导致多端变化。或结于阳明胃肠而出现壮热、腹痛、便秘；或疫毒之邪充斥心经，逆乱心神，致谵妄发狂；或邪入血分，迫血动血，导致有斑疹、出血；或瘀热搏结而发黄；或蓄血于下焦等。甚则热邪极盛，阳气内郁，火极似水，出现肢冷、脉沉、气喷如火、烦渴便闭等阳厥证。若患者素有肾虚，或房劳太过，疫邪可速陷下焦，导致气道不施，出现便闭腹胀或至夜发热等表现。因热毒充斥，病变复杂，可出现多脏腑同病，即杨栗山所谓"两感""并病"等复杂病情。温热疫后期，疫毒之邪伤气阴，可出现气阴两虚。疠气还可乘侵宿损之处，导致头风痛、腰腿痛、心痛、腹痛、痰火喘嗽、吐血便血、崩带淋沥等旧病复发。

总之，温热疠气从口鼻而入，怫郁于里，充斥三焦，初起即表现里热炽盛之证，温热疫邪炽盛可内扰心神，迫血动血，瘀热搏结，或蓄血于下；还可出现多脏腑同病；后期温热疫邪伤及气阴，可出现气阴两伤。

三、辨治要点

（一）辨病依据

1. 四时皆有，多发生于春季。

2. 起病以里热外发为主要表现，突然加重出现温热疠气充斥表里三焦，并随其气出现复杂多变的病理机转。

3. 后期可见气阴两虚。

4. 有温热疫接触史。

（二）辨证要点

1. 辨有无表邪 温热疫因感受温热疠气之邪，邪由口鼻直行中道，伏郁于里，充斥内迫三焦，各随其气而变。故临床辨证首先应辨别有无表邪，温热疫的表证由怫郁于内的疫毒之邪，浮越于表而发，诚如杨栗山"虽有表证，实无表邪"之论，故初起可见凛凛恶寒，很快出现但热不恶寒而口渴烦躁等证。

2. 辨兼夹病邪及主要病位 温热疠气随充斥表里三焦，但随其气而变，病位重心有所不同，所以，要注意结合患者体质，辨别兼夹病邪及主要病位。或邪热与糟粕搏结胃腑，或与痰热结于心下，或与瘀血蓄于下焦，或入心经扰神闭窍等。

3. 辨有无宿疾 要注意通过询问病史明确素体有无旧患。

（三）论治要点

1. 治则 本病的治疗原则是升散清泻，逐邪解毒。

2. 治法 根据病情轻重缓急和病变部位的不同分别采取相应的救治：如疫毒轻者，予轻清透邪；疫毒重者，予升清降浊。若表里俱实，热壅三焦，宜用攻逐清泄；若邪入心经，躁扰心神，宜清心泻火；若热入血分，蓄于下焦，宜化瘀攻下；若瘀热发黄，宜化瘀清解退黄；若热与痰结，壅于胸脘，宜清解化痰开结。温疫后期，气阴两伤，宜益气养阴。若温热疫引发宿疾，先治温疫。

温热疫初起，证候表现类似表证，不可辛温发汗。若用辛温解表，犹如抱薪投火，加重热势，助热伤津，邪热会随升提之性而上逆，出现狂躁、斑黄、衄血、亡阳等重候。正如杨栗山所说："在温病邪热内攻，凡见表证，皆里证郁结也。虽有表证，实无表邪，断无正发汗之理。""宜以辛凉苦寒清泻为妙。"

四、临床举例（甲型 H1N1 流感）

甲型 H1N1 流感（简称甲流）是由 A 型流感病毒，携带有 H1N1 亚型猪流感病毒毒株，引起的急性传染病。有轻症和重症之分，可归属于中医温热疫范畴。

时行疫毒感染是甲流的致病因素。初起以上焦肺卫病变为主，继则内传中焦阳明，终至下焦肝肾。本病初起，外邪束表，卫阳被遏，症见发热、微恶寒、肌肉酸痛等，疫毒热变极速，迅即出现热毒壅肺，肺失宣降，症见高热、咽痛、咳嗽、气喘、咳痰等。时邪疫毒顺传中焦阳明，则现肺胃热盛，湿浊内蕴，症见壮热不已，或起伏不定，干咳，少痰，或痰中带血，舌质红、舌苔黄腻，脉滑数等症；邪毒伤正，可传变为重症，常出现肺热腑实，症见发热或高热，热势较甚，喘促气促，痰涎壅盛，呛咳，面红烦躁，汗出，口渴欲饮，胸满腹胀，大便秘结，舌苔黄腻，舌质红，脉滑数等；痰浊瘀阻，热毒炽盛，亦可逆传心包，甚则邪陷正脱而致内闭外脱，或气阴、阳气外脱，临床表现为高热持续、咳逆，气急，喉中痰鸣，痰中带血，烦躁不安，时有谵语，甚至昏迷，口舌干燥，或体温骤降，额出冷汗，面色苍白，唇青肢冷，呼吸短促，咳而无力，喉中痰声如鼾，神志不清或躁烦，甚至昏迷，舌质红绛，脉细数无力、细微欲绝等。病之后期，则耗劫下焦肝肾阴液，患者神志昏愦、尿少肢肿、呼吸微弱，更属危笃重症。因此甲流表现为初起以上焦肺卫病变为主，继则内传中焦阳明，终至下焦肝肾的"始上焦，终下焦"的特点。

甲流的中医治疗需注意六个方面的内容：一是宣畅气机，邪在卫分，选用气清味薄、达肺走表之品以宣畅肺卫，药如金银花、连翘、桑叶、杭菊花、桔梗、牛蒡子、竹叶、芦根、薄荷、生甘草等；邪在气分，处方酌用轻清灵动之品，以宣通上焦，药如炙麻黄、杏仁、生甘草、生石膏、知母、浙贝母、桔梗、黄芩、柴胡等。二是清热解毒，药如金荞麦、黄芩、浙贝母等。三是早期扶正，药如太子参、天花粉、麦冬等。四是分清化浊，药如黄芩、滑石、通草、竹叶等。五是泻肺活血，药如水牛角、生地黄、赤芍等。六是辨治血痰，药如金荞麦、黄芩、浙贝母、生大黄、丹皮、青蒿。[甲型 H1N1 流感诊疗方案（2009 年第三版）[J]. 中华危重症医学杂志，2009，2（1）：19-24；翟志光，李江. 甲型 H1N1 流感的中医治则治法探讨 [J]. 中国中医基础医学杂志，2014，20（9）：1205-1229.]

第二节　湿热疫

湿热疫是由湿热疠气所引起的急性外感热病。其特点为初起以疠气遏伏膜原的表现为主要证候，临床可见寒热往来、苔白厚腻如积粉、脉数等表现。以夏季和热带多雨水地区多见。

明末医家吴又可根据其在崇祯辛巳年间疫病流行期间的临床治疗体会，"静心穷理，格其所感之气，所入之门，所受之处，及其传变之体，平日所用历验方法"而写就我国第一部论述温疫的专著——《温疫论》，主要阐述了湿热秽浊之疠气所引起的疫病在病因、病机、传变上的特点，治疗上倡导"客邪贵乎早逐"的祛邪为第一要义的治法思想，擅用下法，并创立疏利透达法祛除疫邪，为温疫学说的建立做出了巨大贡献。吴又可认为湿热疫"感天地之疠气，在岁运有多寡，在方隅有厚薄，在四时有盛衰。此气之来，无论老少强弱，触之者即病。邪从口鼻而入，则其所客，内不在脏腑，外不在经络，舍于夹脊之内，去表不远，附近于胃，乃表里之分界，是为半表半里，即《针经》所谓横连膜原是也"。可见，湿热疫疠之邪来势凶猛，从口鼻而入，初起病机既非在表，亦非在里，而是在半表半里之膜原。吴氏进一步描述了湿热疫初起表现，并论述了湿热疫初起的治疗方法和注意事项，"温疫初起，先憎寒而后发热，日后但热而不憎寒也。初得之二三日，其脉不浮不沉而数，昼夜发热，日晡益甚，头疼身痛。其时邪在夹脊之前，肠胃之后，虽有头疼身痛，此邪热浮越于经，不可认为伤寒表证，辄用麻黄、桂枝之类强发其汗，此邪不在经，汗之徒伤表气，热亦不减。又不可下，此邪不在里，下之徒伤胃气，其渴愈甚。宜达原饮"。在吴又可《温疫论》影响下，继之而起研究温疫者层出不穷。如清代戴天章的《广瘟疫论》，即是在《温疫论》基础上，对温疫的辨证施治广为发挥，特别在辨气、辨色、辨舌、辨脉、辨神、辨温病兼夹证等方面尤有心得，并立汗、下、清、和、补五法施治。刘松峰撰《松峰说疫》，沿袭吴又可温疫学说，新组"除湿达原饮"，明确以湿热相称，为温疫的分类奠定了基础。此外，陆九芝、何廉臣等亦有所发挥，进一步丰富了本病辨证论治的内容。

据其传染流行特点、发病方式和临床表现，霍乱、急性肝炎、流感等，凡具有湿热疫特征者，可参考本病辨证论治。

一、病因与发病

湿热疫的外因是具有湿热性质的湿热疠气。这类疠气是引起湿热疫发病的主要原因。湿热疫不同于一般意义上的外感六淫致病之概念，与时气、伏气等诸学说也不尽相同，而属疫气致病的范畴。疫气的产生与气候条件、地理环境、卫生条件、生态环境等诸多自然和社会因素有关。《温疫论》曰："疫气者亦杂气中之一，但有甚于他气，故为病颇重，因名之疠气。"此类疠气引起发病与正气强弱、感邪轻重密切相关。如正气相对充足，感邪较轻，不一定发病，即使发病也较为轻浅；如元气亏乏，感邪又重，则为病沉重。如《医学原理》所说："夫瘟疫之病，乃天地不时之疫气……若体气壮盛之人感之浅者，轻而易疗，若元气虚败，感之深者，重而难愈。"因此，正气不足，抗病能力低下，又是湿热疫发病的内因。另外，发病轻重与疠气致病力强弱有关，若致病力强者，无论体质强弱，一经感染即可发病，即《温疫论》所谓："无论老幼强弱，触之者即病。"

二、病机演变

湿热性疠气多从口鼻而入，侵入人体之初，病邪既非在表，亦非在里，而是遏伏表里分界之膜原。疠气溃离膜原，必行传变。吴又可提出九传之说，概而言之，不外出表、入里两端。所谓出表，指邪热浮于太阳经、阳明经、少阳经，病情轻浅，稍加治疗病邪即可外出，疾病向愈。所谓入里，指邪热势必由膜原内传入里，而犯及脾胃、大小肠、三焦等脏腑，病情深重，变化多端：邪热与积滞夹杂郁蒸肠腑，则大肠胶闭；损伤脾胃，波及大肠、小肠，致清浊相干，升降失常而吐泻交作；疫毒夹秽浊或夹冷气过重，郁闭中焦，气机窒塞而上下不通，病势深重；若疫毒遏伏而无出路，夹秽浊蒸郁波及营血，则病三焦俱急，甚则邪入心脑。病久深入厥阴，主客浑受，络脉凝滞，正衰邪恋而为痼疾。诊治恰当，客邪早逐，未行化燥而转入恢复期，则与一般湿热类温病转归相近。如果化燥深入营血，入里可闭结胃肠或熏蒸阳明，甚则见热毒充斥表里上下之证，见壮热头痛，两目昏瞀，狂躁谵语，骨节烦疼，甚则痉厥、吐衄发斑，舌绛苔焦；热毒深伏，可出现昏聩不语等危重症候。

总之，本病起病急，病情大多凶险，具有强烈的传染性。疫气始伤，遏伏膜原，虽然传变无常，总以流连气分为多。

三、辨治要点

（一）辨病依据

1. 具有强烈的传染性和流行性，应根据流行特点作为重要诊断依据。
2. 起病急，病情重，病初多见邪伏膜原证候。
3. 病程中易见脾胃、大肠小肠，或流连三焦气分证候，化燥可见热入营血，闭窍动风之候。
4. 有本病接触史。

（二）辨证要点

1. 辨感邪之轻重　邪之轻重与初起湿浊密切相关。湿热疫初始以先憎寒而后发热、头身疼痛、乏力、苔白腻为特点。因感邪轻重而膜原之证不尽相同，苔薄白而腻，发热不甚，脉不数者，为病较轻；身热持续，苔白腻厚如积粉，脉不浮不沉而数，则为病重。其中，白苔薄与厚是辨别病邪轻重的关键。

2. 辨湿热的偏盛　若湿重于热，多见于初起半表半里，舌苔白厚腻；若热重于湿，可见舌红苔黄腻。若燥化入营血，可见舌红绛或舌黑起刺，苔少干燥。

3. 辨脏腑之病位　本病病程中易见邪入脾胃、大肠小肠、三焦、营血、心脑等脏腑病位。如疫邪胶闭大肠，则腹痛痞满，泻下极臭之物，状如胶黏；清浊相干，随之剧烈吐泻，伤津耗液严重则显转筋；疫秽郁闭中焦，致腹中绞痛，欲吐不得吐，欲泻不得泻；疫漫三焦，波及营血，以身大热、烦躁、发黄、尿黄赤、苔黄腻、舌质红绛为特征；邪入心包，形显烦躁谵妄，或嗜睡，或昏迷；化热内传阳明者，可见壮热、口渴、脉洪大；或身热不退，腹满痛，舌黑起刺；甚则热入营血者，闭窍动风，可见昏谵、吐衄、项强、抽搐等危象。

4. 辨阴阳之伤耗　病程中阴液耗竭，故尿短赤、舌干红、脉细数；阴竭阳脱，症见身冷、汗出不止、脉微欲绝。病至后期，若主客交浑，则身热，肢体时疼，或神识不清，脉数等。

（三）论治要点

1. 治则　本病的治疗原则是祛湿清热，开达膜原；逐邪为主，兼顾气阴。
2. 治法　"伤寒初起以发表为先，时疫初起以疏利为主"。本病初起疠气遏伏膜原，治宜疏利透达；感之轻者，服达原饮一二剂，其病自解；稍重者，亦以本方促其战汗而解；"凡疫邪游溢诸经，当随经引用，以助升泄"。溃离膜原，传变入里，依其病候，随证变法。"疫病下不厌早，稍涉胃府，不必问其大便或溏或硬，但觉潮热汗出，脐腹痞满，即当下之"，如胶闭大肠者，直行导滞通腑逐邪之法，轻法频下。清浊相干，治宜芳香化浊，分利逐邪；疫秽郁闭中焦，急以辟秽解毒，利气宣中；疫困脾土，当渗利逐邪；疫漫三焦，波及营血，直须芳化解毒，渗利逐邪，清凉并施；邪入心脑，开窍为先，以复苏心神为急务；阳明热盛，则清热生津；邪结肠腑，宜攻下逐邪；耗气亡阴，急急益气养阴，生津救逆；阴竭阳脱，速予益气固脱，回阳救逆；化燥深入营血者，视其在气在血之不同而随证治之，气分为主兼入营血者，治气分湿热为主，兼治营血；燥化以阳明胃热为主，疠气很快充斥表里内外，在治疗过程中，亦以清解阳明胃热、解除疫毒为主；若疫热毒充斥表里，则以大剂清热解毒以救阴；热毒亢盛而阴津将绝，当大剂苦寒解毒清热护阴；其他如腑实、昏谵、痉厥等治疗与其他温病基本相同。转入恢复期可参照湿热类温病调治。

四、临床举例（新型冠状病毒传染病）

新型冠状病毒传染病（简称新冠肺炎，COVID-19）是以肺损伤为主的新发急性呼吸道传染病，人群普遍易感，危害严重，临床分为轻型、普通型、重型、危重型，归属于中医疫病范畴。

本病为疫疠邪气兼夹湿、寒、热、风等六淫邪气致病，其中湿浊疫疠病邪是致病的主要因素。初起湿浊疫疠遏阻卫气，太阴肺脾受病。"阴盛则水胜，化为寒湿"，而见发热乏力、周身酸痛、干咳少痰、胸紧憋气、纳呆、大便不爽、舌淡胖苔白腻、脉濡的寒湿郁肺证；"阳盛则火胜，化为湿热"，而见低热或不发热、微恶寒、乏力、头身困重、干咳痰少、咽痛、口干不欲多饮、大便黏滞不爽、舌淡苔白腻或薄黄、脉滑数或濡的湿热蕴肺证；或见寒热起伏，身重胸闷，手足疼痛，腹胀腹泻，舌红苔白腻如积粉的湿浊郁伏膜原。如患者正气不足，或失治误治，湿毒疫疠往往有化热、化燥、伤阴、致瘀，甚至闭脱之变，可进一步化燥化火，热入营血，痰热闭阻心包；也可湿毒伤阳致湿胜阳微，心肾阳衰，心阳暴脱，形成以"湿、热、毒、痰、瘀、虚"等为主的病机特点。或症见发热、咳嗽、痰黄黏稠、喘憋气促、口干口渴、大便不畅、舌红、苔薄黄稍腻、脉滑数的湿热疫疠弥漫少阳三焦证，或大热烦渴、喘憋气促、谵语神昏，或发斑疹，或吐血、衄血，或四肢抽搐，舌绛少苔或无苔、脉沉细数或浮大而数的气营两燔证。甚者见呼吸困难、动辄气喘、神昏烦躁、汗出肢冷、舌质紫暗、苔厚腻或燥、脉浮大无根的内闭外脱证。本病大多数人群预后良好，恢复期主要表现为气短、倦怠乏力、纳差、痞满、便溏不爽、舌淡胖苔白腻的肺脾气虚证。也可见低热或不热、乏力、气短、干咳少痰、舌干少津、脉细或虚无力的气阴两虚证。

本病的治疗应针对病变过程出现的湿、热、毒、痰、瘀、虚等病机变化，分期分型辨治，总的治疗原则是三焦分消，化湿败毒，但也要根据兼夹病邪和不同阶段灵活处变，治宜化湿、清解、散寒、解毒、豁痰、化瘀、补虚等法，减轻病情，缩短病程，阻断重症和并发症发生。治疗中要注意以下问题：一是配伍化湿辟秽之品，轻则如藿香、佩兰、白豆蔻之类，重则如厚朴、草果等。二是本病初起外邪郁肺困脾，虽有疫疠兼夹病邪不同，用药应以宣透达邪外出为主。三是初期不宜过用苦寒之品，以免遏伏病邪，也不宜过早滥用补益药，以免邪恋难解。四是要注意疏通肺络，痰瘀同治，早用化痰、化瘀通络，尤其对重症、危重症者，应注重凉血散血，可随证应用生地黄、水牛角、丹参、赤芍等以解肺络热毒血瘀，改善血行障碍。（新型冠状病毒肺炎诊疗方案（试行第八版）[J]. 中国医药，2020，15（10）：1494-1499；杨进.关于中医药防治新型冠状病毒肺炎的几点思考 [J]. 南京中医药大学学报，2020，36（2）:149-1519；过建春，万海同 . 新型冠状病毒肺炎的中医病因病机与治则治法探讨 [J]. 中医杂志，2020，61（13）：1118-1123.）

第三节　温疫类温病常见证候辨治

一、卫气分辨治

1. 温热疫毒，阻遏卫气

【证候】发热恶寒，无汗或少汗，头痛项强，肢体酸痛，口渴唇焦，恶心呕吐，腹胀便结，或见精神不振、嗜睡，或烦躁不安，舌边尖红，苔微黄或黄燥，脉浮数或洪数。

【病机】疫邪由里外达，或由表入里，在表与卫气相争，卫遏营郁，可见发热恶寒；卫气受抑，腠理开闭失常，可见有汗或无汗；疫邪攻窜头身，气机郁阻，可见头痛项强、肢体酸痛；疫毒之邪伤津，可见口渴，甚者唇焦；扰及心神，可见烦躁。部分患者邪可内扰胃肠则恶心呕吐，内结肠腑则腹胀便结。舌边尖红、苔微黄或黄燥、脉浮数或洪数为卫气同病之象。

【治法】透表清里。

【方药】增损双解散（《伤寒瘟疫条辨》）。

白僵蚕酒炒，三钱　全蝉蜕十二枚　广姜黄七分　防风一钱　薄荷叶一钱　荆芥穗一钱当归一钱　白芍一钱　黄连一钱　连翘去心，一钱　栀子一钱　黄芩二钱　桔梗二钱　石膏六钱　滑石三钱　甘草一钱　大黄酒浸，二钱　芒硝二钱

水煎去渣，冲芒硝，入蜜三匙，黄酒半酒杯，和匀冷服。

该方以荆芥穗、防风、薄荷叶、蝉蜕等透邪外出；黄连、黄芩、连翘、栀子、姜黄、桔梗等清热解毒；僵蚕、白芍、当归养血舒筋，预防痉厥之变；石膏清胃热；滑石清下焦热；调胃承气汤以攻下泄热。共使疫毒邪热从内外分解，前后分消。

【临床运用】头痛较甚，可加菊花、钩藤、葛根平肝潜阳；呕吐甚者，加竹茹、苏梗降逆和胃；阴伤明显者，加沙参、麦冬以滋养阴液；热毒较甚或发疮疡者，可加金银花、大青叶、野菊花、紫花地丁等以清热解毒；斑疹较多者，可加板蓝根、大青叶、丹皮凉血解毒；若便溏可去芒硝。

【临床发挥】传染性单核细胞增多症、结核性胸膜炎等疾病若见上述证候，可参考运用增损双解散加减治疗。

2. 湿热疫毒，阻遏卫气

【证候】发热，微恶风寒，无汗或少汗，头身疼痛，或肢体酸楚，口微渴，心烦少寐，舌边尖红，苔薄腻微黄，脉濡数。

【病机】本证见于湿热疫初起，疫邪既侵袭卫表、肌腠，又亢炽于气分，而形成卫气同病之候。邪在卫表，卫阳被遏，则见发热，微恶风寒，无汗或少汗；湿热疫邪留于肌腠经络，气血阻滞，则头身疼痛，或肢体酸楚；气分有热，则口微渴、心烦少寐；舌边尖红、苔薄腻微黄，均为湿热疫毒郁阻卫气之征。

【治法】疏透卫气，化湿清热。

【方药】达原饮三阳加法（《温疫论》）。

槟榔二钱　厚朴一钱　草果仁五分　知母一钱　芍药一钱　黄芩一钱　甘草五分　柴胡一钱　干葛一钱　羌活一钱

上用水二盅，煎八分，午后温服。

【临床运用】若疫邪波及少阳经，症见胁痛、耳聋、寒热、呕苦者，加柴胡；波及阳明经，症见目痛、眉棱骨痛、眼眶痛、鼻干不眠，加葛根；波及太阳经，症见腰背项痛，加羌活以疏表透热。若感邪重者，邪从内陷，舌根先黄，渐至中央，邪渐入胃，为三消饮证，吴又可云："舌根渐黄至中央，乃邪渐入胃。设有三阳现证，用达原饮三阳加法。因有里证，复加大黄，名三消饮。三消者，消内消外消不内外也。此治疫之全剂，以毒邪表里分传，膜原尚有余结者宜之。"

【临床发挥】登革热、新型冠状病毒肺炎等病见上述证候者，可运用达原饮三阳加法或三消饮加减治疗。

二、气分辨治

1. 疫毒壅肺

【证候】发热，不恶寒，咳嗽，或干咳，痰中带血丝，呼吸急促，鼻翼扇动，甚则喘喝欲脱，苔黄，舌红，脉滑数。

【病机】因疫毒入里，故发热已盛而恶寒表证已解。疫毒壅肺，导致肺气不宣，故咳嗽；咳甚而肺络受伤，故有时痰中带血，与邪入血分者有别；因疫毒郁闭肺气，故喘急，即所谓"肺痹"；其甚者，肺之化源欲绝，喘急而正气欲脱；苔黄舌红及脉滑数皆为肺经里热之象。

【治法】清热解毒，泄肺平喘。

【方药】麻杏石甘汤合葶苈大枣泻肺汤。

麻杏石甘汤（《伤寒论》）

见温热类温病常见证型邪热壅肺证。

葶苈大枣泻肺汤（《金匮要略》）

葶苈熬令黄色，捣丸如弹子大　大枣十二枚

上先以水三升，煮枣，取二升，去枣，纳葶苈，煮取一升，顿服。

方以葶苈子泄肺逐痰，下气平喘；大枣安中护正。二药配合，泻肺而不伤正。

【临床运用】肺热盛者，可加黄芩、桑白皮、鱼腥草；伴呕恶者，可加玉枢丹；伴泄泻者，酌加葛根、黄芩、藿香等。若伴见胸闷腹胀、肢酸倦怠、身目发黄、苔黄腻、脉滑数等湿热之象，可考虑湿热疫毒闭肺，合甘露消毒丹加减。

【临床发挥】甲型 H1N1 流感、新型冠状病毒肺炎等病见上述证候者，可运用麻杏石甘汤合葶苈大枣泻肺汤加减治疗。

2. 邪炽阳明

【证候】壮热大汗，口渴引饮，烦躁不宁，或腹满拒按，便秘，舌红，苔黄燥甚或焦黑起刺，脉洪数或沉实。

【病机】本证为各种疫疠毒邪化燥化火传于阳明，包括了邪热浮盛阳明和阳明腑实二证。邪热炽盛于阳明，故壮热大汗、口渴引饮、烦躁不宁。热结腑实则腹满拒按，便秘。舌红，苔黄燥或焦黑起刺，脉洪数或沉实，均为阳明气分热盛之象。

【治法】辛寒清热泄邪，或苦寒攻下邪毒。

【方药】白虎汤、大承气汤。

白虎汤（《伤寒论》）

见温热类温病常见证型阳明热炽证。

大承气汤（《伤寒论》）

大黄四两，酒洗　厚朴半斤，炙，去皮　枳实五枚，炙　芒硝三合

上四味，以水一斗，先煮二物，取五升，去滓，内大黄，更煮取二升，去滓，内芒硝，更上微火一两沸，分温再服，得下，余勿服。

方以大黄攻结散热为君；枳实下气消痞为臣，厚朴除满，芒硝软坚润燥。四药合用，有急下存阴之效。

【临床运用】虽然在《温疫论》中用大承气汤作为治疗温疫热结肠腑证的主方，但在实际运用时，仍多用调胃承气汤加减。若热盛津伤明显者，可加玄参、麦冬、石斛等养阴生津；若阳明热毒亢盛，烦躁口苦较重者，可加黄连、栀子、大青叶等清热泻火解毒。

【临床发挥】川崎病、流行性乙型脑炎等见阳明气分热盛者，可以用白虎汤加减治疗，见热结肠腑者，可以承气汤法治之。阳明热盛引动肝风出现手足抽搐者，可加水牛角、羚羊角、钩藤、菊花等以凉肝息风。

3. 邪遏膜原

【证候】初起憎寒壮热，继之但热不寒，昼夜发热，日晡益甚，头痛烦躁，胸闷呕恶，苔白厚浊腻或垢腻如积粉，舌质紫绛，脉濡数。

【病机】本证为湿热邪气伏于膜原之证，多见湿热疫初起，亦可由卫气同病证发展而来。湿热疫邪浮越于太阳经，则初起憎寒壮热，头痛；疫邪亢盛，则昼夜发热。湿热郁蒸午后为甚，故日晡发热益甚。湿热蒸腾，上攻头面，则头痛烦躁；湿热阻滞，气机不畅，则胸闷呕恶。苔白厚浊腻或垢腻如积粉、脉濡数，皆湿热疫毒郁遏膜原之象。

【治法】疏利透达，辟秽化浊。

【方药】达原饮（《温疫论》）。

见湿热类温病常见证型湿热遏阻膜原证。

湿热疫毒阻遏膜原，治以疏利透达、辟秽化浊，以达原饮苦温燥湿，辛开气机，直达膜原，使邪气溃败，速离膜原。不可因有恶寒发热，头身疼痛而误认为伤寒，用辛温发汗，徒伤正气。

【临床运用】若热盛者，可加青蒿、柴胡、金银花等以清泄郁热；若呕恶甚者，可加制半夏、姜竹茹降逆止呕；若斑疹显现，加丹皮、赤芍、大青叶等以凉血化斑；若大便秘结，可加大黄、芒硝通腑泄热。

【临床发挥】流感、病毒性脑炎、登革热等病见上述证候者，可运用达原饮加减治疗。

4. 清浊相干

【证候】身热较重，暴吐暴泻，吐泻交作，甚则呕吐如喷，吐出物酸腐热臭，混有食物或黏液，泻出物呈黄水样，甚则如米泔水样，热臭难闻，头身疼痛，心烦，口渴，腹中绞痛阵作，甚则转筋，小便黄赤灼热，舌苔黄腻，脉濡数。

【病机】疫阻中焦，脾胃受伤，气机逆乱，清浊相干，故见暴吐暴泻；脾胃运化失司，食物不得消化，故吐出物混有食物残渣；湿热下迫大肠，则泻出物带有黏液和泡沫，并且泻出物呈黄水样，热臭味较重；身热乃疫毒所为；头身疼痛为湿热秽浊侵袭之象；邪壅肠胃，滞而不通故见腹中绞痛；若津伤严重则会出现转筋；邪热内留，津液损伤，故见心烦口渴、小便黄赤灼热、舌苔黄腻、脉象濡数之象。

【治法】清热化湿，辟秽化浊。

【方药】燃照汤（《随息居重订霍乱论》）。

飞滑石四钱　香豉炒，三钱　焦栀二钱　黄芩酒炒　省头草各一钱五分　制厚朴　制半夏各一钱

水煎，去滓，研入白蔻仁八分，温服。苔腻而厚浊者，去白蔻，加草果仁一钱，煎服。

方以佩兰、黄芩、山栀、滑石、豆豉清暑泄热，宣利湿浊；半夏、厚朴、白蔻仁理气和中，化湿辟秽，吐利较甚者用之颇佳。

【临床运用】身热甚者，可配合白虎汤、竹叶石膏汤、甘露消毒丹等清泄暑热；若脘闷吐甚，汤药难进，可先服玉枢丹以辟秽止吐；若脘痞，干呕较甚，可加竹茹，重用厚朴、白豆蔻；若夹食滞，可加用焦六曲、焦山楂等以消食导滞；若手足厥冷，腹痛，自汗，口渴，唇面指甲青紫，呕吐酸秽，泻下恶臭，小便黄赤，六脉俱伏，是为热伏于内，热深厥深之真热假寒，应重用石膏、竹叶、天花粉以清热生津，补益气阴，辟秽化浊。若邪热炽盛，出现神昏谵语，应注意及时降低体温，可予冰袋或酒精擦浴。吐泻剧烈者，还可配合针刺疗法：取穴承山（双）曲泽（双）、十宣等，用三棱针急刺放出紫色血少许；或取足三里（双）委中（双）曲池（双），用毫针行泻法。

【临床发挥】霍乱、轮状病毒感染等病见上述证候者，可运用燃照汤加减治疗。脘痞，干呕较甚，可重用厚朴、白豆蔻，加竹茹；小便短少，可加通草、车前草等；兼夹食滞者，可选神曲、焦山楂；热甚者，可合甘露消毒丹或白虎汤、竹叶石膏汤加减。

5. 疫毒发黄

【证候】目黄、身黄鲜明，或有肌肤瘙痒，右胁胀痛，胁下可触及肿块，轻压痛，口苦或口腻，恶心厌油，大便秘结或黏滞不爽，小便深黄，或兼发热，倦怠乏力，舌红苔黄厚腻，脉弦数或滑数。

【病机】本证多因湿热疫毒壅遏脾胃，而成土壅木郁，胆热液泄之证。湿热疫毒困阻脾胃，土壅则木郁，肝胆失于疏泄，胆液不循常道而浸淫目睛、肌肤、膀胱，故目黄、身黄、小便黄。黄色鲜明为阳热之征。疫黄浸渍肌肤，营卫不和，故或有肌肤瘙痒。湿困阳明太阴，故倦怠乏力、恶心厌食油腻。湿热淫于上则口苦口腻。肝疏泄失职，气血郁滞，故右胁胀痛，甚者有肿块、压痛。湿热积滞搏结大肠，传导失职，故大便秘结或黏滞不爽。舌红苔黄厚腻，脉弦数或滑数，为湿热之征。

【治法】除湿清热，解毒退黄。

【方药】茵陈蒿汤（《金匮要略》）。

　茵陈蒿六两　山栀十四枚　大黄二两

　上三味，以水一斗，先煮茵陈，减六升，内二味，煮取三升，去滓，分温三服。

方中茵陈清热除湿退黄，栀子、大黄导湿热疫毒从二便出，湿去黄退。

【临床运用】茵陈为退黄主药，《本草通玄》谓："茵陈为君，随佐使之寒热，而理黄症之阴阳也。"故茵陈用量宜重。发黄明显者，加连翘、蚤休、虎杖清热解毒退黄。肌肤瘙痒者，加地肤子除湿止痒。胁肋胀痛，加香附、郁金、延胡索疏肝解郁。有出血倾向者，重用生地黄，加丹皮、紫草、白茅根、茜草凉血止血。倦怠乏力者，加苍术、茯苓健脾除湿。口腻者，加白蔻、佩兰芳香化湿。

【临床发挥】病毒性肝炎、钩端螺旋体病、溶血性黄疸等病见上述证候者，可运用茵陈蒿汤加减治疗。

6. 邪郁三焦

【证候】壮热不恶寒反恶热，头痛目眩，身痛，鼻干咽燥，口干口苦，烦渴引饮，胸膈胀满，心腹疼痛，大便干结，小便短赤，舌红苔黄，脉洪滑。

【病机】本证多因温热疫邪怫郁于里，由里外发，故壮热不恶寒反恶热；疫邪炎于上，浮于经，故见头痛、身痛、目眩；疫邪燥干清窍，故见口干口苦、口渴欲饮、鼻干咽燥；热扰心神，故烦躁；火热内壅，气机郁阻，故胸膈胀闷、心腹疼痛；大便干结、小便短赤、舌红苔黄、脉洪滑，为里热炽盛之象。

【治法】升清降浊，透泄里热。

【方药】升降散（《伤寒瘟疫条辨》）。

白僵蚕酒炒，二钱　全蝉蜕去土，一钱　广姜黄去皮，三分　川大黄生，四钱

称准，上为细末，合研匀。病轻者，分四次服，每服重一钱八分二厘五毫，用黄酒一盅，蜂蜜五钱，调匀冷服，中病即止。病重者，分三次服，每服重二钱四分三厘三毫，黄酒盅半，蜜七钱五分，调匀冷服。最重者，分二次服，每服重三钱六分五厘，黄酒二盅，蜜一两，调匀冷服。

杨栗山用本方治疗"表里三焦大热，其证治不可名状者"。方以僵蚕为君，蝉蜕为臣，姜黄为佐，大黄为使，黄酒为引，蜂蜜为导，六法俱备。僵蚕味辛气薄，喜燥恶湿，得天地清化之气，轻浮而升阳中之阳；蝉蜕气寒无毒，味咸且甘，为清虚之品，能祛风涤热；姜黄气味辛苦，大寒无毒，行气散郁辟疫；大黄味苦，大寒无毒，上下通行，能泻火；黄酒性大热，味辛苦而甘，上行头面，下达足膝，外周毛孔，内通脏腑经络，驱逐邪气，无处不到；蜂蜜甘平无毒，清热润燥。全方合用，僵蚕、蝉蜕升阳中之清阳，姜黄、大黄降阴中之浊阴，一升一降，内外通和，使疠气之流毒顿消。故推其为治温疫之总方。

【临床运用】临床运用时可配合天花粉、葛根生津解肌；若病偏于上焦者，可配合连翘、银花、栀子、薄荷等以清宣郁热；若病偏于阳明经气者，可配合石膏、知母、黄芩等清泄阳明；若兼便秘者，可配合芒硝、枳实通腑泄热。

【临床发挥】升降散临床运用广泛，如流行性乙型脑炎、流行性腮腺炎、病毒性肺炎、急性扁桃体炎等病若见表里三焦大热，可运用升降散加减治疗。

三、气营血分辨治

气血两燔

【证候】身大热，头痛如劈，两目昏瞀，或狂躁谵妄，口干咽痛，腰如被杖，骨节烦疼，或惊厥抽搐，或吐衄发斑，舌绛苔焦或生芒刺，脉浮大而数或沉数，或六脉沉细而数。

【病机】疫毒攻窜太阳、阳明则头痛如劈，两目昏瞀；游溢肾经，故腰如被杖，骨节烦疼；疫疠热毒蒸腾，燔灼阳明，上干清窍则口干咽痛；热扰神明，故狂躁谵妄；苔焦起刺为耗津之象；毒火引动肝风，可伴惊厥抽搐；舌绛、吐衄发斑乃深入营血之征；其脉浮大系疫毒游溢，沉数者为疫毒郁闭较深，如若六脉沉细而数，则属疫毒夹秽浊郁伏深重。

【治法】解毒清泄，凉血护阴。

【方药】清瘟败毒饮（《疫疹一得》）。

见温热类温病常见证型气营（血）两燔证。

方中白虎汤大清阳明气热，清热保津；凉膈散泄热解毒；犀角地黄汤清营凉血解毒；黄连解毒汤清热泻火解毒，共奏大清气血疫毒之功。

【临床运用】若斑出不畅，兼腹满胀痛，大便秘结，脉数有力者，加生大黄、芒硝以通腑泻热；若胃热极盛而见斑色青紫者，加红花、归尾、紫草活血散瘀；惊风抽搐者，加羚羊角、钩藤等以息风止痉。斑疹显露，神昏谵语，选加"三宝"以清心开窍。若高热持续，出血发斑，加西牛黄、焦栀子、丹皮，合紫草以清热解毒，凉血止血。若烦躁，时有谵语，加郁金、菖蒲，痰瘀

同治，开心窍以防内陷。若神昏抽搐，为内陷厥阴，"须用牛黄丸、至宝丹之类以开其闭"。

【临床发挥】肾综合征出血热、登革热、流行性乙型脑炎等病见上述证候者，可运用清瘟败毒饮加减治疗。

四、后期辨治

1. 正气欲脱

【证候】身热骤降，面色苍白，气短息微，大汗不止，四肢湿冷，心烦不安或神昏谵语，斑疹暗晦或突然隐退，或见各种出血，舌质淡，脉微欲绝。

【病机】本证多因疫毒亢极，阳气外脱，或因出血过多，气血逆乱，正气暴脱所致。正不胜邪，邪毒内陷则身热骤降，斑疹暗晦或突然隐退；阳气外脱则面色苍白，气短息微，大汗不止，四肢湿冷；心阳衰弱，神不守舍则心烦不安或神昏谵语；舌质淡，脉微欲绝为气脱之征。

【治法】益气固脱，回阳救逆。

【方药】生脉散或四逆汤。

生脉散（《温病条辨》）

见温热类温病常见证型内闭外脱证。

四逆汤（《伤寒论》）

甘草二两，炙　干姜一两半　附子一枚，生用，去皮，破八片

上三味，以水三升，煮取一升二合，去滓，分温再服。强人可大附子一枚，干姜三两。

四逆汤中附子、干姜回阳救逆。

【临床运用】临证时应配合选用参附注射液、生脉注射液静脉缓慢注射或静脉滴注。如冷汗淋漓，可加龙骨、牡蛎、山茱萸敛汗固脱；若脉急疾，躁扰不卧，内闭外脱者，可送服安宫牛黄丸清热解毒，豁痰开窍。

【临床发挥】流行性乙型脑炎、肾综合征出血热、SARS等病后期见上述证候者，可运用上述方剂加减治疗。气阴两虚者，可静脉点滴生脉注射液；阳气虚脱者，可静脉点滴参附注射液。

2. 正衰邪恋

【证候】低热，口不渴，默默不语，神识不清，或胁下刺痛，或肢体时疼，脉数。

【病机】本证多见于素有内伤，复感疠气，或疫病日久不解，气钝血滞而疠气不得外泄，深入厥阴，络脉凝滞。其中身热、脉数为火毒并郁；毒陷夹瘀，阻滞络脉，则胁下刺痛，或肢疼时作；损及阴阳，气血不畅，神失所养，故默默不语，神识不清。

【治法】扶正祛邪，活血通络。

【方药】吴氏三甲散或薛氏仿三甲散。

吴氏三甲散（《温疫论》）

鳖甲　龟甲并用酥炙黄为末，各一钱，如无酥，各以醋炙代之　穿山甲土炒黄为末，五分　蝉蜕洗净，炙干，五分　僵蚕白硬者，切断，生用，五分　牡蛎煅为末，五分，咽燥者酌用　䗪虫三个，干者擘碎，鲜者捣烂，和酒少许，取汁入汤药同服，其渣入诸药同煎　白芍药酒炒，七分　当归五分　甘草三分

本方刚柔相济，扶正而不恋邪，祛邪而不伤正。方以鳖甲、龟甲、穿山甲为主药，滋阴而入络搜邪；蝉蜕、牡蛎、僵蚕、䗪虫通络祛邪息风；当归、白芍滋养阴血；甘草益中调和诸药。

薛氏仿三甲散（《湿热病篇》）

醉地鳖虫　醋炒鳖甲　土炒穿山甲　生僵蚕　柴胡　桃仁泥

该方为薛生白仿吴又可三甲散而制定的加减方，方中柴胡配鳖甲透散阴分留邪，桃仁配地鳖虫破瘀活血通络，僵蚕配穿山甲入络搜邪。

【临床运用】临床运用时，素有郁痰者，加贝母、瓜蒌霜；咽干作痒者，加天花粉、知母；素燥咳者，加杏仁；素有内伤瘀血者，加桃仁、干漆等。

【临床发挥】肾综合征出血热、流行性乙型脑炎（重型）等病后期见上述证候者，可运用上述方剂加减治疗。

小　结

温疫是感受疫疠病邪所引起，以急骤起病，传变迅速，病情凶险，具有强烈传染性并能引起流行为主要特征的一类急性外感热病。其临床表现为温热性质的温疫称为温热疫，表现为湿热性质的温疫称为湿热疫。温热疫毒则多从口鼻而入，炽盛于肺胃；湿热疫毒多从口鼻而入，伏于膜原。病程中因病邪性质的差异其传变方式和侵犯脏腑的部位可有显著不同。但其基本病理特点是疫疠毒邪侵入人体后迅速充斥表里、内外，弥漫上中下三焦，造成卫气营血的广泛损害，临床表现亦复杂多变。

温疫病的基本治则是迅速祛除病邪，其具体治法治则应根据病机、病邪、病势等灵活调整变化。温疫初起，邪热充斥表里，卫气同病，方用增损双解散解表清里；温热疫邪侵袭，怫热于里，充斥表里三焦，治当升降散以升散清泻，逐邪解毒；邪气直达膜原，湿遏膜原之证，则用达原饮疏利透达膜原湿浊之邪；热毒充斥表里，气血两燔者，用清瘟败毒饮清热解毒，气血两清；疫毒亢极而正气暴脱者，可急以生脉散或四逆汤益气敛阴固脱、回阳救逆；恢复期正虚邪恋，余邪留滞者，可用三甲散加减以涤除痰瘀等余邪。

思考题

1. 温疫类温病发病具有哪些特点？临床如何进行分类？

2. 温疫类温病常见的证型有哪些？其证治如何？

3. 如何理解温热疫初起的证候表现？

4. 温热疫的治疗原则是什么？如何理解？

5. 试述湿热疫的病机传变。

6. 湿热疫的治疗原则是什么？如何理解？

下　篇

第十二章
叶天士《温热论》

叶天士，名桂，号香岩，晚年号上津老人，安徽歙县人。生于清·康熙六年（1667），卒于清·乾隆十一年（1746）。先世迁至吴县阊门外下塘上津桥畔。其祖、父皆精通医术。叶氏少时，日至学塾读书，晚由其父讲授岐黄之术。14岁时，父逝，便从其父之门人朱君习医。叶氏聪颖勤奋，经常寻师访友，据传18岁时已求教过17位老师。叶氏博采众长，医术精湛，不仅擅长内科，而且精于幼科、妇科，最擅长温病时疫痧痘等证。叶氏治病多奇中，名著朝野，《清史稿》称其"名满天下""大江南北，言医者，辄以桂为宗，百余年来，私淑者众"。

叶氏代表作有《温热论》《临证指南医案》《幼科要略》《叶氏医案存真》《眉寿堂方案选存》《叶氏医案未刻本》《叶天士晚年方案真本》等10余种，为其门人或后人整理而成，其中不乏伪托叶氏之名者。

《温热论》是温病学理论体系的奠基之作，原无书名，后人冠名并将其分为37条。该著文辞简要，论述精辟，是温病典籍中最重要的专著。它阐明了温病的发生、发展规律，确立了卫气营血辨治纲领及治疗原则，丰富了温病学的诊断内容，阐明了妇人患温病的证治特点。

世传的《温热论》有两种版本，由华岫云收载于《临证指南医案》中的《温热论》，称为"华本"，由唐大烈收载于《吴医汇讲》中的《温证论治》，称为"唐本"。两本内容基本相同，文字略有出入。后章楠依"唐本"将其收于《医门棒喝》中，名《叶天士温病论》，王士雄依"华本"将其收于《温热经纬》中，更名为《叶香岩外感温热篇》。

本教材以华本为据，参考《温热经纬》，按原文、提要、释义予以叙述。原文后括号内数字，为《温热论》原条文顺序编号。

一、温病大纲

【原文】

温邪上受，首先犯肺，逆傳心包。肺主氣屬衛，心主血屬營，辨營衛氣血雖與傷寒同，若論治法則與傷寒大異也。（1）

【提要】

温病发生发展规律、病机变化，与伤寒辨治的区别。

【释义】

温病的病因是"温邪"，其侵入人体的途径多为"上受"，如华岫云所说："邪从口鼻而入，故曰上受。"首发病位是肺卫，如及时正确诊治，病邪即可外解，可谓不传。若邪不外解，肺卫之邪将进一步深入。温病病情传变有顺传、逆传两种趋势。条文提出"逆传"，是指邪不外解，由肺卫直接内陷心包，造成病情在短期内急剧转化，病势重险。"逆传"是相对于"顺传"而言，其义叶氏未明确指出，结合叶天士《三时伏气外感篇》"盖足经顺传，如太阳传阳明"之语理解，当指上焦肺卫之邪下传中焦阳明气分。

温病病变有卫气营血证候之不同。心肺同居上焦，肺主一身之气，与卫气相通；心主一身之血，营气通于心。温病过程中肺与心包的病变必然影响到卫气营血，出现不同的证候。此处与原文第8条"卫之后方言气，营之后方言血"可相互印证。提示卫气营血的病位浅深及病程先后按卫气营血的顺序递次发展，邪在肺卫者，病情轻浅；传入气分则病情加重；逆传心包及病在营分者病情更重；深入血分者则病情危重。

伤寒与温病同属外感热病，其发生发展及传变均符合由表入里、由浅入深的一般规律，均致人体功能失调和实质损害，故叶氏言"同"。但此"同"并非完全相同。温病以卫气营血辨证，初起邪在肺卫时主以辛凉，入气方可清气，入营主清营泄热，入血需凉血散血。温病全病程均易耗伤津液，故须重视养阴生津。伤寒以六经辨证，初起寒伤太阳主以辛温解表，进而邪入阳明则或清或下，邪在少阳则和解表里，而太阴之脾胃虚寒，少阴之心肾阳虚，厥阴之寒热错杂等均有不同治法。伤寒病程中易伤阳气，故重在顾护阳气。故"若论治法则与伤寒大异"也。

【原文】

大凡看法，衞之後方言氣，營之後方言血。在衞汗之可也，到氣才可清氣，入營猶可透熱轉氣，如犀角、玄參、羚羊角等物，入血就恐耗血動血，直須涼血散血，如生地、丹皮、阿膠、赤芍等物。否則前後不循緩急之法，慮其動手便錯，反致慌張矣。（8）

【提要】

卫气营血病机的深浅层次、病程的先后阶段及治疗原则。

【释义】

一般而言，邪在卫分病情轻浅，继之传入气分病情加重，进而深入营分病情更重，最后邪陷血分病情最为深重。卫气分病变以功能失调为主，营血分病变以实质损害为主。

"汗之"，一般认为是治以汗法。华岫云言："辛凉开肺便是汗剂，非如伤寒之用麻桂辛温也。"即治疗卫分证宜辛凉透汗，使邪从外解，用药既忌辛温，以免助热耗阴，又忌过用寒凉，以免凉遏冰伏，邪不外透。

"清气"是指气分证的治疗应当清气泄热。初入气分者多用轻清透邪之品，热毒深重者则用苦寒清降之药，使邪热外透。叶氏用"才可"二字，强调清气之品不可早投滥用，须在温邪入气分之后方可用之，以防寒凉遏邪不利于透邪。

"透热转气"是指邪热入营，治宜清营热、滋营阴，佐以轻清透泄之品，使营分邪热透转至气分而解。药如犀角、玄参、羚羊角等，再配合金银花、连翘、竹叶等清泄之品，以达透热转气之目的。

"入血就恐耗血动血，直须凉血散血"，耗血指耗伤血液；动血指血溢脉外而出现的出血及瘀血见症。针对血分证热盛迫血，耗血动血，热瘀交结的病机特点，治宜"凉血散血"。该法有清、养、散之效。清，指清热凉血，药如犀角、丹皮等；养，指滋养阴血，药用生地黄、阿胶等；散，指消散瘀血，药用赤芍等。

明辨卫气营血的前后顺序、证候病机及轻重缓急等，是确立治疗大法及选方用药的依据。

二、邪在肺卫

【原文】

蓋傷寒之邪留戀在表，然後化熱入裏，溫邪則熱變最速。未傳心包，邪尚在肺，肺主氣，其合皮毛，故雲在表。在表初用辛涼輕劑，挾風則加入薄荷、牛蒡之屬，挾濕加蘆根、滑石之流。或透風於熱外，或滲濕於熱下，不與熱相搏，勢必孤矣。（2）

【提要】

温病与伤寒传变的区别及温邪在表夹风、夹湿的治法。

【释义】

伤寒初起寒邪束表而呈现表寒见症，必待寒郁化热后逐渐内传阳明才成里热证候，化热传变的过程相对较长。温病初起温邪袭表而见肺卫表热证，热邪枭张，传变迅速，邪热每易内传入里，或逆传心包，或内陷营血而致病情骤然加剧，故曰："热变最速。"

温邪从口鼻而入，初起多有肺卫分过程，邪热未传心包尚在肺卫，病仍在表。温邪在表，治宜辛凉宣透，轻清疏泄，用辛凉轻剂。切不可误用辛温发汗，助热伤津，而致生变。温邪每易兼夹风邪或湿邪为患，治疗夹风者，在辛凉轻剂中可加入薄荷、牛蒡等辛散之品，使风从外解，热易清除；治疗夹湿者，在辛凉轻剂中加入芦根、滑石等甘淡渗湿之品，使湿从下泄，不与热合，分而解之。

【原文】

不爾，風挾温熱而燥生，清竅必幹，爲水主之氣不能上榮，兩陽相劫也。濕與温合，蒸鬱而蒙蔽於上，清竅爲之壅塞，濁邪害清也。其病有類傷寒，其驗之之法，傷寒多有變證，温熱雖久，在一經不移，以此爲辨。（3）

【提要】

温热夹风、夹湿的证候特点及温热夹湿与伤寒的鉴别要点。

【释义】

风与温热均属阳邪，两阳相合，风火交炽，势必耗劫津液，无津上荣，出现口鼻咽等头面清窍干燥之象。湿为阴邪，热为阳邪，湿与热合，交蒸蒙蔽于上，阻遏清阳，必然出现耳聋、鼻塞、头目昏胀，甚或神识昏蒙等清窍壅塞见症，揭示了温热夹风与夹湿致病的不同病机特点和辨证要点。

温热夹湿证初起与伤寒类似，然传变各有特点。"伤寒多有变证"，初起邪气留恋在表，然后化热入里，传入少阳、阳明，或传入三阴。病证的性质从表寒到里热再到虚寒发生变化较快。温热夹湿证，湿邪淹滞黏腻，病位以中焦脾胃为主，病程中湿热缠绵交蒸于中焦，上蒙下流，弥漫三焦，流连气分不解的时间较长，相对而言传变较慢，变化较少，故曰："在一经不移。"

三、流连气分

【原文】

若其邪始終在氣分流連者，可冀其戰汗透邪，法宜益胃，令邪與汗並，熱達腠開，邪從汗出。解後胃氣空虛，當膚冷一晝夜，待氣還自温暖如常矣。蓋戰汗而解，邪退正虛，陽從汗泄，故漸膚冷，未必即成脫證。此時宜令病者，安舒靜臥，以養陽氣來複，旁人切勿驚惶，頻頻呼喚，擾其元神，使其煩躁。但診其脈，若虛軟和緩，雖倦臥不語，汗出膚冷，卻非脫證；若脈急疾，躁擾不臥，膚冷汗出，便爲氣脫之證矣。更有邪盛正虛，不能一戰而解，停一二日再戰汗而愈者，不可不知。（6）

【提要】

温邪流连气分的治法；战汗形成的机理、临床特点、护理措施、预后及与脱证的鉴别等。

【释义】

温邪始终流连于气分者，说明正气尚未虚衰，邪正相持于气分，可通过"益胃"之法，宣通气机，补足津液，借战汗透达邪热外解。

温病中出现战汗是正气驱邪外出的佳象。战而汗解者，脉静身凉，倦卧不语，这是大汗之后，胃中水谷之气亏乏，卫阳外泄，肌肤一时失却温养所致的短暂现象，虽"肤冷一昼夜"，一俟阳气恢复，肌肤即可温暖如常。此时，应保持环境安静，让患者安舒静卧，以养阳气来复，切不可见其倦卧不语，误为"脱证"，惊慌失措，频频呼唤，扰其元神，反不利机体恢复。

鉴别战汗而解与脱证应注意脉象与神志变化。若战汗后脉象急疾，或沉伏，或散大，或虚而结代，神志不清，躁扰不卧，肤冷汗出者，为正气外脱，邪热内陷。临床上还可见一次战汗后病邪不能尽解，须一二日后再次战汗而痊愈的情况，其原因是邪盛而正气相对不足，一次战汗不足以驱逐全部病邪，往往须停一二日，待正气渐复后再作战汗而获愈。

四、邪留三焦

【原文】

再論氣病有不傳血分，而邪留三焦，亦如傷寒中少陽病也。彼則和解表裏之半，此則分消上下之勢，隨證變法，如近時杏、樸、苓等類，或如溫膽湯之走泄。因其仍在氣分，猶可望其戰汗之門戶，轉瘧之機括。(7)

【提要】

邪留三焦的治疗和转归。

【释义】

邪留三焦与伤寒少阳病均属半表半里证，但伤寒为邪郁足少阳胆经，枢机不利，症见寒热往来、口苦、咽干、目眩等，治宜小柴胡汤和解表里；湿热之邪久羁气分，既不外解，也不内陷营血分，可留于三焦。三焦主气机升降出入，通行水道。邪留三焦，则湿阻热郁，气机郁滞，水道不利，见寒热起伏、胸满腹胀、溲短、苔腻等症，治宜分消走泄、宣通三焦，用杏、朴、苓或者温胆汤，此即"分消上下之势"。邪留三焦应"随证变法"，辨清热与湿的孰轻孰重，邪滞上、中、下焦的程度，为选方用药提供依据。

邪留三焦的转归：治疗得法，气机宣通，痰湿得化，分消祛邪而愈；也可通过战汗，令邪与汗并，战汗驱邪而出；或通过转为寒热往来如疟状，逐渐外达而解；结合后文"三焦不得从外解，必致成里结"，三焦病证亦可转为里结阳明证。

五、里结阳明

【原文】

再論三焦不得從外解，必致成裏結。裏結於何，在陽明胃與腸也。亦須用下法，不可以氣血之分，就不可下也。但傷寒邪熱在裏，劫爍津液，下之宜猛；此多濕邪內搏，下之宜輕。傷寒大便溏爲邪已盡，不可再下；濕溫病大便溏爲邪未盡，必大便硬，慎不可再攻也，以糞燥爲無濕矣。(10)

【提要】

湿热里结的病位和治法，湿热病与伤寒运用下法的区别。

【释义】

湿热邪留三焦，经治疗仍不能外解者可形成湿热积滞胶结胃肠之证，表现为大便溏而不爽，色黄如酱，其气臭秽较甚等，可伴见身热不退、腹胀满、苔黄腻或黄浊等症状，其治亦须用下法。

伤寒阳明里结证为里热炽盛，其特征为燥屎内结，下之宜猛，急下存阴。湿温病里结阳明多系湿热与积滞胶结肠腑，其特点为大便溏而不爽，故下之宜轻宜缓，反复导滞通便，祛除肠中湿热积滞。伤寒攻下后见大便溏软为燥结已去，腑实已通，不可再下；湿热积滞胶结胃肠用轻法频下后见大便成形者为湿热积滞已尽，不可再攻。

【原文】

再人之體，脘在腹上，其地位處於中，按之痛，或自痛，或痞脹，當用苦泄，以其入腹近也。必驗之於舌：或黄或濁，可與小陷胸湯或瀉心湯，隨證治之；或白不燥，或黄白相兼，或灰白不渴，慎不可亂投苦泄。其中有外邪未解，裏先結者，或邪鬱未伸，或素屬中冷者，雖有脘中痞悶，宜從開泄，宣通氣滯，以達歸於肺，如近俗之杏、蔻、橘、桔等，是輕苦微辛，具流動之品可耳。（11）

【提要】

湿热痰浊结于胃脘的主症、治法，不同类型痞证的证治鉴别。

【释义】

胃脘居于上腹，位处中焦，若胃脘按之疼痛，或自痛，或痞满胀痛，当用苦泄法治疗，因其入腹已近，以泄为顺。

可依据舌苔变化鉴别脘痞疼痛的原因。舌苔黄浊者，为湿热痰浊互结之证，用苦泄法。其中偏于痰热者，用小陷胸汤；偏于湿热者，用泻心汤。若舌苔白而不燥者，为痰湿阻于胸脘，邪尚未化热；若舌苔黄白相兼者，为邪热已入里而表邪未解；若舌苔灰白且不渴者，为阴邪壅滞，阳气不化，或素禀中冷。后三证虽见胃脘痞胀，但非湿热痰浊互结，不可轻投苦泄，宜用开泄法，药如杏仁、蔻仁、橘皮、桔梗之类。至于"宣通气滞，以达归于肺"，乃强调湿热互结胃脘，宣通气机的重要性。因肺主一身之气，肺气得宣，气机得畅，湿浊自去，痞闷自消。

【原文】

再前云舌黄或濁，須要有地之黄。若光滑者，乃無形濕熱中有虛象，大忌前法。其臍以上爲大腹，或滿或脹或痛，此必邪已入裏矣，表證必無，或十只存一。亦要驗之於舌，或黄甚，或如沉香色，或如灰黄色，或老黄色，或中有斷紋，皆當下之，如小承氣湯，用檳榔、青皮、枳實、元明粉、生首烏等。若未見此等舌，不宜用此等法，恐其中有濕聚太陰爲滿，或寒濕錯雜爲痛，或氣壅爲脹，又當以別法治之。（12）

【提要】

痞证用苦泄法和腑实证用下法的辨舌要点。

【释义】前条提出湿热痰浊结滞胃脘之痞症见舌苔黄浊，然此苔"须要有地之黄"。若舌苔黄而光滑，松浮无根，刮之即去者，则是湿热内阻而中气已虚，治宜清热利湿、健脾益气，大忌苦泄，以免更伤中气。

脐上大腹部位见胀满疼痛，是邪已入里，表证已解或仅存十之一二。此时也要依据舌苔来分辨其因：若见舌苔黄甚，或如沉香色，或如灰黄色，或老黄色，或中有断纹，为里结阳明之征象，宜用小承气汤苦寒攻下，或选用槟榔、青皮、枳实、玄明粉、生首乌等导滞通腑之品。若虽腹满胀痛，未见上述种种舌苔表现，则非阳明腑实证，可能因太阴脾湿未化，或寒湿内阻，气机壅滞等引起，当以他法治之。

六、论湿

【原文】

且吾吳濕邪害人最廣，如面色白者，須要顧其陽氣，濕勝則陽微也，法應清涼，然到十分之六七，即不可過於寒涼，恐成功反棄，何以故耶？濕熱一去，陽亦衰微也；面色蒼者，須要顧其津液，清涼到十分之六七，往往熱減身寒者，不可就云虛寒，而投補劑，恐爐煙雖熄，灰中有火也，須細察精詳，方少少與之，慎不可直率而往也。又有酒客裏濕素盛，外邪入裏，裏濕爲合。在陽旺之軀，胃濕恒多；在陰盛之體，脾濕亦不少，然其化熱則一。熱病救陰猶易，通陽最難。救陰不在血，而在津與汗；通陽不在溫，而在利小便，然較之雜證，則有不同也。（9）

【提要】

湿邪致病的特点及其治疗大法和注意点。

【释义】

湿邪致病具有地域性。湿邪伤人有"外邪入里，里湿为合"的特点，里湿的产生多因脾失健运所致。叶氏举"酒客里湿素盛"为例，说明凡恣食生冷、素体肥胖、过饥过劳等均可伤脾，导致水湿不运，成为里湿。里湿素盛者再感受外湿，则必然内外相合而为病。

湿热病邪致病以脾胃为病变中心。在"阳旺之躯"，胃火较旺，湿邪易从热化，见热重于湿之候，即叶氏所谓"胃湿恒多"；在"阴盛之体"，脾气亏虚，水湿不化，多见湿重于热之候，即所谓"脾湿亦不少"。然湿邪逐渐化热化燥，是其病机发展的共同趋势，故"然其化热则一"。

湿热亦可损伤阳气。凡面色白而无华者，多属素体阳气不足，再感湿邪更伤阳气，可致湿胜阳微，治疗应顾护阳气。即使湿渐化热，需用清凉，也只能用至十分之六七，恐致湿热虽去而阳气衰亡。凡面色苍而形体消瘦者，多属阴虚火旺，再感湿热病邪，每易湿从燥化而更伤阴液，治疗应顾护阴液，用清凉之剂到十分之六七，患者热退身凉后，切不可误认为虚寒证而投温补，须防余邪未尽，炉灰复燃。

温热最易伤阴，治疗总以清热滋阴为基本原则，药用寒凉或甘凉之品，正合"热者寒之""燥者润之"之意，属正治法，容易掌握，故救阴犹易。而湿热易阻滞气机，困遏阳气，治疗既要分解湿热，又要宣通气机，才能达到通阳之目的。且化湿之品多芳香苦燥而助热，清热之药多苦寒凉遏而碍湿；宣通之药亦具温燥助热之性，因而临床上掌握清热、祛湿、宣通三者药物的合理配伍较难，故通阳最难。

温邪伤阴是温病的病机特点，治疗重心在于祛邪以顾阴。慎用发汗，防止汗泄太过耗伤阴津。补血药厚重黏腻，用其救阴，不但津难得充，血亦不能生，故"救阴不在血，而在津与汗"。湿热蕴蒸，阻滞气机，阳气不通，治宜清热化湿，宣通气机，使湿去而阳无所困自然宣通，又因湿热之邪以小便为其外泄之路，故叶氏云："通阳不在温，而在利小便。"强调淡渗利湿法在祛湿中的重要性。

七、邪入营血

【原文】

前言辛涼散風，甘淡驅濕，若病仍不解，是漸欲入營也。營分受熱，則血液受劫，心神不安，夜甚無寐，或斑點隱隱，即撤去氣藥。如從風熱陷入者，用犀角、竹葉之屬；如從濕熱陷入者，犀角、花露 [1] 之品，參入涼血清熱方中。若加煩躁，大便不通，金汁 [2] 亦可加入，老年或平素有寒者，以人中黃 [3] 代之，急急透斑爲要。（4）

【词解】

[1] 花露：此处指金银花露或菊花露。

[2] 金汁：即粪清。为取健康人的粪便封于缸内，埋入地下，隔 1～3 年取出其内的清汁。具有清热凉血解毒的作用。

[3] 人中黄：又名甘中黄，甘草黄。为甘草末置竹筒内，于人粪坑中浸渍后的制成品。具有清热凉血解毒的作用。

【提要】

温病邪入营分证治。

【释义】

前论温邪在肺卫，夹风者辛凉散风，夹湿者甘淡驱湿，若病仍不解，则是邪热已渐传入营分。心主血属营，营热扰心则夜甚无寐，营热窜络则斑点隐隐等。

营分之治，应撤去卫分、气分所用之药，着重于清营泄热，透热转气。营分热盛，以犀角为主药。如风热邪陷营分，加竹叶之类透泄热邪；如湿热化燥陷入营分，加花露之类清泄芳化气分余湿；若兼见烦躁不安，大便不通，则为热毒壅盛，锢结于内，加入金汁以清火解毒，但因其性极寒凉，老年阳气不足或素体虚寒者当慎用，可用人中黄代之；邪热入营而见斑点隐隐者，病虽深入，但邪热仍有外泄之势，故治疗总以泄热外达为急务，即所谓"急急透斑为要"。透斑之法，即清热解毒、凉营透邪之法。

【原文】

若斑出熱不解者，胃津亡也，主以甘寒，重則如玉女煎，輕則如梨皮、蔗漿之類。或其人腎水素虧，雖未及下焦，先自彷徨矣，必驗之於舌，如甘寒之中加入鹹寒，務在先安未受邪之地，恐其陷入易易耳。（5）

【提要】

斑出热不解的病机及治法。

【释义】

温病发斑为阳明热毒，内迫营血，且有外透之机的表现。斑出之后，热势应逐渐下降。若斑出而热不解者，则为邪热消烁胃津所致，治宜甘寒之剂清热生津。热盛伤津较重者，可用玉女煎之类清气凉营，泄热生津；轻者用梨皮、蔗浆之类甘寒滋养胃津。若患者素体肾水不足，则邪热最易乘虚深入下焦而劫烁肾阴。因此，若见舌质干绛甚则枯痿，虽未见到明显肾阴被灼的症状，也应于甘寒之中加入咸寒之品兼补肾阴，使肾阴得充则邪热不易下陷，此即叶氏所谓"先安未受邪之地"。

八、辨舌验齿

【原文】

再舌苔白厚而乾燥者，此胃燥氣傷也，滋潤藥中加甘草，令甘守津還之意。舌白而薄者，外感風寒也，當疏散之。若白乾薄者，肺津傷也，加麥冬、花露、蘆根汁等輕清之品，爲上者上之也。若白苔絳底者，濕遏熱伏也，當先泄濕透熱，防其就乾也。勿憂之，再從裏透於外，則變潤矣。初病舌就乾，神不昏者，急加養正透邪之藥；若神已昏，此內匱矣，不可救藥。（19）

【提要】

白苔薄、厚、干燥和白苔绛底及初病舌干的辨证治疗。

【释义】

苔薄白为外感初起，病邪在表。苔薄白而润，舌质正常为外感风寒，治宜辛温疏散。苔薄白而干，舌边尖红，为温邪袭表，肺卫津伤，治宜辛凉疏泄方中加入麦冬、花露、芦根汁之类，既能轻宣泄热，又能生津养肺，因其作用偏上，故称之"上者上之"。

苔白厚而干燥，为胃津不足而肺气已伤，治宜生津润燥药中加入甘草，取其甘味可补益肺胃，津液生成与敷布功能得复而津液自生，即所谓"甘守津还"。白苔绛底指舌质红绛，苔白厚而腻，为"湿遏热伏"之征，治当开泄湿邪。但泄湿之品多偏香燥，用之有耗津之弊，当防其温燥伤津。然也不必过于忧虑，湿开热透，津液自复，舌苔自可转润，故"勿忧之"。

温病初起即见舌干燥，是为温邪伤津之象。如未见神昏等险恶之候，预后尚好，当急予养正透邪，补益津气，透达外邪；如已见神昏，属津气内竭，正不胜邪，邪热内陷，预后不良。

【原文】

舌苔不燥，自覺悶極者，屬脾濕盛也。或有傷痕血跡者，必問曾經搔挖否？不可以有血爲枯證，仍從濕治可也。再有神情清爽，舌脹大不能出口者，此脾濕胃熱，鬱極化風而毒延口也。用大黄磨入當用劑内，則舌脹自消矣。（21）

【提要】

脾湿盛与脾湿胃热郁极化风的舌苔特点及其治法。

【释义】

"舌苔不燥"乃脾湿内盛，气机阻滞，当以苦温芳化之剂化湿泄浊。如兼见有伤痕血迹，须问明是否因搔挖所致，不可一见血迹便认为是热盛阴伤之证，仍可用化湿泄浊法治之。患者神情清爽，舌体胀大不能伸出口外，是脾湿胃热，郁极化风，湿热秽毒之气循脾络上延于舌所致，治疗只需于清化湿热方中，加入大黄以泻火解毒，便可消除舌体肿胀。

【原文】

再舌上白苔黏膩，吐出濁厚涎沫，口必甜味也，爲脾癉[1]病。乃濕熱氣聚與穀氣相搏，土有餘也，盈滿則上泛，當用省頭草芳香辛散以逐之則退。若舌上苔如鹼者，胃中宿滯挾濁穢鬱伏，當急急開泄，否則閉結中焦，不能從膜原達出矣。（22）

【词解】

[1] 脾癉：过食肥甘之品而致湿热内生，蕴结于脾的一种病证，以口甘而黏腻、吐浊厚涎沫为主症。

【提要】

脾癉病和苔如碱状的辨治。

【释义】

舌苔白而黏腻，口吐浊厚涎沫，口有甜味，此即《素问·奇病论》中所论之脾癉病，多见于湿热性质的温病，因湿热蕴脾，水谷不化，湿热与谷气相搏，蒸腾于上，"土有余"所致。宜用省头草（即佩兰）芳香辛散，化浊醒脾，以祛湿浊之邪。

"舌上苔如碱"即苔垢白厚粗浊，状如碱粒，质地坚硬，为"胃中宿滞夹秽浊郁伏"，临床可伴见脘腹胀满疼痛、拒按，嗳腐呕恶等症，治宜"急急开泄"，即开秽浊之闭，泄胃中宿滞，以免湿浊闭结中焦不能外达而加重病情。

【原文】

若舌白如粉而滑，四邊色紫絳者，溫疫病初入膜原，未歸胃腑，急急透解，莫待傳陷而入，爲險惡之病。且見此舌者，病必見凶，須要小心。（26）

【提要】

湿热疫邪入膜原的舌苔特征、病机、治法和预后。

【释义】

舌苔白厚腻如积粉，舌边尖呈紫绛色，乃湿热秽浊之邪，郁伏膜原所致。病在半表半里，秽湿之邪尚未化热，治宜"急急透解"，使邪有外达之机。因疫病传变极速，每易造成邪陷内传而致病情恶化，故叶氏提醒"须要小心"。

【原文】

再黄苔不甚厚而滑者，熱未傷津，猶可清熱透表；若雖薄而乾者，邪雖去而津受傷也，苦重之藥當禁，宜甘寒輕劑可也。（13）

【提要】

辨黄苔津伤与否及治疗忌宜。

【释义】

黄苔主热主里。凡黄苔不甚厚而滑润者，热虽传里，但尚未伤津，病尚属轻浅，治宜清热透邪，冀邪从表而解。若黄苔薄而干燥者，则为邪虽已解或邪热不甚，但津液已伤，治宜用甘寒轻剂，濡养津液，兼以清热，禁用苦寒沉降之品。

【原文】

若舌無苔而有如煙煤隱隱者，不渴肢寒，知挾陰病。如口渴煩熱，平時胃燥舌也，不可攻之。若燥者，甘寒益胃；若潤者，甘溫扶中。此何故？外露而裏無也。（23）

【提要】

舌面黑如烟煤隐隐的辨治。

【释义】

舌面无明显黑色苔垢，仅现一层薄薄的黑晕，有如烟煤隐隐之状，是黑苔的一种类型。若见不渴、肢寒、舌面湿润者，为中阳不足、阴寒内盛之征，属虚寒证，宜"甘温扶中"，以温补中阳。若见口渴、烦热而舌面干燥者，为中阳素旺、胃燥津液不足之象，属阳热证，宜甘寒濡润之剂，养胃生津润燥。黑苔极薄者，表示里热盛但无实邪内结，故曰："不可攻之。"

【原文】

若舌黑而滑者，水來克火，爲陰證，當溫之。若見短縮，此腎氣竭也，爲難治。欲救之，加人參、五味子勉希萬一。舌黑而乾者，津枯火熾，急急瀉南補北。若燥而中心厚者，土燥水竭，急以鹹苦下之。（24）

【提要】

进一步论述黑苔的辨治。

【释义】

若舌苔黑而滑润的，为阴寒内盛而阳气大衰的"水来克火"之征，必伴有四肢寒冷、下利清谷、脉微细无力等虚寒见症，宜温阳祛寒。若兼见舌体短缩，为肾气竭绝，病情险恶难治，急救之法可在所用方中加入人参、五味子等敛补元气之品，以期挽回于万一。舌苔黑而干燥，属"津枯火炽"，多见于温病后期，宜清心泄火、滋肾救阴，即"急急泻南补北"。若见舌苔黑而干燥，舌中心有较厚苔垢者，为阳明腑实，邪热下劫肾水，急投滋阴攻下之剂。

【原文】

又不拘何色，舌上生芒刺者，皆是上焦熱極也，當用青布拭冷薄荷水揩之。即去者輕，旋即生者險矣。（20）

【提要】

舌生芒刺的病机与处理方法。

【释义】舌上有芒刺，无论舌苔为何色，均为上焦热极的表现。治疗除内服药物外，局部可用青布拭冷薄荷水揩之。揩之芒刺即能除去者，说明热邪尚未锢结，病情较轻；揩后芒刺旋即复生的，为热毒极盛，锢结难解，病情重险。

【原文】

再論其熱傳營，舌色必絳。絳，深紅色也。初傳，絳色中兼黃白色，此氣分之邪未盡也，泄衛透營，兩和可也。純絳鮮澤者，包絡受病也，宜犀角、鮮生地、連翹、鬱金、石菖蒲等。延之數日，或平素心虛有痰，外熱一陷，裏絡就閉，非菖蒲、鬱金等所能開，須用牛黃丸、至寶丹之類以開其閉，恐其昏厥爲痙也。（14）

【提要】

热传营分及邪入心包之绛舌的辨治。

【释义】

邪热传营，舌色多由红转绛，即深红色，这是营分证的一个重要指征。邪热初传营分，舌色转绛，但罩有黄白苔垢者，为气营同病，气热未尽，宜于清营药物中佐以清气透泄之品，两清气营。若舌质纯绛鲜泽，为热入心营，包络受邪，必见神昏谵语等，宜清心开窍，可用犀角、生地黄、连翘、郁金、石菖蒲等药。若治不及时，延之数日，或平素心虚有痰湿内伏，则热邪必与痰浊互结而闭阻包络，其神志症状更为严重，甚至出现昏愦不语等危证，此时已非菖蒲、郁金等一般芳香开窍之品所能胜任，当急予牛黄丸、至宝丹之类以开窍闭，否则可造成痉厥等险恶局面。

【原文】

再色絳而舌中心乾者，乃心胃火燔，劫爍津液，即黃連、石膏亦可加入。若煩渴煩熱，舌心乾，四邊色紅，中心或黃或白者，此非血分也，乃上焦氣熱爍津，急用涼膈散，散其無形之熱，再看其後轉變可也。慎勿用血藥，以滋膩難散。至舌絳望之若乾，手捫之原有津液，此津虧濕熱熏蒸，將成濁痰蒙蔽心包也。（15）

【提要】

绛舌而中心干及绛舌望之若干扪之有津液的病机及治疗。

【释义】

营分热甚，伴心胃火炽，劫烁津液，其舌绛而舌中心干，可于清营透热方中加入黄连、石膏清胃泻火。若因上焦气分邪热炽盛，耗伤津液，则舌中心干，苔或黄或白，仅舌边尖红赤，伴见烦热，烦渴，非热入营血，宜先用凉膈散清泄气热，而后随证治之。

营热津亏，兼湿热熏蒸，酿生痰浊，将成蒙蔽心包之舌，表现为色绛，望之干燥，扪之潮润，当清热利湿，芳香化浊，豁痰开窍。

【原文】

舌色絳而上有黏膩似苔非苔者，中挾穢濁之氣，急加芳香逐之。舌絳欲伸出口，而抵齒難驟伸者，痰阻舌根，有內風也。舌絳而光亮，胃陰亡也，急用甘涼濡潤之品。若舌絳而乾燥者，火邪劫營，涼血清火爲要。舌絳而有碎點白黃者，當生疳也；大紅點者，熱毒乘心也，用黃連、金汁。其有雖絳而不鮮，乾枯而痿者，腎陰涸也，急以阿膠、雞子黃、地黃、天冬等救之，緩則恐涸極而無救也。（17）

【提要】

7 种绛舌的辨治。

【释义】

舌色绛而舌面上罩有黏腻似苔非苔者，为邪在营分而中焦兼夹秽浊之气，宜清营透热的同时配合芳香化浊之品以开逐秽浊。若舌质绛而舌体欲伸出口却抵齿难以骤伸，是痰阻舌根，内风欲动之象。舌绛而光亮如镜是胃阴衰亡的征象，应急投重剂甘凉濡润之品救之。舌绛而舌面干燥无津者，为营热炽盛，劫灼营阴，治宜清营凉血泻火。若舌绛而舌面布有碎点呈黄白色者，系热毒炽盛，舌将生疳的征象。舌绛呈大红点者，为热毒乘心、心火炽盛之象，宜急进黄连、金汁等清火解毒。另有舌绛不鲜，干枯而痿者，为肾阴枯涸的表现，宜投大剂咸寒滋肾补阴之品，可用阿胶、鸡子黄、地黄、天冬等救之，否则精气涸竭，危局难回。

【原文】

其有舌獨中心絳乾者，此胃熱心營受灼也，當於清胃方中，加入清心之品，否則延及於尖，爲津乾火盛也。舌尖絳獨乾，此心火上炎，用導赤散瀉其腑。（18）

【提要】

舌中心绛干及舌尖绛干的辨治。

【释义】

舌独中心干绛，属胃经热邪亢炽，心营被其燔灼，宜清胃泄热方中加入清心凉营之品，否则心胃热毒更伤津液，舌之干绛可由中心扩展到舌尖。若舌尖独绛干者，为心火上炎，可予导赤散泻小肠以清心火。

【原文】

再有熱傳營血，其人素有瘀傷宿血在胸膈中，挾熱而搏，其舌色必紫而暗，捫之濕，當加入散血之品，如琥珀、丹參、桃仁、丹皮等。不爾，瘀血與熱爲伍，阻遏正氣，遂變如狂、發狂之證。若紫而腫大者，乃酒毒衝心。若紫而乾晦者，腎肝色泛也，難治。（16）

【提要】

紫舌的辨治。

【释义】

热传营血而素体有瘀伤宿血在胸膈者，可致瘀热相搏，舌呈暗紫色，扪之潮湿，治宜清营凉血方中加入活血散瘀之品，如琥珀、丹参、桃仁、丹皮等。否则，瘀热互结，阻遏机窍，扰乱神明则易出现如狂、发狂等险候。舌紫而肿大者，为平素嗜酒，酒毒冲心所致。舌紫而晦暗干涩者，为邪热深入下焦，劫烁肝肾之阴，肝肾脏色外露之象，甚难救治。

【原文】

舌淡紅無色者，或乾而色不榮者，當是胃津傷而氣無化液也，當用炙甘草湯，不可用寒涼藥。（25）

【提要】

淡红舌的辨治。

【释义】

"舌淡红无色"指舌质淡红干燥而色泽不荣润，乃胃津耗伤，脾胃不能化生气血津液，舌本失充所致，宜炙甘草汤滋养阴血，气液双补。不可因舌面干燥，便认为是热盛伤津而投寒凉，徒伤胃气。

【原文】

再溫熱之病，看舌之後亦須驗齒。齒爲腎之餘，齦爲胃之絡。熱邪不燥胃津必耗腎液，且二經之血皆走其地，病深動血，結瓣於上。陽血者色必紫，紫如乾漆；陰血者色必黃，黃如醬瓣。

陽血若見，安胃爲主；陰血若見，救腎爲要。然豆瓣色者多險，若證還不逆者尚可治，否則難治矣。何以故耶？蓋陰下竭陽上厥也。（31）

【提要】

验齿的诊断意义及齿龈结瓣的病机、治疗和预后。

【释义】

齿为肾之余，龈为胃之络，胃津与肾液的耗伤程度可以反映在齿、龈上。温邪伤阴，早期伤胃津为主，后期伤肾液为主。

胃热和肾火均能动血，血从上溢致齿龈出血，凝结于齿龈部可形成瓣状物。凡齿龈瓣色紫，甚则紫如干漆，为"阳血"，治当清胃泄热止血，祛除在胃之热，以"安胃"。若瓣色发黄，黄如酱瓣者，为"阴血"，主以"救肾"，即滋养肾阴以降虚火。龈血结瓣呈豆瓣色者，为真阴耗竭而虚火上炎，证多险恶。若无衰败之象，尤可救治，若已见衰败之象，则属阴液衰竭于下，孤阳无依，厥逆于上之逆候。

【原文】

齒若光燥如石者，胃熱甚也。若無汗惡寒，衛偏勝也，辛涼泄衛，透汗爲要。若如枯骨色者，腎液枯也，爲難治。若上半截潤，水不上承，心火上炎也，急急清心救水，俟[1]枯處轉潤爲妥。（32）

【词解】

[1] 俟：（sì，音四），等待之意。

【提要】

齿之润燥的辨治。

【释义】

齿光燥如石，多属胃热津伤。若兼见无汗恶寒等表证，则为阳热内郁，津不布化所致，宜辛凉透表，则津液得以布化，齿可转润。若齿燥无泽，色如枯骨者，为肾液枯竭，难治。若齿上半截润，下半截燥，为肾水不能上济于心，心火上炎，宜清心滋肾，使水火相济，则齿燥部分自可转润。

【原文】

若咬牙齧齒[1]者，濕熱化風，痙病。但咬牙者，胃熱氣走其絡也。若咬牙而脈證皆衰者，胃虛無穀以內榮，亦咬牙也。何以故耶？虛則喜實也。舌本不縮而硬，而牙關咬定難開者，此非風痰阻絡，即欲作痙證，用酸物擦之即開，木來泄土故也。（33）

【词解】

[1] 齧齒：齧（niè，音聶），上下牙合拢。齧齒指上下牙相互磨切。

【提要】

咬牙齧齿的虚实辨证及局部治法。

【释义】

咬牙指上下牙齿咬定，齧齿指牙齿相互磨切。咬牙齧齿并见多见于湿热化燥化火致风火内动者。若仅咬牙而不齧齿，胃热邪气走窜经络者为实，脉证皆实，必有胃热炽盛或胃府热结见证；胃之津气亏虚不能上荣者为虚，脉证皆虚，必有中虚而脾胃不足见证，称为"虚则喜实"。若见舌体不短缩而硬，牙关咬定难开者，一为风痰阻络，一为热盛欲作痉证，须四诊合参而定。可用酸物擦齿龈，往往可使牙关得开。酸属木，齿龈属土，故称"木来泄土"。

【原文】

若齿垢如灰糕样者，胃气无权，津亡湿浊用事，多死。而初病齿缝流清血，痛者，胃火冲激也；不痛者，龙火内燔也。齿焦无垢者，死；齿焦有垢者，肾热胃劫也，当微下之，或玉女煎清胃救肾可也。（34）

【提要】

齿垢与齿缝流血的辨治及预后。

【释义】

齿垢多由热邪蒸腾胃中浊气上泛而结于齿。齿垢如灰糕样，即枯燥无光泽，为胃中津气两竭，湿浊上泛所致，预后不良。齿焦无垢，为胃肾气液已竭，预后亦不良。若齿焦有垢，属胃中热毒过盛而劫伤肾阴，治疗或微下以泄胃热，或用玉女煎等清胃滋肾。

齿缝流血而痛者，多胃火冲激而属实；不痛者，多为肾中虚火所致，属虚。

九、辨斑疹白㾦

【原文】凡斑疹初见，须用纸撚[1]照见胸背两胁，点大而在皮肤之上者為斑，或云头隐隐，或琐碎小粒者為疹。又宜见而不宜见多。按方书謂斑色红者属胃热，紫者热极，黑者胃烂[2]，然亦必看外證所合，方可断之。（27）

【词解】

[1] 纸撚：撚（niǎn，音捻），搓成的条状物。纸撚为把纸搓成条，点燃以照明。

[2] 胃烂：此处代表斑之病机，斑色黑为阳明胃热极甚，故称胃烂。

【提要】

斑和疹的区别及其诊断意义。

【释义】

斑疹初现时，以胸背及两胁最为多见。点大成片，平摊于皮肤之上者为斑；如云头隐隐，或呈琐碎小粒，高出于皮面者为疹。斑疹外发，标志着营血分邪热有外达之机，故"宜见"；如斑疹外发过多过密，表明营血分热盛毒深，故"不宜见多"。温病发斑为阳明热毒，内迫营血，外溢肌肤所致。色红为胃热炽盛；色紫为邪毒深重；色黑则为热毒极盛，故称"胃烂"。但仅凭斑色尚不全面，须结合脉证方可诊断。

【原文】

若斑色紫，小點者，心包热也；點大而紫，胃中热也。黑斑而光亮者，热胜毒盛，雖属不治，若其人氣血充者，或依法治之，尚可救；若黑而晦者必死；若黑而隐隐，四旁赤色，火鬱内伏，大用清凉透發，間有轉红成可救者。若夾斑带疹，皆是邪之不一，各随其部而泄。然斑属血者恒多，疹属氣者不少。斑疹皆是邪氣外露之象，發出宜神情清爽，為外解里和之意；如斑疹出而昏者，正不胜邪，内陷為患，或胃津内涸之故。（29）

【提要】

进一步论述斑疹的诊断意义。

【释义】

斑色紫，为热邪深重。若紫而点小，为心包热盛；紫而点大，为阳明热炽。斑色黑，为热盛毒甚，预后与人体气血盛衰相关。黑而光亮者，为热毒深重，气血尚充，及时正确治疗，尚可转危为安；黑而晦暗者，热毒极重而气血呆滞，预后不良；黑而隐隐，四旁呈赤色者，为热毒郁伏不能外达之象，须用大剂清凉透发之剂，也有转红成为可救者。

斑为阳明热毒内迫血分，外溢肌肉所致，疹为太阴气分热炽波及营络，外发肌肤而成；若斑疹同见，则为热毒盛于气营血分。斑疹透发后见神情清爽，脉静身凉，为邪热外解，脏腑气血渐趋平和之征。若斑疹外发，身热不解而神昏者，属正不胜邪，邪热内陷，或胃中津液枯涸，预后不良。

【原文】

然而春夏之间，濕[1]病俱發疹爲甚，且其色要辨。如淡紅色，四肢清，口不甚渴，脈不洪數，非虚斑即陰斑。或胸微見數點，面赤足冷，或下利清穀，此陰盛格陽於上而見，當溫之。（28）

【词解】

[1]湿：疑是"温"字之误。

【提要】

虚斑、阴斑的辨治。

【释义】

虚斑由阳气虚衰，虚火浮越所致，特点是斑呈淡红色，并有四肢清冷，口不甚渴，脉不洪数等见症；阴斑由阴寒内盛，格阳于上而成，特点是仅胸前微见数点，面赤足冷或下利清谷等，治宜温阳散寒，引火归原。

【原文】

再有一種白痦，小粒如水晶色者，此濕熱傷肺，邪雖出而氣液枯也，必得甘藥補之。或未至久延，傷及氣液，乃濕鬱衛分，汗出不徹之故，當理氣分之邪。或白如枯骨者多凶，爲氣液竭也。（30）

【提要】

白痦的辨治。

【释义】

白痦是一种突出于皮肤表面的细小白色疱疹，形如粟米，内含浆液。白痦每随发热汗出而分批外发。呈水晶色者，谓之晶痦，多由气分湿热郁蒸，汗出不畅而成。治宜清泄气分湿热为主。若反复透发，邪气外解，气液耗伤，故宜甘平清养，增补气液。痦出空壳无浆，色如枯骨，谓之枯痦，乃因气液枯竭而致，正虚已极，预后不良，当急予养阴益气。

十、论妇人温病

【原文】

再婦人病溫與男子同，但多胎前產後，以及經水適來適斷。大凡胎前病，古人皆以四物加減用之，謂護胎爲要，恐來害妊，如熱極用井底泥，藍布浸冷，覆蓋腹上等，皆是保護之意，但亦要看其邪之可解處。用血膩之藥不靈，又當省察，不可認板法。然須步步保護胎元，恐損正邪陷也。（35）

【提要】

妇女胎前病温的治法。

【释义】

妇女患温，其证治一般与男子相同，但在胎前产后等特殊情况下，则须谨慎处理。古人治疗胎前病，多用四物汤加减。热极用井底泥或凉水浸泡蓝布覆盖腹部，以减少邪热对胎元的影响。但同时"亦要看其邪之可解处"，若邪热在表，宜辛凉宣透，使邪从表解，以免内陷伤胎等。若一味强调护胎，滥用养血滋腻药，反易恋邪滞病，即"不可认板法"。总之，无论用何法，均须步步保护胎元，防止损正邪陷。

【原文】

至於產後之法，按方書謂慎用苦寒，恐傷其已亡之陰也。然亦要辨其邪能從上中解者，稍從證用之，亦無妨也，不過勿犯下焦，且屬虛體，當如虛怯人病邪而治。總之，無犯實實虛虛之禁，況產後當氣血沸騰之候，最多空竇，邪勢必乘虛內陷，虛處受邪，爲難治也。（36）

【提要】

产后温病的治疗原则。

【释义】

产后阴血耗损，阳气不足，故应慎用苦寒之品，以免苦燥伤阴、寒凉伤阳而使虚者更虚，但这仅指一般产后调理常法。若产后感受温邪发为温病，邪热充斥上、中二焦，可酌量使用苦寒药以及时祛邪外出，并无妨碍，但须注意勿使下焦阴血受损。

产后病温当按虚人病温治疗，防止邪热乘虚内陷而生变，而且还须慎用补益药，以免滋腻恋邪，总之勿犯"实实虚虚"之禁。

【原文】

如經水適來適斷，邪將陷血室，少陽傷寒言之詳悉，不必多贅。但數動與正傷寒不同，仲景立小柴胡湯，提出所陷熱邪，參、棗扶胃氣，以衝脈隸屬陽明也，此與虛者爲合治。若熱邪陷入，與血相結者，當從陶氏小柴胡湯[1]去參、棗加生地、桃仁、楂肉、丹皮或犀角等。若本經血結自甚，必少腹滿痛，輕者刺期門，重者小柴胡湯去甘藥，加延胡、歸尾、桃仁，挾寒加肉桂心，氣滯者加香附、陳皮、枳殼等。然熱陷血室之證，多有讝語如狂之象，防是陽明胃實，當辨之。血結者身體必重，非若陽明之輕旋便捷者。何以故耶？陰主重濁，絡脈被阻，側旁氣痹，連胸背皆拘束不遂，故袪邪通絡，正合其病。往往延久，上逆心包，胸中痛，即陶氏所謂血結胸也。王海藏出一桂枝紅花湯[2]加海蛤、桃仁，原是表裏上下一齊盡解之理，看此方大有巧手，故錄出以備學者之用。（37）

【词解】

[1] 陶氏小柴胡汤：陶节庵《伤寒全生集》治妇人热入血室有小柴胡汤加红花、生地黄、当归、桂枝、丹皮等加味法。

[2] 桂枝红花汤：据《中国医学大辞典》，本方即桂枝汤加红花。

【提要】

热入血室的证治。

【释义】

妇人感受温邪适值月经来潮，或将净之时，邪气容易乘虚内陷，易形成热入血室证。

如伤寒将陷血室，或初陷而未深，见寒热往来而脉弦者，用小柴胡汤清透少阳，《伤寒论》中论述较详。血室、冲脉隶属阳明，寒邪逐渐化热将内陷时，往往胃中空虚，故于小柴胡汤中加入人参、大枣，扶助胃气，驱邪外出。

温病热入血室与血搏结，脉证与伤寒不同，不可用小柴胡汤原方。若神昏谵语如狂，少腹拘急而痛，或经行不畅，舌绛或有瘀点，当用陶氏小柴胡汤去人参、大枣等甘温助热之品，加生地黄、桃仁、楂肉、丹皮或犀角等凉血祛瘀药物。若血室及其经络血结较甚，见少腹满痛，轻者可刺期门以行气活血，重者用小柴胡汤去参、草、枣等甘味壅补之品，加延胡、归尾、桃仁等活血散瘀药物。如兼寒凝小腹畏寒者，加肉桂心温散寒邪。兼气滞而胁腹作胀明显者，加香附、陈皮、枳壳等理气行滞。

热入血室所致谵语如狂，易与阳明胃热所致谵语相混淆。前者瘀血内阻，周身经络气血运行不畅，故可见身体困重，胁及少腹痛痛不舒，牵连胸背部亦拘束不遂，治宜凉血解毒，化瘀通络。后者无瘀血内阻，气血流畅，故肢体活动较为轻便。二者鉴别，还须结合具体脉证及月经情况全面分析。

小 结

《温热论》中关于卫气营血辨治纲领及温病发生发展规律、病机变化和治疗原则的论述，主要反映在原文第 1 和 8 条。卫气营血具体证治中卫分证包括原文第 2、3 条；气分证包括第 6、7、9、10、11、12 条；营血分证包括第 4、5 条。

《温热论》丰富了温病学的诊断内容，尤其在辨舌验齿、辨斑疹白痦方面更是颇多创新。其中辨舌者 14 条，验齿者 4 条，辨斑疹者 3 条，辨白痦者 1 条。

《温热论》中妇女患温的证治特点详见原文 35、36 和 37 条，主要强调"要看其邪之可解处"，勿犯"实实虚虚"，邪陷血室要灵活用药等。

思考题

1. 简述《温热论》对温病发生发展规律、病机变化和治疗原则的认识？
2. 《温热论》在哪些方面丰富了温病学的诊断内容？
3. 在治疗温病中如何掌握"先安未受邪之地"？
4. 热病为什么"救阴犹易，通阳最难"？
5. 如何区别运用开泄法与苦泄法？

薛生白，名雪，晚年自号一瓢，又号扫叶老人，生于清康熙二十年（1681），卒于乾隆三十五年（1770）。江苏吴县人（今苏州市），家居南园俞家桥。薛氏出生于书香门第，自幼刻苦攻读。成年后博学多才，擅长诗画，工于拳勇，尤其精通医学。

《湿热病篇》约成书于1770年之前，初刊于1831年。本篇是以自述自注的形式，全面论述外感湿热病发生发展规律和辨证治疗的专著，内容以湿温、暑温等夏秋季节的常见病为主，兼及痢疾、夏日感冒、寒湿等病证。主要论述了湿温病过程中湿热之邪在上焦、中焦和下焦及后期化热伤阴、余邪留滞的各种证治，提出湿热病的病机中心是中焦阳明太阴二经，主张三焦分治。本篇的问世，为后世将温病明确分为温热、湿热两大类奠定了理论基础，特别是薛氏提出的对湿热进行三焦辨治的方法，具有很高的学术价值。薛氏医学方面的著作还有《医经原旨》《扫叶庄医案》等，在文学方面的著作有《吾以吾集》《一瓢诗话》等。

《湿热病篇》至今未见原本，其成书年代亦未有记载。载有本篇的版本有35条本、31条本及46条本3种。舒松摩重刻李言恭所著《医师秘笈》为35条本，章楠《医门棒喝》等宗之；由江白仙鉴定的《温热病指南集》为31条本，吴子音《温热赘言》等宗之；民间将上述两种版本合二为一，得46条本，王士雄《温热经纬》所载就是据吴人陈秋坨抄本而来。本教材根据《温热经纬》初刻本（咸丰二年刻本）所辑，予以归类叙述。条文后小括号内的数字为《湿热病篇》原条文顺序编号。

一、湿热病提纲

【原文】

濕熱證，始惡寒，後但熱不寒，汗出胸痞，舌白，口渴不引飲。（1）

自注：此條乃濕熱證之提綱也。濕熱病屬陽明、太陰經者居多，中氣實則病在陽明，中氣虛則病在太陰。病在二經之表者，多兼少陽三焦，病在二經之裏者，每兼厥陰風木。以少陽厥陰同司相火，陽明太陰濕熱內鬱，鬱甚則少火皆成壯火，而表裏上下充斥肆逆，故是證最易耳聾、乾嘔、發痙、發厥。而提綱中不言及者，因以上諸證，皆濕熱病兼見之變局，而非濕熱病必見之正局也。始惡寒者，陽爲濕遏而惡寒，終非若寒傷於表之惡寒，後但熱不寒，則鬱而成熱，反惡熱矣。熱盛陽明則汗出，濕蔽清陽則胸痞，濕邪內盛則舌白，濕熱交蒸則舌黃，熱則液不升而口渴，濕則飲內留而不引飲。然所云表者，乃太陰陽明之表，而非太陽之表。太陰之表四肢也，陽明也；陽明之表肌肉也，胸中也。故胸痞爲濕熱必有之證，四肢倦怠，肌肉煩疼，亦必並見。其所以不干太陽者，以太陽爲寒水之腑，主一身之表，風寒必自表入，故屬太陽。濕熱之邪從表傷者十之一二，由口鼻入者十之八九。陽明爲水穀之海，太陰爲濕土之臟，故多陽明、太陰受病。

膜原者，外通肌肉，内近胃腑，即三焦之門戶，實一身之半表半裏也。邪由上受，直趨中道，故病多歸膜原。要之濕熱之病，不獨與傷寒不同，且與溫病大異。溫病乃少陰、太陽同病，濕熱乃陽明、太陰同病也。而提綱中言不及脈者，以濕熱之證脈無定體，或洪或緩，或伏或細，各隨證見，不拘一格，故難以一定之脈，拘定後人之眼目也。

濕熱之證，陽明必兼太陰者，徒知臟腑相連，濕土同氣，而不知當與溫病之必兼少陰比例。少陰不藏，木火內燔，風邪外襲，表裏相應，故爲溫病。太陰內傷，濕飲停聚，客邪再至，內外相引，故病濕熱。此皆先有內傷，再感客邪，非由腑及臟之謂。若濕熱之證不挾內傷，中氣實者其病必微，或有先因於濕，再因飢勞而病者，亦屬內傷挾濕，標本同病。然勞倦傷脾爲不足，濕飲停聚爲有餘，所以內傷外感孰多孰少，孰實孰虛，又在臨證時權衡矣。

【提要】

湿热病提纲。

【释义】

薛氏明确提出湿热病的病因是湿热病邪，湿热之邪伤人，多从口鼻而入。湿热病的发病特点是内外湿邪相引为患。薛氏云："太阴内伤，湿饮停聚，客邪再至，内外相引，故病湿热。"

湿热病病位以中焦脾胃为病变中心。湿性属土，脾为湿土之脏，胃为水谷之海，同气相求，内外相引，故湿热病邪易犯阳明、太阴。素体中阳偏盛者，病位多在胃，表现为热重于湿；素体中阳不足者，病位多在脾，表现为湿重于热。

湿热病病机演变的一般规律是初期湿困太阴、阳明之表；继则邪传中焦，湿热困阻脾胃，郁滞气机；亦可传入手少阳三焦或足少阳胆经，出现湿热困阻胆腑、三焦之候，导致干呕、耳聋等症；湿热交蒸于中焦脾胃可传入手足厥阴经，出现湿浊蒙蔽心包证、湿滞肝经动风证，导致发痉、发厥。提纲中所列的症状，均是湿热病正局的见症。湿热病邪在卫分及邪郁蒸于气分尚未化热化火的证候就是正局。湿热病湿热蕴蒸日久化燥化火或深入营血，出现手厥阴心包和足厥阴肝经的病变，即是湿热病的变局。变局的表现有耳聋、干呕、发痉、发厥等。

湿热病初起证候是始恶寒，后但热不寒，汗出胸痞，舌白，口渴不引饮，表明湿热病初起湿邪较盛；脉或洪，或缓，或伏，或细，说明湿热病变过程中，证候演变较为复杂，故脉象不定。此外，湿邪困阻肌表，还可见四肢倦怠、肌肉烦疼等临床表现。

湿热病表证与伤寒表证二者均可有恶寒发热等，但伤寒表证为太阳之表，病位在皮毛，病理性质为寒邪束表，经气郁滞，腠理闭寒，故头痛、身痛、无汗、脉浮紧等症状较突出；湿热病表证为太阴阳明之表，病位在四肢、胸中，病理性质为湿热阻滞，气机不畅，故有头重如裹、四肢倦怠、肌肉酸痛、胸痞等表现。

湿热病与温热类温病二者发病均有"先有内伤，再感客邪"特点。条文中所说的温热病指的是伏气温病的春温。春温作为温热类温病的代表，发病机理为先有肾精不足，再感外邪，为"少阴太阳同病"的温病，初起里热重，阴伤明显。而湿热病初起表湿、里湿较重。

薛氏通过对温、湿的辨异，使湿热病辨治自成体系，从而为温病证治明确分为温热、湿热两大类奠定了基础。

二、邪在卫表

【原文】

濕熱證，惡寒無汗，身重頭痛，濕在表分。宜藿香、香薷、羌活、蒼术皮、薄荷、牛蒡子等味。頭不痛者，去羌活。（2）

自注：身重惡寒，濕遏衛陽之表證。頭痛必挾風邪，故加羌活，不獨勝濕，且以祛風。此條乃陰濕傷表之候。

【提要】

"阴湿"伤表证治。

【释义】

"阴湿"是指尚未化热之湿邪。湿邪伤表，卫阳郁闭则见恶寒、无汗；湿着肌腠，气机阻遏则见身重头痛。因湿未化热，病位在表，故治宜芳香辛散，宣化湿邪。药用藿香、苍术皮、香薷等芳香辛散之品，佐以羌活祛风胜湿，薄荷、牛蒡子宣透卫表。羌活药性温燥，易于助热化燥，头不痛者，说明夹风之象不明显，故去之。

【原文】

濕熱證，惡寒發熱，身重，關節疼痛，濕在肌肉，不爲汗解。宜滑石、大豆黃卷、茯苓皮、蒼術皮、藿香葉、鮮荷葉、白通草、桔梗等味。不惡寒者，去蒼術皮。（3）

自注：此條外候與上條同，唯汗出獨異。更加關節疼痛，乃濕邪初犯陽明之表。而即清胃脘之熱者，不欲濕邪之鬱熱上蒸，而欲濕邪之淡滲下走耳。此乃陽濕傷表之候。

【提要】

"阳湿"伤表证治。

【释义】

"阳湿"与"阴湿"相对而言，指湿已化热，湿热蕴滞于肌表，热象较为明显。临床表现除了湿滞肌表之恶寒、身重、关节疼痛外，同时见发热，汗出，且不为汗解等湿中蕴热之症。治宜宣化湿邪的同时，配合泄热之品。药用藿香、苍术皮芳化辛散为主药，配合滑石、大豆黄卷、茯苓皮、通草、荷叶等渗湿泄热。若不恶寒，说明表邪已解，或湿邪化热，热象转甚，故不宜使用苍术。

阴湿伤表与阳湿伤表病位虽同而病性却异，临床应注意区别。

【原文】

濕熱證，胸痞發熱，肌肉微疼，始終無汗者，腠理暑邪內閉。宜六一散一兩，薄荷葉三四分，泡湯調下，即汗解。（21）

自注：濕病發汗，昔賢有禁。此不微汗之，病必不除。蓋既有不可汗之大戒，復有得汗始解之治法，臨證者當知所變通矣。

【提要】

暑湿郁表证治。

【释义】

暑湿郁于肌表而不得外泄，故发热无汗、肌肉微疼；湿热蕴结，气机不宣，故胸痞不适。治用薄荷、六一散，取滑石解肌清热利湿，甘草清热和中，薄荷透解风热。薛氏提出泡汤调服，以取其轻清宣透之妙，达到轻可去实的目的。

三、邪在气分

（一）邪在上焦

【原文】

濕熱證，初起壯熱口渴，脘悶懊憹，眼欲閉，時譫語。濁邪蒙閉上焦，宜涌泄，用枳殼、桔

梗、淡豆豉、生山栀，無汗者加葛根。（31）

自注：此與第九條宜参看，彼屬餘邪，法當輕散；此則濁邪蒙閉上焦，故懊憹脘悶。眼欲閉者，肺氣不舒也。時讝語者，邪鬱心包也。若投輕劑，病必不除。經曰："高者越之。"用栀豉湯涌泄之劑，引胃脘之陽而開心胸之表，邪從吐散。

【提要】

湿热浊邪蒙蔽上焦的证治。

【释义】

湿热证见壮热口渴，为热炽气分；脘闷懊憹，为湿郁上焦胸膈，气机不畅；眼欲闭，时谵语，为湿热浊邪上蒙清阳，扰及神明。治宜清宣上焦气机，透化湿热之邪，药用枳壳、桔梗、淡豆豉、生山栀子等轻开上焦之气，使气化则湿亦化。无汗加葛根以解肌透热。

本证治疗仿栀子豉汤之意，并无涌泄作用，谓本法为"涌泄"，似不妥当。

【原文】

濕熱證，初起即胸悶，不知人，瞀亂[1]大叫痛，濕熱阻閉中上二焦。宜草果、檳榔、鮮菖蒲、芫荽、六一散各重用，或加皂角，地漿水[2]煎。（14）

自注：此條乃濕熱俱盛之候。而去濕藥多清熱藥少者，以病邪初起即閉，不得不以辛通開閉爲急務，不欲以寒涼凝滯氣機也。

【词解】

[1] 瞀乱：瞀（mào，音冒），视物不明，甚至昏蒙。瞀乱为视物不明，心中闷乱，甚至神识昏蒙。

[2] 地浆水：把新汲水倒入约 1 米深的黄土坑，俟其沉淀后，取清液用。有清暑解毒作用。

【提要】

湿热浊邪阻闭中上二焦证治。

【释义】

湿热证初起即见胸闷、不知人、瞀乱、大叫痛，乃湿热秽浊之邪阻闭中上二焦，气机逆乱所致，俗称"发痧"。治用草果、槟榔辛开理气，石菖蒲、芫荽芳香辟秽，六一散清利湿热，皂角、地浆水辟秽解毒。

（二）邪在中焦

【原文】

濕熱證，寒熱如瘧，濕熱阻遏膜原，宜柴胡、厚朴、檳榔、草果、藿香、蒼朮、半夏、乾菖蒲、六一散等味。（8）

自注：瘧由暑熱內伏，秋涼外束而成。若夏月腠理大開，毛竅疏通，安得成瘧？而寒熱有定期，如瘧證發作者，以膜原爲陽明之半表半裏，熱濕阻遏，則營衛氣爭，證雖如瘧，不得與瘧同治，故仿又可達原飲之例。蓋一由外涼束，一由內濕阻也。

【提要】

湿热阻遏膜原证治。

【释义】

湿热邪伏膜原，见恶寒发热交替，或寒热起伏似疟状，并伴见脘腹痞闷，舌苔白腻甚至满布垢浊，而舌质红绛或紫绛等为湿热秽浊郁闭之象。用药仿吴又可达原饮以疏利透达膜原之邪。本方清热之力较弱而燥湿之性较强，用于寒甚热微之证较为适宜。

【原文】

濕熱證，舌遍體白，口渴，濕滯陽明，宜用辛開，如厚朴、草果、半夏、乾菖蒲等味。（12）

自注：此濕邪極盛之候。口渴乃液不上升，非有熱也。辛泄太過，即可變而爲熱，而此時濕邪尚未蘊熱，故重用辛開，使上焦得通，津液得下也。

【提要】

湿浊阻滞中焦脾胃证治。

【释义】

湿邪极盛而尚未化热，则舌遍体白，即舌上满布白腻之苔；湿浊阻遏，津液不升则口渴；因无下利之症，故称之为"湿滞阳明"。本证尚可有脘痞、呕恶、腹胀等湿浊内阻见症。治宜厚朴、草果、半夏、干菖蒲等辛开理气，燥化湿浊。

【原文】

濕熱證，初起發熱，汗出胸痞，口渴舌白，濕伏中焦。宜藿梗、蔻仁、杏仁、枳殼、桔梗、鬱金、蒼术、厚朴、草果、半夏、乾菖蒲、佩蘭葉、六一散等味。（10）

自注：濁邪上干則胸悶，胃液不升則口渴。病在中焦氣分，故多開中焦氣分之藥。此條多有挾食者，其舌根見黃色，宜加瓜蔞、楂肉、萊菔子。

【提要】

湿热阻于中焦，湿重于热证治。

【释义】

虽发热汗出而热不除，胸痞，口渴，但多渴不欲饮，舌苔白。治宜宣气化湿，药用杏仁、桔梗、枳壳轻宣肺气，苍术、厚朴、草果、半夏燥湿化浊，郁金、石菖蒲、藿梗、佩兰、蔻仁芳香化湿辟秽，六一散清利湿热。若见舌根黄腻等伤食现象，宜加入山楂、莱菔子、瓜蒌等消食导滞之品。

【原文】

濕熱證，舌根白，舌尖紅，濕漸化熱，餘濕猶滯。宜辛泄佐清熱，如蔻仁、半夏、乾菖蒲、大豆黃卷、連翹、綠豆衣、六一散等味。（13）

自注：此濕熱參半之證。而燥濕之中，即佐清熱者，亦所以存陽明之液也。上二條憑驗舌以投劑，爲臨證時要訣，蓋舌爲心之外候，濁邪上熏心肺，舌苔因而轉移。

【提要】

湿渐化热，余湿犹滞证治。

【释义】

舌根白、舌尖红，为湿渐化热，而热势尚不太甚，薛氏自注为"湿热参半"之证，实际上仍属湿重热轻之证。临床上还可见胸痞、恶心呕吐、身热有汗不解、脉濡数等。治宜清热与化湿并施，以半夏燥湿，蔻仁、干菖蒲芳香化湿，大豆黄卷、绿豆衣、连翘、六一散清热利湿。

【原文】

濕熱證，壯熱口渴，自汗，身重，胸痞，脈洪大而長者，此太陰之濕與陽明之熱相合。宜白虎加蒼术湯。（37）

自注：熱渴自汗，陽明之熱也；胸痞身重，太陰之濕兼見矣；脈洪大而長，知濕熱滯於陽明之經，故用蒼术白虎湯以清熱散濕，然乃熱多濕少之候。白虎湯仲景用以清陽明無形之燥熱也。胃汁枯涸者，加人參以生津，名曰白虎加人參湯；身中素有痹氣者，加桂枝以通絡，名曰桂枝白虎湯，而其實意在清胃熱也。是以後人治暑熱傷氣身熱而渴者，亦用白虎加人參湯；熱渴、汗泄、肢節煩疼者，亦用白虎加桂枝湯；胸痞身重兼見，則於白虎湯中加入蒼术以理太陰之濕；寒熱往來兼集，則於白虎湯中加入柴胡，以散半表半裹之邪。凡此皆熱盛陽明，他證兼見，故用白虎清熱，而復各隨證以加減。苟非熱渴汗泄，脈洪大者，白虎便不可投。辨證察脈，最宜詳審也。

【提要】

热重于湿证治。

【释义】

壮热口渴、自汗、脉洪大而长者，为阳明热盛之象；胸痞、身重，为太阴脾湿未化之征。治宜白虎加苍术汤，清泄阳明胃热，兼化太阴脾湿。若身热而渴、背微恶寒者，为阳明热盛，兼津气两虚，用白虎加人参汤以清阳明胃热，兼益气生津；若热渴汗泄、肢节烦疼者，为阳明热盛，兼经脉痹阻，用白虎加桂枝汤以清阳明胃热，兼通络行痹；若兼见寒热往来者，为阳明热盛，兼表里失和，用白虎加柴胡汤以清阳明胃热，兼和解表里。

（三）邪在下焦

【原文】

濕熱證，數日後自利，溺赤，口渴，濕流下焦。宜滑石、豬苓、茯苓、澤瀉、萆薢、通草等味。（11）

自注：下焦屬陰，太陰所司。陰道虛故自利，化源滯則溺赤，脾不轉津則口渴。總由太陰濕盛故也。濕滯下焦，故獨以分利爲治，然兼證口渴胸痞，須佐入桔梗、杏仁、大豆黃卷開泄中上，源清則流自潔，不可不知。以上三條，俱濕重於熱之候。

濕熱之邪不自表而入，故無表裹可分，而未嘗無三焦可辨，猶之河間治消渴亦分三焦者是也。夫熱爲天之氣，濕爲地之氣，熱得濕而愈熾，濕得熱而愈橫。濕熱兩分，其病輕而緩，濕熱兩合，其病重而速。濕多熱少則蒙上流下，當三焦分治，濕熱俱多則下閉上壅而三焦俱困矣。猶之傷寒門二陽合病、三陽合病也。蓋太陰濕化、三焦火化，有濕無熱止能蒙蔽清陽，或阻於上，或阻於中，或阻於下，若濕熱一合，則身中少火悉化爲壯火，而三焦相火有不起而爲虐者哉？所以上下充斥，內外煎熬，最爲酷烈。兼之木火同氣，表裹分司，再引肝風，痙厥立至。胃中津液幾何，其能供此交征乎？至其所以必屬陽明者，以陽明爲水穀之海，鼻食氣，口食味，悉歸陽明。邪從口鼻而入，則陽明爲必由之路。其始也，邪入陽明，早已先傷其胃液，其繼邪盛三焦，更欲資取於胃液，司命者可不爲陽明顧慮哉？

或問木火同氣，熱盛生風，以致痙厥，理固然矣。然有濕熱之證，表裹極熱，不痙不厥者何也？余曰：風木爲火熱引動者，原因木氣素旺，肝陰先虧，內外相引，兩陽相煽，因而動張，若肝腎素優，並無裹熱者，火熱安能招引肝風也！試觀產婦及小兒，一經壯熱，便成痙瘲者，以失血之後，與純陽之體，陰氣未充，故肝風易動也。

或問曰：亦有陰氣素虧之人，病患濕熱，甚至斑疹外見，入暮譫語，昏迷而不痙不厥者，何也？答曰：病邪自盛於陽明之營分，故由上脘而熏胸中，則入暮譫妄。邪不在三焦氣分，則金不受囚，木有所畏，未敢起而用事，至於斑屬陽明，疹屬太陰，亦二經營分熱極，不與三焦相干，即不與風木相引也。此而痙厥，必胃中津液盡涸，耗及心營，則肝風亦起，而其人已早無生理矣。

【提要】

湿流下焦，泌别失职证治。

【释义】

湿热流注下焦，大肠传导失司，则大便下利；膀胱气化失司，泌别失职，则小便短赤；湿热困阻，津不上承，则口渴。治以茯苓、猪苓、泽泻导水下行通小便；滑石利水通淋；萆薢分利湿浊；通草清热利水。佐入桔梗、杏仁、大豆黄卷意在宣开上焦肺气，"源清则流自洁"。

薛氏提出"热得湿而愈炽，湿得热而愈横"，指出湿热证以湿蕴热蒸为主要病理变化；湿热交蒸有上蒙清窍、下蕴膀胱的特点，湿多热少可蒙上流下，弥漫三焦；湿热俱盛则可下闭上壅而三焦俱困。湿热化燥化火可内陷营血，深入手足厥阴，出现斑疹、窍闭神昏、动风抽搐等重症；湿从热化，亦常可损伤阴液。治疗宜清热化湿并举，"湿热两分，其病轻而缓，湿热两合，其病重而速"。

【原文】

濕熱證，四五日，忽大汗出，手足冷，脈細如絲或絕，口渴，莖痛，而起坐自如，神清語亮。乃汗出過多，衛外之陽暫亡，濕熱之邪仍結，一時表裏不通，脈故伏，非真陽外脫也。宜五苓散去术加滑石、酒炒川連、生地、芪皮等味（29）

自注：此條脈證，全似亡陽之候，獨於舉動神氣得其真情，噫！此醫之所以貴識見也。

【提要】

湿热蕴阻下焦，卫阳暂亡证治。

【释义】

湿热病见大汗出、手足冷、脉细如丝或绝之症，证似阴盛阳亡之象。但本证患者起坐自如，神清语亮，口渴，茎痛，则为湿热蕴结下焦，表里阳气不能交通，汗多卫阳暂亡，阴液耗伤之征。治用四苓加滑石、黄连，清热利湿，通利小便；黄芪皮固护卫气；生地黄滋养阴液。

四、邪入营血

【原文】

濕熱證，壯熱口渴，舌黃或焦紅，發痙，神昏讝語或笑，邪灼心包，營血已耗。宜犀角、羚羊角、連翹、生地、玄參、鉤藤、銀花露、鮮菖蒲、至寶丹等味。（5）

自注：上條言痙，此條言厥。溫暑之邪本傷陽氣，及至熱極逼入營陰，則津液耗而陰亦病。心包受灼，神識昏亂。用藥以清熱救陰，泄邪平肝爲務。

【提要】

湿热化燥，深入营血，邪灼心营证治。

【释义】

舌焦红，神昏谵语或笑，发痉，同时伴有壮热口渴，为湿热化燥，内陷营血，热闭心窍，引动肝风所致。治宜清热凉血，息风开窍，滋养阴液。药用犀角、生地黄、玄参清心凉营，滋阴养液；银花露、连翘清气泄热，透热转气；羚羊角、钩藤凉肝息风；至宝丹、菖蒲芳香宣窍，辟秽化浊。

【原文】

濕熱證，壯熱煩渴，舌焦紅或縮，斑疹，胸痞，自利，神昏痙厥，熱邪充斥表裏三焦，宜大劑犀角、羚羊角、生地、玄參、銀花露、紫草、方諸水[1]、金汁、鮮菖蒲等味。（7）

自注：此條乃痙厥中之最重者，上爲胸悶，下挾熱利，斑疹痙厥，陰陽告困。獨清陽明之熱，救陽明之液爲急務者，恐胃液不存，其人自焚而死也。

【词解】

[1] 方诸水：又名明水，方诸为古代在月下盛取露水的器具名称。一说方诸水用大蛤，磨之令热，向月取之则水生，即当明月当空时取蚌体分泌之汁液，性甘寒无毒，功能止渴除烦、明目定心。

【提要】

湿热化燥，热邪充斥气血及表里三焦的证治。

【释义】

本条壮热烦渴为气分热炽，舌焦红或缩，斑疹为热燔血分，热毒充斥上焦则胸痞，下迫大肠则自利，窜入厥阴则神昏痉厥。治宜清热解毒，凉血养阴，息风开窍。以犀角、生地黄、玄参清营凉血、解毒救阴，银花露、紫草、金汁、方诸水清热解毒，羚羊角凉肝息风，鲜菖蒲芳香开窍。

【原文】

湿热证，经水适来，壮热口渴，谵语神昏，胸腹痛，或舌无苔，脉滑数，邪陷营分。宜大剂犀角、紫草、茜根、贯众、连翘、鲜菖蒲、银花露等味。（32）

自注：热入血室，不独妇女，男子亦有之，不第凉血，并须解毒，然必重剂乃可奏功。

【提要】

湿热化火，热入血室证治。

【释义】

湿热化火，邪热下陷，恰逢妇女月经适来，热与血结，形成热入血室之证。表现为胸腹痛，当以少腹部疼痛尤为显著，谵语神昏，壮热口渴，舌无苔。治宜犀角、紫草、连翘、银花露、贯众凉血解毒，鲜菖蒲辟秽开窍，茜草根活血散瘀。

薛生白提出热入血室男子亦有之，提示邪热下陷，热与血结，气血两燔之证，病位不一定在胞宫，还可以在大肠、小肠、膀胱等，此说可供参考。

【原文】

湿热证，上下失血或汗血[1]，毒邪深入营分，走窜欲泄。宜大剂犀角、生地、赤芍、丹皮、连翘、紫草、茜根、银花等味。（33）

自注：热逼而上下失血、汗血，势极危，而犹不即坏者，以毒从血出，生机在是。大进凉血解毒之剂，以救阴而泄邪，邪解而血自止矣。血止后，须进参、芪善后乃得。汗血即张氏[2]所谓肌衄也。《内经》谓："热淫于内，治以咸寒。"方中当增入咸寒之味。

【词解】

[1] 汗血：又称肌衄，指表络伤而血从肌肤而出。

[2] 张氏：清代张璐，于康熙三十四年（1695）撰《张氏医通》，其卷五中有诸血门论述。

【提要】

湿热化火，深入营血，迫血妄行证治。

【释义】

阳络伤则血外溢见衄血、吐血；阴络伤则血内溢见便血、溺血；血从肌肤而出则为汗血。治宜凉血解毒，行瘀止血。用犀角地黄汤凉血化瘀，金银花、连翘、紫草清热解毒，茜草活血行瘀。

薛氏认为邪热可随动血而外出，"邪解而血自止"，强调了热入血分的治疗清除血中热毒的重要性。至于文中所说的血止后要进参、芪以善后，却不可一概而论。

五、变证

（一）湿热致痉

【原文】

濕熱證，三四日即口噤，四肢牽引拘急，甚則角弓反張，此濕熱侵入經絡脈隧中。宜鮮地龍、秦艽、威靈仙、滑石、蒼耳子、絲瓜藤、海風藤、酒炒黃連等味。（4）

自注：此條乃濕邪挾風者。風爲木之氣，風動則木張，乘入陽明之絡則口噤，走竄太陰之經則拘攣，故藥不獨勝濕，重用息風。一則風藥能勝濕，一則風藥能疏肝也。選用地龍、諸藤者，欲其宣通脈絡耳。

或問：仲景治痙，原有桂枝加栝蔞根及葛根湯兩方，豈宜於古而不宜於今耶？今之痙者與厥相連，仲景不言及厥，豈《金匱》有遺文耶？余曰：非也。藥因病用，病源既異，治法自殊。傷寒之痙自外來，證屬太陽，治以散外邪爲主；濕熱之痙自內出，波及太陽，治以息內風爲主。蓋三焦與肝膽同司相火，中焦濕熱不解，則熱盛於裏，而少火悉成壯火，火動則風生而筋攣脈急；風煽則火熾，而識亂神迷。身中之氣，隨風火上炎，而有升無降，常度盡失，由是而形若屍厥。正《內經》所謂"血之與氣，并走於上，則爲暴厥"者是也。外竄經脈則成痙，內侵膻中則爲厥。痙厥並見，正氣猶存一綫，則氣復返而生。胃津不克支持，則厥不回而死矣。所以痙之與厥，往往相連，傷寒之痙自外來者，安有是哉？

暑月痙證與霍亂同出一源，風自火生，火隨風轉，乘入陽明則嘔，賊及太陰則瀉，是名霍亂；竄入筋中則攣急，流入脈絡則反張，是名痙。但痙證多厥，霍亂少厥。蓋痙證風火閉鬱，鬱則邪勢愈甚，不免逼亂神明，故多厥；霍亂風火外泄，泄則邪勢外解，不至循經而走，故少厥。此痙與霍亂之分別也。然痙證邪滯三焦，三焦乃火化，風得火而愈煽，則逼入膻中而暴厥；霍亂邪走脾胃，脾胃乃濕化，邪由濕而停留，則淫及諸經而拘攣。火鬱則厥，火竄則攣。又痙與厥之遺禍也，痙之攣結，乃濕熱生風，霍亂之轉筋，乃風來勝濕。痙則由經及臟而厥，霍亂則由臟及經而攣，總由濕熱與風淆亂清濁，升降失常之故。夫濕多熱少，則風入土中而霍亂，熱多濕少，則風乘三焦而痙厥。厥不返者死，胃液乾枯，火邪盤踞也；轉筋入腹者死，胃液內涸，風邪獨勁也。然則胃中之津液，所關顧不鉅哉？厥證用辛開，泄胸中無形之邪也；乾霍亂用探吐，泄胃中有形之滯也。然泄邪而胃液不上升者，熱邪愈熾；探吐而胃液不四布者，風邪更張，終成死候，不可不知。

【提要】

湿热兼夹风邪侵袭经脉而致痉的证治。

【释义】

邪入阳明经脉，致口噤；湿窜太阴，经气不利，则四肢牵引拘急；湿滞太阴经脉则拘挛，甚则角弓反张。治宜祛风化湿，清热通络。以秦艽、威灵仙、苍耳子祛风胜湿，鲜地龙镇痉通络，丝瓜络、海风藤通络舒筋，滑石、黄连利湿清热。

本条之"痉"发生在病变初期，为湿热夹风侵犯脾胃经脉所致，临床虽有发痉，但热势不盛，神志清楚，形体尚实。热盛动风之痉多见于病的极期，抽搐频繁力大，来势急骤，必伴有壮热、神昏谵语、苔黄燥、脉弦数等症状。虚风内动之痉多见于病的后期，以手足蠕动或瘛疭、口角震颤为特点，常伴神倦、耳聋、舌绛枯痿等肝肾阴竭的症状。临床应认真鉴别以上三种痉证。

【原文】

湿热證，發痙，神昏笑妄，脈洪數有力，開泄不效者，濕熱蘊結胸膈，宜仿涼膈散。若大便數日不通者，熱邪閉結腸胃，宜仿承氣微下之例。（6）

自注：此條乃陽明實熱，或上結，或下結。清熱泄邪止能散絡中流走之熱，而不能除腸中蘊結之邪，故陽明之邪仍假陽明爲出路也。

【提要】

湿热化燥，热结于里之发痙神昏证治。

【释义】

湿热化燥，出现发痙，神昏笑妄，脉洪数有力，且无舌绛，非邪入厥阴心肝之证，故"开泄不效"。热蕴胸膈者，用凉膈散凉泄上焦之热结；实热结于肠腑者，用承气汤通泻肠腑之热结。

【原文】

濕熱證，發痙撮空，神昏笑妄，舌苔乾黃起刺或轉黑色，大便不通者，熱邪閉結胃腑，宜用承氣湯下之。（36）

自注：撮空一證，昔賢謂非大實即大虛，虛則神明渙散，將有脫絕之虞，實則神明被逼，故多撩亂之象。今舌苔黃刺乾澀，大便閉而不通，其爲熱邪內結陽明，腑熱顯然矣。徒事清熱泄邪，止能散絡中流走之熱，不能除胃中蘊結之邪。故假承氣以通地道，然舌不乾黃起刺者，不可投也。承氣用硝、黃，所以逐陽明之燥火實熱，原非濕熱內滯者所宜用。然胃中津液爲熱所耗，甚至撮空撩亂，舌苔乾黃起刺，此時胃熱極盛，胃津告竭，濕火轉成燥火，故用承氣以攻下。承氣者，所以承接未亡之陰氣於一綫也。濕溫病至此，亦危矣哉。

【提要】

湿热化燥，热结阳明之撮空证治。

【释义】

湿热化燥，热结阳明，热扰手足厥阴可致发痙撮空，神昏笑妄，大便不通，脉洪数有力或沉实有力，舌苔干黄起刺或转为黑色。治以承气汤通腑泄热。若邪热已深入手足厥阴，当须配合清心开窍、凉肝息风之品，如安宫牛黄丸、紫雪丹、羚角钩藤汤等。

【原文】

濕熱證，口渴，苔黃起刺，脈弦緩，囊縮舌硬，譫語昏不知人，兩手搐搦，津枯邪滯。宜鮮生地、蘆根、生首烏、鮮稻根等味。若脈有力，大便不通，大黃亦可加入。（35）

自注：胃津劫奪，熱邪內據，非潤下以泄邪則不能達，故仿承氣之例，以甘涼易苦寒，正恐胃氣受傷，胃津不復也。

【提要】

湿热化燥，热结阴伤之痙厥证治。

【释义】

口渴、苔黄起刺、神昏谵语，为阳明腑实伤津之象；脉弦、囊缩舌硬、搐搦，为热盛动风之证。治用鲜生地黄、芦根、生首乌、鲜稻根生津养液，大黄攻下热结。

本证湿已化热，非大剂泄热救阴，凉肝息风不可，仅用生地黄、何首乌等滋阴，恐病重药轻，缓不济急；何首乌苦涩微温，生用虽能通便，似非本证所宜。

【原文】

濕熱證，數日後，汗出熱不除，或痙，忽頭痛不止者，營液大虧，厥陰風火上升，宜羚羊角、蔓荊子、鈎藤、元參、生地、女貞子等味。（20）

自注：濕熱傷營，肝風上逆，血不榮筋而痙，上升顛頂則頭痛，熱氣已退，木氣獨張，故痙而不厥。投劑以息風爲標，養陰爲本。

【提要】

湿已化燥，阴液亏耗，风阳鸱张证治。

【释义】

湿热化燥，耗伤阴液，余邪留滞，则汗出热不除；肝风横窜经络则发痙；风阳上冒清空则头痛不止。治用玄参、生地黄、女贞子滋补真阴，羚羊角、钩藤息风止痙，蔓荆子疏风止痛。王孟英认为"蔓荆不若以菊花、桑叶易之"，可供参考。

【原文】

濕熱證，發痙神昏，獨足冷，陰縮。下體外受客寒，仍宜從濕熱治，只用辛溫之品煎湯熏洗。（30）

自注：陰縮爲厥陰之外候，合之足冷，全似虛寒，乃諦觀本證，無一屬虛，始知寒客下體，一時營氣不達，不但證非虛寒，并非上熱下寒之可擬也，仍從濕熱治之，又何疑耶？

【提要】

湿热化燥，热陷厥阴，阳气郁闭证治。

【释义】

发痙神昏的同时，出现足冷、阴缩为阳气被邪热郁闭所致，可用紫雪丹、至宝丹、安宫牛黄丸开窍息风。

以辛温之品熏洗有助于阳气外达，故可改善足冷、阴缩，但此非治本之法，尤其对于发痙神昏之证，用辛温之品熏洗，虽无大碍，但未必有益。

（二）湿热致神情呆顿

【原文】

濕熱證，七八日，口不渴，聲不出，與飲食亦不卻，默默不語，神識昏迷，進辛香涼泄，芳香逐穢，俱不效。此邪入厥陰，主客渾受[1]。宜仿吳又可三甲散，醉地鱉蟲、醋炒鱉甲、土炒穿山甲、生僵蠶、柴胡、桃仁泥等味。（34）

自注：暑熱先傷陽分，然病久不解，必及於陰。陰陽兩困，氣鈍血滯，而暑濕不得外泄，遂深入厥陰，絡脈凝瘀，使一陽不能萌動，生氣有降無升，心主阻遏，靈氣不通，所以神不清而昏迷默默也。破滯通瘀，斯絡脈通而邪得解矣。

【词解】

[1] 主客浑受："主"指阴阳、气血、脏腑、血脉等，也包括了患者体质虚弱或患慢性病证，导致精气亏耗，或气滞，或血瘀，或津伤等内在的病理基础。所谓"客"是指暑湿病邪。"主客浑受"即为暑湿病邪久留，乘精血正气亏耗衰微而深入阴分和血脉之中，并与瘀滞之气血互结，胶固难解，形成络脉凝瘀之顽疾。

【提要】

湿热病后期气血凝滞，灵机失运证治。

【释义】

湿热病后期络脉凝瘀，气血呆滞，灵机不运，可致神情呆顿，默默不语。治宜活血通络，破滞散瘀。用吴又可三甲散去龟甲之滋，牡蛎之涩，易以地鳖虫破瘀通滞，用桃仁引其入血分；鳖甲破积消瘀，用柴胡引之使阴中之邪外达；穿山甲搜风通络，用僵蚕引其入络，使络中痰瘀之邪消散而解。

（三）湿热致呕

【原文】

濕熱證，四五日，口大渴，胸悶欲絕，乾嘔不止，脈細數，舌光如鏡，胃液受劫，膽火上衝。宜西瓜汁、金汁、鮮生地汁、甘蔗汁，磨服鬱金、木香、香附、烏藥等味。(15)

自注：此營陰素虧，木火素旺者。木乘陽明，耗其津液，幸無飲邪，故一清陽明之熱，一散少陽之邪。不用煎者，取其氣全耳。

【提要】

湿热化燥，胃阴大伤，胃气上逆证治。

【释义】

湿热化燥，胃阴大伤，胃气上逆，见口大渴，舌光如镜，脉细数，胸闷欲绝，干呕不止。治宜西瓜汁、金汁、鲜生地黄汁、甘蔗汁滋养胃阴，郁金、木香、香附、乌药疏理肝胆气机。

本证阴虚与气逆并存，治疗采用诸"汁"滋胃液清热，滋而不腻；磨服辛香行气的诸"香"，调气而不伤阴。其实诸汁以"鲜"者更善养阴，诸"香"磨服则行气之力更强。

【原文】

濕熱證，嘔吐清水或痰多，濕熱內留，木火上逆。宜溫膽湯加栝蔞、碧玉散等味（16）

自注：此素有痰飲，而陽明少陽同病，故一以滌飲，一以降逆。與上條嘔同而治異，正當合參。

【提要】

湿热内留，胆火上逆证治。

【释义】

湿热证呕吐清水，胸闷痰多者，治宜化痰以涤饮，清胆以降逆，药用温胆汤化痰涤饮，和胃降逆；加瓜蒌、碧玉散清利湿热而兼清肝胆。

【原文】

濕熱證，嘔惡不止，晝夜不差，欲死者，肺胃不和，胃熱移肺，肺不受邪也。宜用川連三四分，蘇葉二三分，兩味煎湯，呷[1]下即止。(17)

自注：肺胃不和，最易致嘔，蓋胃熱移肺，肺不受邪，還歸於胃。必用川連以清濕熱，蘇葉以通肺胃。投之立愈者，以肺胃之氣，非蘇葉不能通也，分數輕者，以輕劑恰治上焦之病耳。

【词解】

[1] 呷（xiā，音虾）：喝。

【提要】

湿热余邪在胃而致呕恶的证治。

【释义】

"呕恶不止，昼夜不差，欲死"，是形容呕恶持续时间较久。治用川连清除湿热，降胃火；苏叶降逆顺气；且以极轻之分量，以防药过病所。

六、类证

（一）暑病

【原文】

濕熱證，濕熱傷氣，四肢困倦，精神減少，身熱氣高，心煩溺黃，口渴自汗，脈虛者，用東垣清暑益氣湯主治。（38）

自注：同一熱渴自汗，而脈虛神倦，便是中氣受傷而非陽明鬱熱。清暑益氣湯乃東垣所製，方中藥味頗多，學者當於臨證時斟酌去取可也。

【提要】

暑热兼湿，津气已伤证治。

【释义】

暑热炽盛，则身热息高、心烦溺黄；津气耗伤，则口渴自汗、神疲、脉虚；湿滞肌腠，则四肢困倦。治宜补益津气、清暑泄热，佐以祛湿。方用东垣清暑益气汤。

【原文】

濕熱證，咳嗽晝夜不安，甚至喘不得眠者，暑邪入於肺絡。宜葶藶、枇杷葉、六一散等味。（18）

自注：人但知暑傷肺氣則肺虛，而不知暑滯肺絡則肺實。葶藶引滑石直瀉肺邪則病自除。

【提要】暑湿犯肺而致咳喘证治。

【释义】暑湿犯肺，气逆于上可致咳嗽频剧，昼夜不安，重者可因肺气壅塞而喘不得眠。治宜泻肺清暑利湿，药用葶苈子泻肺平喘，枇杷叶肃肺止咳，佐以六一散清暑利湿。

【原文】

暑月熱傷元氣，氣短倦怠，口渴多汗，肺虛而咳者，宜人參、麥冬、五味子等味。（39）

自注：此即千金生脈散也，與第十八條同一肺病，而氣粗與氣短有分，則肺實與肺虛各異。實則瀉而虛則補，一定之理也。然方名生脈，則熱傷氣之脈虛欲絕可知矣。

【提要】

暑伤元气，津气大伤证治。

【释义】

暑伤元气，肺无所主，则呼吸短促而咳，气虚不能敛津则汗多，津液外泄过甚则口渴。若津气损伤严重，津气欲脱者常伴有身热骤降，脉散大无力，甚至脉虚欲绝。治宜生脉散益气生津，敛肺固脱。

上条暑湿犯肺致"气粗"咳嗽频剧，昼夜不安，甚则喘息不得眠，为实证，治宜泻肺清暑利湿。本条为暑热耗散肺气而气短喘促或咳，为虚证，治宜益气生津、敛汗固脱。

【原文】

暑月乘涼飲冷，陽氣爲陰寒所遏，皮膚蒸熱，凜凜畏寒，頭痛頭重，自汗煩渴，或腹痛吐瀉者，宜香薷、厚朴、扁豆等味。（40）

自注：此由避暑而感受寒濕之邪，雖病於暑月而實非暑病。昔人不曰暑月傷寒濕而曰陰暑，以致後人淆惑，貽誤匪輕，今特正之。其用香薷之辛溫，以散陰邪而發越陽氣；厚朴之苦溫，除濕邪而通行滯氣；扁豆甘淡，行水和中。倘無惡寒、頭痛之表證，即無取香薷之辛香走竄矣。無腹痛、吐利之裏證，亦無取厚朴、扁豆之疏滯和中矣。故熱渴甚者，加黃連以清暑，名四味香薷飲；減去扁豆名黃連香薷飲；濕盛於裏，腹膨泄瀉者，去黃連加茯苓、甘草，名五物香薷飲；若中虛氣怯，汗出多者，加人參、芪、白术、橘皮、木瓜，名十味香薷飲。然香薷之用，總爲寒濕外襲而設，不可用以治不挾寒濕之暑熱也。

【提要】

夏月寒湿证治。

【释义】

夏季因乘凉露宿或过食生冷而感受寒湿，见皮肤蒸热、凛凛畏寒、头痛头重、腹痛吐泻等，治宜散寒透表、和中化湿，以香薷饮加减治疗。

薛氏认为"香薷之用，总为寒湿外袭而设，不可用以治不夹寒湿之暑热也"，提示香薷虽为暑月之常用药，但其为辛温散寒解表之品，不宜滥用。

（二）下利

【原文】

濕熱證，十餘日後，左關弦數，腹時痛，時圍血[1]，肛門熱痛，血液內燥，熱邪傳入厥陰之證，宜仿白頭翁法。（23）

自注：熱入厥陰而下利，即不圍血，亦當宗仲景治熱利法。若竟逼入營陰，安得不用白頭翁湯涼血而散邪乎？設熱入陽明而下利，即不圍血，又宜師仲景治下利譫語，用小承氣湯之法矣。

【词解】

[1] 圍血：圍，指厕所。圍血为大便有血，此处指便下脓血。

【提要】

湿热内迫肠道而下利证治。

【释义】

湿热内迫肠道而下利，症见腹部时痛、便下脓血、肛门灼热疼痛者，治用白头翁汤清化肠道湿热，凉血止痢。若热入阳明而利者多为热结旁流，症见纯利稀水、腹部硬痛拒按、潮热谵语等，治宜用承气汤通下热结。

【原文】

濕熱證，十餘日後，尺脈數，下利，或咽痛，口渴心煩，下泉不足[1]，熱邪直犯少陰之證，宜仿豬膚湯涼潤法。（24）

自注：同一下利有厥少之分，則藥有寒涼之異。然少陰有便膿之候，不可不細審也。

【词解】

[1] 下泉不足：下泉指肾阴，下泉不足即肾阴不足。

【提要】

湿热化燥，肾阴受伤，虚火上浮所致下利、咽痛证治。

【释义】

湿热化燥，劫灼肾阴，水亏火浮，故见咽痛、口渴、心烦；肾阴被劫，阴津外泄而下利；热灼少阴故尺脉数。治宜《伤寒论》猪肤汤滋养肾阴，兼制虚火。

本条猪肤汤证与上条白头翁汤证之下利有虚实之异。当注意辨别。

【原文】

濕熱內滯太陰，鬱久而爲滯下，其證胸痞腹痛，下墜窘迫，膿血稠黏，裏結後重，脈軟數者，宜厚朴、黃芩、神曲、廣皮、木香、檳榔、柴胡、煨葛根、銀花炭、荊芥炭等味。（41）

　　自注：古之所謂滯下，即今所謂痢疾也。由濕熱之邪內伏太陰，阻遏氣機，以致太陰失健運，少陽失疏達。熱鬱濕蒸，傳導失其常度，蒸爲敗濁膿血，下注肛門，故後重。氣壅不化，乃數至圊而不能便。傷氣則下白，傷血則下赤，氣血並傷，赤白兼下，濕熱盛極，痢成五色。故用厚朴除濕而行滯氣，檳榔下逆而破結氣，黃芩清庚金之熱，木香、神曲疏中氣之滯，葛根升下陷之胃氣，柴胡升土中之木氣，熱侵血分而便血，以銀花、荊芥入營清熱。若熱盛於裏，當用黃連以清熱，大實而痛，宜增大黃以逐邪。昔張潔古製芍藥湯以治血痢，方用歸、芍、芩、連、大黃、木香、檳榔、甘草、桂心等味，而以芍藥名湯者，蓋謂下血必調藏血之臟，故用之爲君，不特欲其土中瀉木，抑亦賴以斂肝和陰也。然芍藥味酸性斂，終非濕熱內蘊者所宜服。倘遇痢久中虛，而宜用芍藥、甘草之化土者，恐難任芩、連、大黃之苦寒，木香、檳榔之破氣。若其下痢初作，濕熱正盛者，白芍酸斂滯邪，斷不可投。此雖昔人已試之成方，不敢引爲後學之楷式也。

【提要】

湿热痢疾证治。

【释义】

　　湿热久滞中焦，气机壅滞，可见胸痞腹痛、里急后重；湿热蒸腐肠道脂膜，损伤肠络，故见便下脓血稠黏；脉软数即为濡数之脉，是湿热内蕴之象。治宜清肠止痢，化湿导滞。药用厚朴、木香、槟榔、陈皮理气行滞化湿，葛根、柴胡升举下陷之清阳之气，金银花、连翘、荆芥炭清解肠道热毒，黄芩清热燥湿，神曲消食化滞。若热盛于里者可加黄连，大实而痛者加大黄。

　　薛氏认为芍药酸敛滞邪，湿热痢疾初起，湿热正盛者不可使用。芍药性虽酸敛，但具有泄热和营、缓急止痛之效，经过合理的配伍，仍为治疗痢疾的要药。

【原文】

　　痢久傷陽，脈虛滑脫者，真人養臟湯加甘草、當歸、白芍。（42）

　　自注：脾陽虛者，當補而兼溫。然方中用木香，必其腹痛未止，故兼疏滯氣。用歸、芍，必其陰分虧殘，故兼和營陰。但痢雖脾疾，久必傳腎，以腎爲胃關，司下焦而開竅於二陰也。況火爲土母，欲溫土中之陽，必補命門之火，若虛寒甚而滑脫者，當加附子以補陽，不得雜入陰藥矣。

【提要】

痢久损伤脾阳证治。

【释义】

　　湿热痢久不愈，脾阳大伤，中气下陷，常见大便滑脱不禁，脉虚弱，并可伴有痢下白胨，腹痛喜按，形寒怕冷，舌淡苔白润滑等。治宜真人养脏汤加甘草、当归、白芍温中补虚，涩肠固脱。若虚寒甚而滑脱明显者，可加入附子温补肾阳。

【原文】

　　痢久傷陰，虛坐努責者，宜用熟地炭、炒當歸、炒白芍、炙甘草、廣皮之屬。（43）

　　自注：裏結欲便，坐久而仍不得便者，謂之虛坐努責。凡裏結屬火居多，火性傳送至速，鬱於大腸，窘迫欲便，而便仍不舒。故痢疾門中，每用黃芩清火，甚者用大黃逐熱。若痢久血虛，血不足則生熱，亦急迫欲便，但久坐而不得便耳。此熱由血虛所生，故治以補血爲主。裏結與後重不同，裏結者急迫欲便，後重者肛門重墜。裏結有虛實之分，實爲火邪有餘，虛爲營陰不足。後重有虛實之異，實爲邪實下壅，虛由氣虛下陷。是以治裏結者，有清熱養陰之異；治後重者，有行氣升補之殊。虛實之辨，不可不明。

【提要】

痢久损伤阴液证治。

【释义】

痢久伤阴多表现为虚坐努责，急迫欲便但又不得解出，潮热，口干而渴，舌光红或剥，脉细数等。治宜四物汤去川芎，加甘草、陈皮，和营养阴，和中理气。

（三）寒湿

【原文】

濕熱證，身冷脈細，汗泄胸痞，口渴舌白，濕中少陰之陽。宜人參、白术、附子、茯苓、益智等味。（25）

自注：此條濕邪傷陽，理合扶陽逐濕。口渴爲少陰證，烏得妄用寒涼耶。

【提要】

湿从寒化，损伤阳气证治。

【释义】

寒湿内阻，损伤阳气则身冷、胸痞、脉细、舌白；津不上乘则口渴；阳气大伤则汗泄不止。治宜"扶阳除湿"。以人参、附子、益智仁补阳温肾，白术、茯苓健脾化湿。

【原文】

暑月病初起，但惡寒，面黃，口不渴，神倦，四肢懶，脈沉弱，腹痛下利，濕困太陰之陽。宜仿縮脾飲，甚則大順散、來復丹等法。（26）

自注：暑月爲陽氣外泄，陰氣内耗之時，故熱邪傷陰，陽明消爍，宜清宜涼。太陰告困，濕濁彌漫，宜溫宜散。古法最詳，醫者鑒諸。

【提要】

寒湿困遏脾阳证治。

【释义】

夏月起病无发热，但见恶寒、倦怠、四肢懒、面黄、口不渴、腹痛下利、脉沉弱等症，为湿甚困阻脾阳之寒湿证，治疗轻者用缩脾饮温脾化湿，重者用大顺散或来复丹苦温香燥，温阳化湿。

【原文】

暑濕内襲，腹痛吐利，胸痞，脈緩者，濕濁内阻太陰，宜縮脾飲[1]。（44）

自注：此暑濕濁邪傷太陰之氣，以致土用不宣，太陰告困，故以芳香滌穢，辛燥化濕爲制也。

【词解】

[1] 缩脾饮：出自《太平惠民和剂局方》，由缩砂仁、乌梅肉、草果、炙甘草、干葛、炒白扁豆组成。功可解伏热，除烦渴，消暑毒，止吐利。

【提要】

湿困脾阳而致吐利证治。

【释义】

暑湿浊邪困遏脾阳，运化失职，升降失司，见腹痛吐利，胸痞，脉缓，临床尚可见畏寒肢冷、脘闷食减、大便稀溏等症。治宜缩脾饮温脾和中，燥湿化浊。

【原文】

暑月飲冷過多，寒濕內留，水穀不分，上吐下瀉，肢冷脈伏者，宜大順散[1]。（45）

自注：暑月過於貪涼，寒濕外襲者，有香薷飲；寒濕內侵者，有大順散。夫吐瀉、肢冷、脈伏，是脾胃之陽爲寒濕所蒙，不得升越，故宜溫熱之劑調脾胃，利氣散寒。然廣皮、茯苓似不可少，此即仲景治陰邪內侵之霍亂，而用理中湯之旨乎。

【词解】

[1] 大順散：出自《太平惠民和剂局方》，由甘草、干姜、炒杏仁、肉桂组成。治冒暑伏热，引饮过多，脾胃受湿，水谷不分，清浊相干，阴阳气逆，霍乱呕吐，脏腑不调。

【提要】

寒湿内侵脾胃而致吐利证治。

【释义】

本证见吐利，较上条寒湿为甚，以致阳气不能达于四肢，并见四肢逆冷、脉沉伏。治宜温脾祛寒化湿，用大顺散。自注提出加入广橘皮、茯苓等理气渗湿之品，更为切证。临证恐仅用大顺散力所不及，还可考虑加用理中、四逆之类。

【原文】

腸痛下利，胸痞，煩躁，口渴，脈數大，按之豁然空者，宜冷香飲子[1]。（46）

自注：此不特濕邪傷脾，抑且寒邪傷腎。煩躁熱渴，極似陽邪爲病，唯數大之脈，按之豁然而空，知其躁渴等證，爲虛陽外越，而非熱邪內擾。故以此方冷服，俾下咽之後，冷氣既消，熱性乃發，庶藥氣與病氣無扞格[2]之虞也。

【词解】

[1] 冷香饮子：出自《杨氏家藏方》，由草果仁、甘草、陈橘皮、附子组成，主治伏暑中暑，内伤夹暑，霍乱呕吐，腹痛泻利，厥逆烦躁，引饮无度。

[2] 扞格：扞，同捍。扞格即抵触不合之意。

【提要】

寒湿损伤脾肾阳气证治。

【释义】

寒湿伤及脾肾阳气，虚阳外越，可见腹痛下利，胸痞，烦躁，口渴，脉数大。治宜冷香饮子温补脾肾，回阳散寒。"热药冷服"取反佐法之意。

七、善后调理

【原文】

濕熱證，數日後脘中微悶，知飢不食，濕邪蒙繞三焦，宜藿香葉、薄荷葉、鮮荷葉、枇杷葉、佩蘭葉、蘆尖、冬瓜仁等味。（9）

自注：此濕熱已解，餘邪蒙蔽清陽，胃氣不舒。宜用極輕清之品，以宣上焦陽氣。若投味重之劑，是與病情不相涉矣。

【提要】

湿热病后期余湿未尽，胃气未醒证治。

【释义】

余湿蒙蔽清阳，胃气不舒，可见脘中微闷、知饥不食等症。治宜薛氏五叶芦根汤轻宣芳化，清泄湿热，醒脾舒胃。不可使用浓浊味厚质重之品，恐腻滞不化，反生变证。

【原文】

湿熱證，十餘日，大勢已退，唯口渴，汗出，骨節痛，餘邪留滯經絡。宜元米湯泡於术，隔一宿，去术煎飲。（19）

自注：病後濕邪未盡，陰液先傷，故口渴身痛。此時救液則助濕，治濕則劫陰。宗仲景麻沸湯之法，取氣不取味，走陽不走陰，佐以元米湯養陰逐濕，兩擅其長。

【提要】

湿热病后期余邪留滞经络证治。

【释义】

湿热病后期，患者热退神清，但仍有骨节痛、口渴、汗出等临床表现，此乃湿热损伤阴液，余湿留滞经络所致。治用元米汤泡於术，养阴而不碍湿，化湿而不伤阴。若湿滞经络较甚，骨节疼痛明显，可酌情加入防己、薏苡仁、络石藤、丝瓜络、秦艽等化湿通络之品。

【原文】

湿熱證，按法治之，數日後，或吐下一時並至者，中氣虧損，升降悖逆。宜生穀芽、蓮心、扁豆、米仁、半夏、甘草、茯苓等味，甚者用理中法。（22）

自注：升降悖逆，法當和中，猶之霍亂之用六和湯也。若太陰憊甚，中氣不支，非理中不可。

【提要】

湿热病后期中气亏损，升降悖逆证治。

【释义】

湿热病后期中气亏损，脾失升运，胃失和降，可出现吐下一时并至，治宜轻补中虚、降逆和胃。以莲子心、扁豆、甘草健脾，生谷芽、半夏和胃降逆，米薏苡仁、茯苓利湿。吐泻若属脾胃虚寒者，用理中汤温中散寒。

【原文】

湿熱證，按法治之，諸證皆退，唯目瞑則驚悸夢惕，餘邪內留，膽氣未舒，宜酒浸郁李仁、薑汁炒棗仁、豬膽皮等味。（27）

自注：滑可去著，郁李仁性最滑脫，古人治驚後肝系滯而不下，始終目不瞑者，用之以下肝系而去滯。此證借用，良由濕熱之邪留於膽中，膽爲清虚之府，藏而不瀉，是以病去而內留之邪不去，寐則陽氣行於陰，膽熱內擾，肝魂不安，用郁李仁以泄邪，而以酒行之，酒氣獨歸膽也。棗仁之酸，入肝安神，而以薑汁製，安神而又兼散邪也。

【提要】

湿热病后期胆热内扰，神魂不安证治。

【释义】

湿热病后期湿热余邪未净，留滞肝胆，上扰心神，可见目瞑则惊悸梦惕，治宜清泄胆经余邪，安神定惊，药用酒浸郁李仁泄邪下行，"酒气独归胆"，故用酒制；姜汁炒酸枣仁，以安神定惊；猪胆皮清泄肝胆余邪。

【原文】

湿熱證，曾開泄下奪，惡候皆平，獨神思不清，倦語不思食，溺數，唇齒幹。胃氣不輸，肺氣不布，元神大虧。宜人參、麥冬、石斛、木瓜、生甘草、生穀芽、鮮蓮子等味。（28）

自注：開泄下奪，惡候皆平，正亦大傷。故見證多氣虛之象。理合清補元氣，若用膩滯陰藥，去生便遠。

【提要】

湿热病后期肺胃气阴两虚证治。

【释义】

神思不清，倦语，为元气大伤，气虚未复之象；不思饮食说明胃之气阴亏虚；溺数为肺阴不足，肺气通调不畅所致；唇齿干乃胃津不得上承。治宜"清补"元气。以人参益气生津；麦冬、石斛、木瓜、甘草酸甘化阴，滋养肺胃阴液；生谷芽、鲜莲子和中醒胃。后世称此方为薛氏参麦汤。

小　结

本章是《湿热病篇》46条本的全部内容。原文第1条指出了湿热病初起的典型症状，其自注阐明了湿热病的病因病机、侵入途径、传变规律、正局和变局等。第2、3条分别论述阴湿、阳湿证治；第8条论述湿热阻遏膜原证治；第10、12、13分别论述湿邪极盛、湿始化热、湿热参半证治；第11条为湿流下焦证治、第9条为后期调理之法。以上8条讨论了湿热三焦辨证的主要内容及临证诊治特色，为《湿热病篇》的亮点所在。篇中还论述了湿热病的变证和类证。篇中按湿热之邪在上、中、下三焦不同部位分别立法用药的辨治内容，完善了温病的辨治体系。

思考题

1. 如何理解《湿热病篇》湿热证提纲?
2. 阴湿伤表与阳湿伤表如何辨治?
3. "主客交"如何治疗?
4. 结合第10条，简述薛生白治湿方法。
5. 简述湿热病善后调理方法。

第十四章
吴鞠通《温病条辨》选

吴鞠通，名瑭，字佩珩，号鞠通。清代温病四大家之一。一般认为其生于清·乾隆二十三年（1758），卒于清·道光十六年（1836）。江苏淮阴人。吴氏少习儒学，于19岁时，其父患病年余，终于不治，因此颇觉愧恨，于是"慨然弃举子业，专事方术"，广购医书，发愤学医。吴氏的著作主要有《温病条辨》《医医病书》《吴鞠通医案》等。

《温病条辨》是吴鞠通的代表作，是作者汇集历代医家精华，尤其是张仲景和叶天士的学说，结合自己的临床经验于1798年著成的温病学巨著。全书共6卷，并卷首1卷，计265条，附方208首。该书以三焦为纲，病名为目，贯穿卫气营血内容。分别论述了风温、温热、温疫、温毒、冬温、暑温、伏暑、湿温、秋燥，以及寒湿、疟、痢、疸、痹等病证之证治。书中并附医论若干则，以对三焦分证加以补充。在体裁上采用"自条自辨"的写作方法，逐条叙证，简明扼要，易记易诵，并在每一条后自加注释以阐述其未尽之义。学习该书，应"条""辨"结合，前后互参，方能融会贯通，明彻其义。

《温病条辨》创立了温病三焦辨证论治体系，与卫气营血辨证理论相辅而行，完善了温病的辨治体系，丰富了温病的证治内容，具有很高的理论水平和实用价值。《温病条辨》于1813年由问心堂初刻付梓刊行，后流传甚广，版本甚多，翻印、增批评注者近百家。一直被奉为学习温病学必读之书，备受后世医家推崇，被誉为"治温之津梁"，并将该书与《黄帝内经》《伤寒论》《金匮要略》合称为"四大经典"。

由于教材篇幅所限，本教材以问心堂版本为据，仅节选《温病条辨》部分重要条文45条，按温病大纲、上焦篇、中焦篇、下焦篇和治则与治禁进行归类，提要阐述。原文后括号内数字为《温病条辨》原文条文编号。

一、温病大纲

【原文】

温病者：有風溫、有溫熱、有溫疫、有溫毒、有暑溫、有濕溫、有秋燥、有冬溫、有溫瘧。（上焦篇1）

此九條，見於王叔和《傷寒例》中居多，叔和又牽引《難經》之文以神其說。按時推病，實有是證，叔和治病時，亦實遇是證。但叔和不能別立治法，而敘於《傷寒例》中，實屬蒙混，以《傷寒論》爲治外感之妙法，遂將一切外感悉收入《傷寒例》中，而悉以治傷寒之法治之。後人亦不能打破此關，因仍苟簡，千餘年來，貽患無窮，皆叔和之作俑[1]，無怪見駁於方有執、喻嘉言諸公也。然諸公雖駁叔和，亦未曾另立方法，喻氏雖立治法，仍不能脫卻傷寒圈子，弊與叔和無二，以致後人無所遵依。本論詳加考核，準古酌今，細立治法，除傷寒宗仲景法外，俾四時雜感，朗若列眉[2]；未始非叔和有以肇其端，東垣、河間、安道、又可、嘉言、天士宏其議，而瑭得以善其後也。

風溫者，初春陽氣始開，厥陰行令，風夾溫也。溫熱者，春末夏初，陽氣弛張，溫盛爲熱也。溫疫者，厲氣流行，多兼穢濁，家家如是，若役使然也。溫毒者，諸溫夾毒，穢濁太甚也。暑溫者，正夏之時，暑病之偏于熱者也。濕溫者，長夏初秋，濕中生熱，即暑病之偏於濕者也。秋燥者，秋金燥烈之氣也。冬溫者，冬應寒而反溫，陽不潛藏，民病溫也。溫瘧者，陰氣先傷，又因於暑，陽氣獨發也。

按：諸家論溫，有顧此失彼之病，故是編首揭諸溫之大綱，而名其書曰《溫病條辨》。

【词解】

[1] 作俑：指创始，但具贬义。

[2] 朗若列眉：所见真切，如眉毛那样显而易见。

【提要】

本条论述温病的范围和温病的定义。

【释义】

本条明确提出温病的范围。温病是多种外感热病的总称，包括风温、温热、温疫、温毒、暑温、湿温、秋燥、冬温、温疟等 9 种温病。风温是指初春之时感受风热之邪，初起以肺卫表热证为主的一种急性外感温病。温热是指春末夏初之时，阳热之气弛张，气候由温转热，感受温热病邪，以里热证为主的温病，此处所指的温热与春温相类。温疫则是一种可造成延门阖户皆病的、具有强烈传染性的一类疾病，乃感受了兼夹有秽浊的疫疠之气而成，发病后一般病情较急且危重。温毒则是由于温邪之中夹有毒邪，故患病后可致头面肿大，或咽喉肿痛糜烂，或皮肤红肿发斑等局部热毒见症的温病。暑温、湿温吴氏皆归为暑病。但暑温是盛夏时节感受暑热病邪，初起以暑热盛于阳明的证候为主要表现的温病；湿温则是在夏末秋初的长夏季节，因天暑下迫，地湿上蒸，感受了湿热病邪，初起以湿象偏盛为主要表现的温病。秋燥是感受秋季燥热病邪而致的一种温病。冬温是发生于冬季，感受冬令反常之温气而致的一种温病。温疟是指人体的阴气先已耗伤，在夏季又感受了暑邪，主要表现为阳热亢盛特点的一种疟疾。这 9 种温病，虽然发生于不同季节，但都具有温热或湿热性质，因此都属于温病的范畴。

【原文】

凡病溫者，始於上焦，在手太陰。（上焦篇 2）

傷寒由毛竅而入，自下而上，始足太陽。足太陽膀胱屬水，寒即水之氣，同類相從，故病始於此。古來但言膀胱主表，殆未盡其義。肺者，皮毛之合也，獨不主表乎（按人身一臟一腑主表之理，人皆習焉不察。以三才大道言之：天爲萬物之大表，天屬金，人之肺亦屬金，肺主皮毛，經曰：皮應天，天一生水；地支始於子，而亥爲天門，乃貞元之會；人之膀胱爲寒水之腑；故俱同天氣，而俱主表也）！治法必以仲景六經次傳爲祖法。溫病由口鼻而入，自上而下，鼻通於肺，始手太陰。太陰金也，溫者火之氣，風者火之母，火未有不克金者，故病始於此，必從河間三焦定論。再寒爲陰邪。雖《傷寒論》中亦言中風，此風從西北方來，乃醞發[1]之寒風也，最善收引，陰盛必傷陽，故首鬱遏太陽經中之陽氣，而爲頭痛、身熱等證。太陽陽腑也，傷寒陰邪也，陰盛傷人之陽也。溫爲陽邪，此論中亦言傷風，此風從東方來，乃解凍之溫風也，最善發泄，陽盛必傷陰，故首鬱遏太陰經中之陰氣，而爲咳嗽、自汗、口渴、頭痛、身熱、尺熱等證。太陰陰臟也，溫熱陽邪也，陽盛傷人之陰也。陰陽兩大法門之辨，可了然於心目間矣。

夫大明生於東，月生於西，舉凡萬物，莫不由此少陽、少陰之氣以爲生成，故萬物皆可名之曰東西。人乃萬物之統領也，得東西之氣最全，乃與天地東西之氣相應。其病也，亦不能不與天地東西之氣相應。東西者，陰陽之道路也。由東而往，爲木、爲風、爲濕、爲火、爲熱，濕土居中，與火交而成暑，火也者，南也。由西而往，爲金、爲燥、爲水、爲寒，水也者，北也。水火者，陰陽之徵兆也；南北者，陰陽之極致也。天地運行此陰陽以化生萬物，故曰天之無恩而大恩生。天地運行之陰陽和平，人生之陰陽亦和平，安有所謂病也哉！天地與人之陰陽，一有所偏，即爲病也。偏之淺者病淺，偏之深者病深；偏於火者病溫、病熱，偏於水者病清、病寒。此水火兩大法門之辨，醫者不可不知。燭[2]其爲水之病也，而溫之、熱之；燭其爲火之病也，而涼之、寒之，各救其偏，以抵於平和而已。非如鑒[3]之空，一塵不染，如衡之平，毫無倚着，不能暗合道妙，豈可各立門戶，專主於寒熱溫涼一家之論而已哉！瑭因辨寒病之原於水，溫病之原於火也，而並及之。

【词解】

[1] 觱（bì 毕）发：觱，是一种乐器。觱发，指自西北吹来的寒冷的风。

[2] 烛：照亮。此指辨明。

[3] 鉴：镜子。

【提要】

本条论述温病发病的首发病位及受邪途径。

【释义】

温病的病因是温邪，温邪侵犯人体多从口鼻而入，鼻为肺窍，肺亦外合皮毛，因此温病初起多见邪袭肺卫证，即吴鞠通所说："凡病温者，始于上焦，在手太阴。"应当强调的是，风温、温毒、秋燥、冬温之类温病初起即见肺卫表证，但尚有许多温病并非起于上焦，更不在手太阴肺。因此，温病始于上焦只是较为常见的一种温病起病形式，而非所有的温病皆是如此。

二、上焦篇

【原文】

太陰之爲病，脈不緩不緊而動數，或兩寸獨大，尺膚[1]熱，頭痛，微惡風寒，身熱自汗，口渴，或不渴，而咳，午後熱甚者，名曰溫病。（上焦篇3）

不緩，則非太陽中風矣；不緊，則非太陽傷寒矣；動數者，風火相煽之象，經謂之躁；兩寸獨大，火克金也。尺膚熱，尺部肌膚熱甚，火反克水也。頭痛、惡風寒、身熱自汗，與太陽中風無異，此處最足以相混，於何辨之？於脈動數，不緩不緊，證有或渴，或咳，尺熱，午後熱甚辨之。太陽頭痛，風寒之邪，循太陽經上至頭與項，而項強頭痛也。太陰之頭痛，肺主天氣，天氣鬱，則頭亦痛也，且春氣在頭，又火炎上也。吳又可謂浮泛太陽經者，臆說也。傷寒之惡寒，太陽屬寒水而主表，故惡風寒；溫病之惡寒，肺合皮毛而亦主表，故亦惡風寒也。太陽病則周身之陽氣鬱，故身熱；肺主化氣，肺病不能化氣，氣鬱則身亦熱也。太陽自汗，風疏衛也；太陰自汗，皮毛開也，肺亦主衛。渴，火克金也。咳，肺氣鬱也。午後熱甚，濁邪歸下，又火旺時也，又陰受火克之象也。

【词解】

[1] 尺肤：由"寸口"的尺部脉起，到肘关节"尺泽穴"处止的一段皮肤。为古代"切诊"内容之一，叫"尺肤诊"。

【提要】

本条论述温病初起的证候表现。

【释义】

手太阴温病主要临床表现为尺肤部发热，头痛，恶风寒较轻，全身发热，有汗，口渴或不渴，发热在午后较明显等症。以上表现，是温邪外袭卫表，肺卫失宣，开阖失常所致。此处以脉象既不像太阳中风之浮缓，又不像太阳伤寒之浮紧，而是躁动快速，或两手的寸脉较关脉、尺脉明显大而有力，来突出风火相煽之象。强调温病初起表热证的特点。

【原文】

太陰風溫、溫熱、溫疫、冬溫，初起惡風寒者，桂枝湯主之；但熱不惡寒而渴者，辛涼平劑銀翹散主之。溫毒、暑溫、濕溫、溫瘧，不在此例。（上焦篇4）

按仲景《傷寒論》原文，太陽病（謂如太陽證，即上文頭痛、身熱、惡風、自汗也），但惡熱不惡寒而渴者，名曰溫病，桂枝湯主之。蓋溫病忌汗，最喜解肌。桂枝本爲解肌，且桂枝芳香化濁，芍藥收陰斂液，甘草敗毒和中，薑、棗調和營衛，溫病初起，原可用之。此處卻變易前法，惡風寒者主以桂枝，不惡風寒主以辛涼者，非敢擅違古訓也。仲景所云不惡風寒者，非全不惡風寒也，其先亦惡風寒，迨既熱之後，乃不惡風寒耳，古文簡質，且對太陽中風熱時亦惡風寒言之，故不暇詳耳。蓋寒水之病，冬氣也，非辛溫春夏之氣不足以解之，雖曰溫病，既惡風寒，明是溫自內發，風寒從外搏，成內熱外寒之證，故仍舊用桂枝辛溫解肌法，俾得微汗，而寒熱之邪皆解矣。溫熱之邪，春夏氣也，不惡風寒，則不兼寒風可知，此非辛涼秋金之氣，不足以解之。桂枝辛溫，以之治溫，是以火濟火也，故改從《內經》"風淫於內，治以辛涼，佐以苦甘"法。

桂枝湯方

桂枝六錢　芍藥（炒）三錢　炙甘草二錢　生薑三片　大棗（去核）二枚

煎法服法，必如《傷寒論》原文而後可，不然，不惟失桂枝湯之妙，反生他變，病必不除。

辛涼平劑銀翹散方

連翹一兩　銀花一兩　苦桔梗六錢　薄荷六錢　竹葉四錢　生甘草五錢　芥穗四錢　淡豆豉五錢　牛蒡子六錢

上杵爲散，每服六錢，鮮葦根湯煎，香氣大出，即取服，勿過煮。肺藥取輕清，過煮則味厚而入中焦矣。病重者，約二時[1]一服，日三服，夜一服；輕者三時一服，日二服，夜一服；病不解者，作再服。蓋肺位最高，藥過重則過病所，少用又有病重藥輕之患，故從普濟消毒飲時時輕揚法。今人亦間有用辛涼法者，多不見效，蓋病大藥輕之故，一不見效，遂改弦易轍，轉去轉遠，即不更張，緩緩延至數日後，必成中下焦證矣。胸膈悶者，加藿香三錢，鬱金三錢，護膻中；渴甚者，加花粉；項腫咽痛者，加馬勃、元參；衄者，去芥穗、豆豉，加白茅根三錢，側柏炭三錢，梔子炭三錢；咳者，加杏仁利肺氣；二、三日病猶在肺，熱漸入裏，加細生地、麥冬保津液；再不解，或小便短者，加知母、黃芩、梔子之苦寒，與麥、地之甘寒，合化陰氣，而治熱淫所勝。

方論：按溫病忌汗，汗之不惟不解，反生他患。蓋病在手經，徒傷足太陽無益；病自口鼻吸受而生，徒發其表亦無益也。且汗爲心液，心陽受傷，必有神明內亂、讝語癲狂、內閉外脫之變。再，誤汗雖曰傷陽，汗乃五液之一，未始不傷陰也。《傷寒論》曰："尺脈微者爲裏虛，禁汗，"其義可見。其曰傷陽者，特舉其傷之重者而言之耳。溫病最善傷陰，用藥又復傷陰，豈非爲賊立幟乎？此古來用傷寒法治溫病之大錯也……本方謹遵《內經》"風淫於內，治以辛涼，佐以苦甘；熱淫於內，治以鹹寒，佐以甘苦"之訓。（王安道《溯洄集》[2]亦有溫暑當用辛涼不當用辛溫之論，謂仲景之書，爲即病之傷寒而設，並未嘗爲不即病之溫暑而設。張鳳逵[3]集治暑方，亦有暑病首用辛凉，繼用甘寒，再用酸泄酸斂，不必用下之論。皆先得我心者。）又宗喻嘉言芳香逐穢之説，用東垣清心凉膈散[4]，辛凉苦甘。病初起，且去入裏之黄芩，勿犯中焦；加銀花辛凉、芥穗芳香，散熱解毒；牛蒡子辛平潤肺，解熱散結，除風利咽；皆手太陰藥也。合而論之，經謂"冬不藏精，春必溫病"，又謂"藏於精者，春不病溫"，又謂"病溫虚甚死"，可見病溫者，精氣先虚。此方之妙，預護其虚，純然清肅上焦，不犯中下，無開門揖盗[5]之弊，有輕以去實之能，用之得法，自然奏效，此葉氏立法，所以迥出諸家也。

【词解】

[1] 时：时辰，古代将一日分为十二个时辰，每一时辰即今之两个小时。

[2] 溯洄集：指王履（字安道）的《医经溯洄集》。

[3] 张凤逵：名鹤腾，著《伤暑全书》。

[4] 清心凉膈散：查李东垣著作中未有本方。

[5] 开门揖盗：揖，作揖欢迎。指打开大门迎接盗贼，此处喻引进外邪的错误治法。

【提要】

本条讨论太阴风温、温热、温疫、冬温等初起邪犯肺卫的治法及治忌。

【释义】

风温、温热、温疫、冬温等 4 种温病初起，皆可表现为邪在肺卫。吴鞠通以"恶风寒"和"不恶寒"来区分使用辛温与辛凉之剂。恶风寒较明显者，是表邪偏盛，可借辛温之剂外散表邪，但不可过用辛温峻汗之剂，以免助热化燥。"但热不恶寒而渴"，用银翘散辛凉以疏解之。辛凉平剂银翘散是温病初起，邪在肺卫的代表方，是治疗温病上焦证的首方，用药以辛凉为主，稍佐辛温芳香之品，共成辛凉平和之剂。煎服时注意服药量及煎煮时间，"上杵为散，每服六钱，鲜苇根汤煎，香气大出，即取服，勿过煮"，体现了吴鞠通"治上焦如羽，非轻不举"的用药原则。吴氏在《医医病书》里指出"补上焦如鉴之空"，可以参看。吴氏对温病初起忌汗的论述颇为精辟，所谓"忌汗"是指麻桂等辛温开表发汗之品而言，非指桑、菊、薄荷等辛凉透邪之品。

条文中所说的"温毒、暑温、湿温、温疟，不在此例"，是强调这些温病初起时多不属邪在肺卫之证，所以不可用银翘散。但其中温毒在初起时也往往可表现为邪在肺卫，此时银翘散也可酌情使用。所以上述各病"不在此例"，也不能一概而论。

【原文】

太陰風溫，但咳，身不甚熱，微渴者，辛凉輕劑桑菊飲主之。（上焦篇 6）

咳，熱傷肺絡也。身不甚熱，病不重也。渴而微，熱不甚也。恐病輕藥重，故另立輕劑方。

辛凉輕劑桑菊飲方

杏仁二錢　連翹一錢五分　薄荷八分　桑葉二錢五分　菊花一錢　苦梗二錢　甘草八分　葦根二錢

水二杯，煮取一杯，日二服。二三日不解，氣粗似喘，燥在氣分者，加石膏、知母；舌絳暮熱，甚燥，邪初入營，加元參二錢、犀角一錢；在血分者，去薄荷、葦根，加麥冬、細生地、玉竹、丹皮各二錢；肺熱甚加黄芩；渴者加花粉。

方論：此辛甘化風、辛凉微苦之方也。蓋肺爲清虚之臟，微苦則降，辛凉則平，立此方所以避辛溫也。今世僉[1]用杏蘇散通治四時咳嗽，不知杏蘇散辛溫，只宜風寒，不宜風溫，且有不分表裏之弊。此方獨取桑葉、菊花者，桑得箕星[2]之精，箕好風[3]，風氣通於肝，故桑葉善平肝風；春乃肝令而主風，木旺金衰之候，故抑其有餘。桑葉芳香有細毛，横紋最多，故亦走肺絡而宣肺氣。菊花晚成，芳香味甘，能補金水二臟，故用之以補其不足。風溫咳嗽，雖係小病，常見誤用辛溫重劑銷鑠[4]肺液，致久嗽成勞者不一而足。聖人不忽於細，必謹於微，醫者於此等處，尤當加意也。

【词解】

[1] 佥（qiān 签）：全，都。

[2] 箕星：为星名，即二十八宿之一，青龙七宿的末一宿。

[3] 箕好风：指箕星的出现，标志着多产生相应的和风气候。出自《尚书·洪范》："庶民唯星，星有好风，星有好雨……"

[4] 销铄：原意为熔化，此处为消耗之意。

【提要】

风热犯肺以咳为主症的证治。

【释义】

本条强调主症为"但咳"，不甚热而口微渴，说明邪热不炽，津伤不重。为风热犯于肺卫，肺失宣降所致，病情较轻，可用辛凉轻剂桑菊饮宣肺透热止咳。因其宣表透热的力量逊于"辛凉平剂"的银翘散，故称为"辛凉轻剂"。临证如出现呼吸气粗如喘等邪热盛于肺经气分的表现，可加入石膏、知母；如见身热夜甚、舌红绛、口干等热入营分的表现，可加用玄参、犀角；如病邪进一步深入到血分，则去原方薄荷、芦根，加入麦冬、细生地黄、玉竹、丹皮；如肺热较甚，可加入黄芩；如口渴较明显，则加入天花粉。以上加减运用对临床有一定参考意义。

【原文】

太陰溫病，脈浮洪，舌黃，渴甚，大汗，面赤，惡熱者，辛涼重劑白虎湯主之。（上焦篇7）

脈浮洪，邪在肺經氣分也。舌黃，熱已深。渴甚，津已傷也。大汗，熱逼津液也。面赤，火炎上也。惡熱，邪欲出而未遂也。辛涼平劑焉能勝任，非虎嘯風生，金飆[1]退熱，而又能保津液不可，前賢多用之。

辛涼重劑白虎湯方

生石膏（研）一兩　知母五錢　生甘草三錢　白粳米一合

水八杯，煮取三杯，分溫三服，病退，減後服，不知，再作服。

【解词】

[1] 金飆（biāo 标）：飆，狂风。金飆，即秋天的狂风。

【提要】

邪入气分，肺胃热盛的证治。

【释义】

太阴温病，脉洪数有力，是邪入气分，里热亢盛的脉象。热盛伤津，故口渴重、舌苔黄；里热蒸迫津液外泄，故大汗出；里热上炎，故满面红赤、不恶寒反恶热。因邪热亢盛，病情重，银翘散等辛凉平剂已不能胜任，故用清气分大热之重剂白虎汤清热保津。方中石膏辛寒透热解肌；知母清热滋阴，助石膏清解邪热；粳米、甘草甘平养胃生津，益气调中。诸药合用，具有较强的清泄气分无形邪热作用。

【原文】

太陰溫病，血從上溢者，犀角地黃湯合銀翹散主之。有中焦病者，以中焦法治之。若吐粉紅血水者，死不治；血從上溢，脈七八至以上，面反黑者，死不治；可用清絡育陰法。（上焦篇11）

血從上溢，溫邪逼迫血液上走清道[1]，循清竅而出，故以銀翹散敗溫毒，以犀角地黃清血分之伏熱，而救水即所以救金也。至粉紅水非血非液，實血與液交迫而出。有燎原之勢，化源速絕。血從上溢，而脈至七八至，面反黑，火極而似水，反兼勝已之化 [2] 也，亦燎原之勢莫制，下焦津液虧極，不能上濟君火，君火反與溫熱之邪合德，肺金其何以堪，故皆主死。化源絕，乃溫病第一死法也。仲子 [3] 曰：敢問死？孔子曰：未知生，焉知死。瑭以爲醫者不知死，焉能救生。細按溫病死狀百端，大綱不越五條。在上焦有二：一曰肺之化源絕者死；二曰心神內閉，內閉外脫者死。在中焦亦有二：一曰陽明太實，土克水者死；二曰脾鬱發黃，黃極則諸竅爲閉，穢濁塞竅者死。在下焦則無非熱邪深入，消爍津液，涸盡而死也。

犀角地黃湯方（見下焦篇）

銀翹散（方見前）

已用過表藥者，去豆豉、芥穗、薄荷。

【词解】

[1] 清道：此处指头面口鼻诸窍。

[2] 胜己之化：上言"火极似水"，即水胜火，火过亢盛，反有似水的表现。

[3] 仲子：即仲由，孔子的学生之一，春秋时鲁国人。

【提要】

太阴温病血分证的证治及温病的"死证"。

【释义】

太阴温病，血从上溢，是指血从面部清窍而出，是由于邪热深入血分，血热亢盛，迫血伤络，使血液上循清道所致，表现为衄血、齿龈出血等症。病属血分，热迫血行，故用犀角地黄汤清热凉血散血，同时病在上焦，肺络受伤，故用银翘散辛散肺热，引经走上。以达到保存阴液的目的，正如吴氏所说"救水即所以救金也"。若出现吐粉红色血水，或血从上溢，脉七八至以上，面反黑这两种情况，属于危重症。吴氏提出"可用清络育阴法"，即凉血安络、甘寒养阴的法则，可选用犀角地黄汤和黄连阿胶汤加减。

吴氏提出的五种死证，也要灵活理解。这五种证候，是温病中最为危笃的证候，常有生命危险，但积极治疗仍有存活的可能。

【原文】

太陰溫病，寸脈大，舌絳而乾，法當渴，今反不渴者，熱在營中也，清營湯去黃連主之。（上焦篇15）

渴乃溫之本病，今反不渴，滋人疑惑；而舌絳且乾，兩寸脈大，的係溫病。蓋邪熱入營蒸騰，營氣上升，故不渴，不可疑不渴非溫病也。故以清營湯清營分之熱，去黃連者，不欲其深入也。

清營湯（見暑溫門中）。

【提要】

手太阴温病营分证治。

【释义】

吴氏谓："凡病温者，始于上焦，在手太阴。"现"寸脉大"，乃上焦热重之脉象，而舌绛而干，则知病位虽在上焦，但病邪已离开卫、气，深入于营分。口反不渴，是由于邪热深入营分后，蒸腾营阴上升而滋润于口咽，与卫分之口微渴、气分之口大渴明显不同。

病邪深入营分，治疗当以清营泄热为主，方用清营汤。吴氏特别提出"清营汤去黄连主之"，是根据"舌绛而干"，实际上营阴损伤更甚，而黄连苦燥，能耗伤营阴，为了"不欲其深入"而去黄连。

【原文】

邪入心包，舌蹇肢厥，牛黄丸主之，紫雪丹亦主之。（上焦篇17）

厥者，盡也。陰陽極造其偏，皆能致厥。傷寒之厥，足厥陰病也。溫熱之厥，手厥陰病也。舌捲囊縮，雖同係厥陰現證，要之，舌屬手，囊屬足也。蓋舌爲心竅，包絡代心用事，腎囊前後，皆肝經所過，斷不可以陰陽二厥混而爲一。若陶節庵所云"冷過肘膝，便爲陰寒"，恣用大熱。再熱厥之中亦有三等：有邪在絡居多，而陽明證少者，則從芳香，本條所云是也；有邪搏陽明，陽明太實，上沖心包，神迷肢厥，其至通體皆厥，當從下法，本論載入中焦篇；有日久邪殺陰虧而厥者，則從育陰潛陽法，本論載入下焦篇。

【提要】

邪入心包证治及厥证的相关治法。

【释义】

邪入心包，机窍闭阻，则神昏谵语，舌体运转不灵活；气血运行郁滞，阴阳气不相顺接，则四肢厥冷，故急用牛黄丸、紫雪丹清心化痰开窍。

吴氏认为热厥可分为3类：上焦病见热厥以邪在心包络居多，当以芳香开窍为法，可取牛黄丸或紫雪丹。而中焦则因阳明太实，上冲心包，当急下存阴，可取承气汤。下焦热厥，多阴虚风动，当育阴潜阳，可用三甲复脉汤或大定风珠。吴氏对热厥内容的具体和完善，在临床上颇具指导意义。

【原文】

手太陰暑溫，如上條證，但汗不出者，新加香薷飲主之。（上焦篇24）

證如上條，指形似傷寒，右脈洪大，左手反小，面赤口渴而言。但以汗不能自出，表實爲異，故用香薷飲發暑邪之表也。按香薷辛溫芳香，能由肺之經而達其絡。鮮扁豆花，凡花皆散，取其芳香而散，且保肺液，以花易豆者，惡其呆滯也，夏日所生之物，多能解暑，惟扁豆花爲最，如無花時，用鮮扁豆皮，若再無此，用生扁豆皮。厚朴苦溫，能瀉實滿。厚朴，皮也，雖走中焦，究竟肺主皮毛，以皮從皮，不爲治上犯中。若黃連、甘草，純然裏藥，暑病初起，且不必用，恐引邪深入，故易以連翹、銀花，取其辛涼達肺經之表，純從外走，不必走中也。

溫病最忌辛溫，暑病不忌者，以暑必兼濕，濕爲陰邪，非溫不解，故此方香薷、厚朴用辛溫，而餘則佐以辛涼云，下文濕溫論中，不唯不忌辛溫，且用辛熱也。

新加香薷飲方（辛溫複辛涼法）

香薷二錢　銀花三錢　鮮扁豆花三錢　厚朴二錢　連翹二錢

水五杯，煮取二杯。先服一杯，得汗止後服；不汗再服；服盡不汗，再作服。

【提要】

暑温初起无汗的证治。

【释义】

暑温初起无汗，乃是暑湿内蕴，兼有外寒，表里同病之证。与上焦篇22条之"汗大出"相比，本证的特点是"汗不出"，说明在表有寒邪外束，内有暑湿内蕴，故治疗当疏表散寒，涤暑化湿，方用新加香薷饮。方中香薷解表散寒，厚朴燥湿和中，金银花、连翘、鲜扁豆花清热涤暑，为辛苦温与辛凉并用之方。

【原文】

手太陰暑溫，或已經發汗，或未發汗，而汗不止，煩渴而喘，脈洪大有力者，白虎湯主之；

脈洪大而芤者，白虎加人參湯主之；身重者，濕也，白虎加蒼术湯主之；汗多脈散大，喘喝[1]欲脱者，生脈散主之。（上焦篇26）

此條與上文少異者，只已經發汗一句。

白虎加蒼术湯方

即於白虎湯內加蒼术三錢。

汗多而脈散大，其爲陽氣發泄太甚，內虛不可留戀可知。生脈散酸甘化陰，守陰所以留陽，陽留，汗自止也。以人參爲君，所以補肺中元氣也。

生脈散方（酸甘化陰法）

人參三錢　麥冬（不去心）二錢　五味子一錢

水三杯，煮取八分二杯，分二次服，渣再煎服。脈不斂，再作服，以脈斂爲度。

【词解】

[1] 喝：指喘的声音很大。

【提要】

暑温病，邪在气分汗出不止的证治。

【释义】

本条虽冠以"手太阴暑温"，但病位不局限于肺，叶天士云："夏暑发自阳明。"故白虎汤所主治皆为肺胃热盛。无论是否应用过汗法，只要表现为汗出、烦渴而喘、脉洪大的暑伤气分证即用白虎汤治疗。若兼有身重，则为阳明热盛兼有太阴脾湿，可用白虎加苍术汤。若见芤脉则为津气两虚，可用白虎加人参汤。若见汗出不止，脉象散大，呼吸急促如喘，则为津气欲脱，当用生脉散益气敛阴固脱。

【原文】

脈虛夜寐不安，煩渴舌赤，時有讝語，目常開不閉，或喜閉不開，暑入手厥陰也。手厥陰暑溫，清營湯主之；舌白滑者，不可與也。（上焦篇30）

夜寐不安，心神虛而陽不得入于陰也。煩渴舌赤，心用恣而心體虧也。時有讝語，神明欲亂也。目常開不閉，目爲火戶，火性急，常欲開以泄其火，且陽不下交於陰也；或喜閉不開者，陰爲亢陽所損，陰損則惡見陽光也。故以清營湯急清營中之熱，而保離[1]中之虛也。若舌白滑，不唯熱重，濕亦重矣。濕重忌柔潤藥，當於濕溫例中求之，故曰不可與清營湯也。

清營湯方（鹹寒苦甘法）

犀角三錢　生地五錢　元參三錢　竹葉心一錢　麥冬三錢　丹參二錢　黃連一錢五分　銀花三錢　連翹（連心用）二錢

水八杯，煮取三杯，日三服。

【词解】

[1] 离：八卦之一，象征火，这里代表心。

【提要】

暑入心营的证治。

【释义】

暑为火热之邪，深入手厥阴心包，必扰及心神，出现神志异常症状，如夜寐不安，时有谵语。舌赤即舌绛，是暑入心营的标志，为暑热耗气伤阴所致。口渴即为热蒸营阴，上潮于口的口干不甚渴饮。目常开不闭，或喜闭不开为暑热耗气伤阴，气阴两伤则目不喜开。治之以清营汤。文中提出如舌白滑者不可用清营汤，是因其湿重而不能用滋阴清热药之故。

【原文】

小兒暑溫，身熱，卒然痙厥，名曰暑癇，清營湯主之，亦可少與紫雪丹。（上焦篇 33）

小兒之陰，更虛於大人，況暑月乎！一得暑溫，不移時有過衛入營者，蓋小兒之臟腑薄也。血絡受火邪逼迫，火極而內風生，俗名急驚，混與發散消導，死不旋踵。惟以清營湯清營分之熱而保津液，使液充陽和，自然汗出而解，斷斷不可發汗也。可少與紫雪者，清包絡之熱而開內竅也。

【提要】

小儿暑痫的证治。

【释义】

暑痫，又名急惊风，多见于小儿，由暑热入侵心营，引动肝风所致，而小儿脏腑娇嫩，若感受暑热之邪，极易深入厥阴，热闭心包，引动肝风，出现身热、神昏、发痉等症。治疗可用清营汤清泄营热，并用紫雪丹开窍息风止痉。小儿暑痫亦可见于气分、血分，治疗时应根据病情立法选方，不应一概用清营汤。

【原文】

大人暑癇，亦同上法。熱初入營，肝風內動，手足瘈瘲，可於清營湯中，加鈎藤、丹皮、羚羊角。（上焦篇 34）

清營湯、紫雪丹（方法並見前）

【提要】

大人暑痫的证治。

【释义】

无论小儿、大人暑痫，皆为暑热之邪深入营分，内闭心包，引动肝风所致，本条在用药方面提出可在清营汤中加入钩藤、丹皮、羚羊角等，以增强凉肝息风的作用。这一用法也可用于小儿暑痫的治疗。

【原文】頭痛惡寒，身重疼痛，舌白不渴，脈弦細而濡，面色淡黃，胸悶不飢，午後身熱，狀若陰虛，病難速已，名曰濕溫，汗之則神昏耳聾，甚則目瞑[1]不欲言，下之則洞泄，潤之則病深不解，長夏深秋冬日同法，三仁湯主之。（上焦篇 43）

頭痛惡寒，身重疼痛，有似傷寒，脈弦濡，則非傷寒矣。舌白不渴，面色淡黃，則非傷暑之偏於火者矣。胸悶不飢，濕閉清陽道路也。午後身熱，狀若陰虛者，濕爲陰邪，陰邪自旺於陰分，故與陰虛同一午後身熱也。濕爲陰邪，自長夏而來，其來有漸，且其性氤氳[2]黏膩，非若寒邪之一汗即解，溫熱之一涼即退，故難速已。世醫不知其爲濕溫，見其頭痛惡寒身重疼痛也，以爲傷寒而汗之，汗傷心陽，濕隨辛溫發表之藥蒸騰上逆，內蒙心竅則神昏，上蒙清竅則耳聾目瞑不言。見其中滿不飢，以爲停滯而大下之，誤下傷陰，而重抑脾陽之升，脾氣轉陷，濕邪乘勢內漬，故洞泄。見其午後身熱，以爲陰虛而用柔藥潤之，濕爲膠滯陰邪，再加柔潤陰藥，二陰相合，同氣相求，遂有錮結而不可解之勢。惟以三仁湯輕開上焦肺氣，蓋肺主一身之氣，氣化則濕亦化也。濕氣彌漫，本無形質，以重濁滋味之藥治之，愈治愈壞。伏暑濕溫，吾鄉俗名秋呆子，悉以陶氏《六書》[3]法治之，不知從何處學來，醫者呆，反名病呆，不亦誣乎！再按：濕溫較諸溫，病勢雖緩而實重，上焦最少，病勢不甚顯張，中焦病最多，詳見中焦篇，以濕爲陰邪故也。當於中焦求之。

三仁湯方

杏仁五錢　飛滑石六錢　白通草二錢　白蔻仁二錢　竹葉二錢　厚朴二錢　生薏仁六錢　半

夏五錢

甘瀾水八碗，煮取三碗，每服一碗，日三服。

【词解】

[1] 目瞑：闭目。

[2] 氤氲（yīn yūn 因晕）：烟雾弥漫。

[3] 陶氏《六书》：指陶节庵的《伤寒六书》。

【提要】

湿温初起的证治及治疗禁忌。

【释义】

湿温病多发于夏秋之交，其起病较缓，传变较慢，病情缠绵难愈。湿温初起见头痛恶寒、身重疼痛、面色淡黄、胸闷不饥、午后身热较著、舌苔白腻、口不渴、脉弦细而濡等症状。

吴氏提出湿温初起治疗的"三禁"：一为禁汗。湿温初起有头痛恶寒、身重疼痛之症，不可误认为是伤寒表证而用辛温发汗之法。若汗之则耗伤心阳，湿浊随辛温发汗之药蒸腾上蒙心窍，闭塞头面清窍，出现神昏、耳聋、目瞑不言等症状。二为禁下。湿温初起若见胸闷脘痞，中满不饥，不可误认为是积滞内停而投下法。下后易伤致中阳受损，脾气下陷，脾运失职则洞泄，甚则完谷不化。三为禁润。湿温初起若见午后身热误以为阴虚潮热，而投滋润之剂，可致湿邪锢结难解，病情更加缠绵难愈。

因此，吴氏认为湿温初起既不能像感受寒邪在表者通过发汗即解，也不能像治疗温热之邪运用寒凉药可得清泄，须用三仁汤芳香宣气化湿。因肺主一身之气，肺气得开，气机得宣，则湿邪可化。

【原文】

燥傷肺胃陰分，或熱或咳者，沙參麥冬湯主之。（上焦篇56）

此條較上二條，則病深一層矣，故以甘寒救其津液。

沙參麥冬湯（甘寒法）

沙參三錢　玉竹二錢　生甘草一錢　冬桑葉一錢五分　麥冬三錢　生扁豆一錢五分　花粉一錢五分

水五杯，煮取二杯，日再服。久熱久咳者，加地骨皮三錢。

【提要】

秋燥肺胃阴伤的证治。

【释义】

燥伤肺胃，表现出或热或咳，其热应表现为低热或手足心热；咳多为干咳，痰少黏稠难咯或无痰，临床尚可见口干、舌燥、舌光红少苔、脉细数等症。可用沙参麦冬汤滋养肺胃阴液，清解余邪。沙参麦冬汤不仅可用于秋燥的燥伤肺胃证，各种温病后期出现的肺胃阴伤证均可使用。

【原文】

燥氣化火，清竅[1]不利者，翹荷湯主之。（上焦篇57）

清竅不利，如耳鳴目赤，齦脹咽痛之類。翹荷湯者，亦清上焦氣分之燥熱也。

翹荷湯（辛涼法）

薄荷一錢五分　連翹一錢五分　生甘草一錢　黑梔皮一錢五分　桔梗二錢　綠豆衣二錢

水二杯，煮取一杯，頓服之。日服二劑，甚者日三。

[加減法] 耳鳴者，加羚羊角、苦丁茶；目赤者，加鮮菊葉、苦丁茶、夏枯草；咽痛者，加

牛蒡子、黄芩。

【词解】

[1] 清窍：指头面、目、耳、口等诸窍。

【提要】

秋燥燥热化火，清窍不利的证治。

【释义】

清窍不利，吴氏指出可见"耳鸣目赤，龈肿咽痛"等症，此为感受燥热郁而化火，上炎头面诸窍所致。可予翘荷汤辛凉清宣上焦燥热之火，方中连翘、黑栀皮、绿豆皮清解燥热，薄荷辛凉清利头目，桔梗、甘草利咽而消龈肿，均为轻清宣透之品，符合"治上焦如羽"的治疗原则。

三、中焦篇

【原文】

面目俱赤，語聲重濁，呼吸俱粗，大便閉，小便澀，舌苔老黃，甚則黑有芒刺，但惡熱，不惡寒，日晡[1]益甚者，傳至中焦，陽明溫病也。脈浮洪躁甚者，白虎湯主之；脈沉數有力，甚則脈體反小而實者，大承氣湯主之。暑溫、濕溫、溫瘧，不在此例。（中焦篇1）

陽明之脈榮於面，《傷寒論》謂陽明病面緣緣正赤[2]，火盛必克金，故目白睛亦赤也。語聲重濁，金受火刑而音不清也。呼吸俱粗，謂鼻息來去俱粗，其粗也平等，方是實證；若來粗去不粗，去粗來不粗，或竟不粗，則非陽明實證，當細辨之，粗則喘之漸也。大便閉，陽明實也。小便澀，火腑不通，而陰氣不化也。口燥渴，火爍津也。舌苔老黃，肺受胃濁，氣不化津也（按《靈樞》論諸臟溫病，獨肺溫病有舌苔之明文，餘則無有。可見舌苔乃胃中濁氣，熏蒸肺臟，肺氣不化而然）。甚則黑者，黑，水色也，火極而似水也，又水勝火，大凡五行之極盛，必兼勝己之形。芒刺，苔久不化，熱極而起堅硬之刺也；倘刺軟者，非實證也。不惡寒，但惡熱者，傳至中焦，已無肺證，陽明者，兩陽合明也，溫邪之熱，與陽明之熱相搏，故但惡熱也。或用白虎，或用承氣者，證同而脈異也。浮洪躁甚，邪氣近表，脈浮者不可下，凡逐邪者，隨其所在，就近而逐之，脈浮則出表爲順，故以白虎之金飆以退煩熱。若沉小有力，病純在裏，則非下奪不可矣，故主以大承氣。按吳又可《溫疫論》中云：舌苔邊白但見中微黃者，即加大黃，甚不可從。雖云傷寒重在誤下，溫病重在誤汗，即誤下不似傷寒之逆之甚，究竟承氣非可輕嘗之品，故云舌苔老黃，甚則黑有芒刺，脈體沉實，的係燥結痞滿，方可用之。

或問：子言溫病以手經主治，力闢用足經藥之非，今亦云陽明證者何？陽明特非足經乎？曰：陽明如市，胃爲十二經之海，土者萬物之所歸也，諸病未有不過此者。前人云傷寒傳足不傳手，誤也，一人不能分爲兩截。總之傷寒由毛竅而谿[3]，谿，肉之分理之小者；由谿而谷[4]，谷，肉之分理之大者；由谷而孫絡[5]，孫絡，絡之至細者；由孫絡而大絡，由大絡而經，此經即太陽經也。始太陽，終厥陰，傷寒以足經爲主，未始不關手經也。溫病由口鼻而入，鼻氣通於肺，口氣通於胃。肺病逆傳則爲心包，上焦病不治，則傳中焦，胃與脾也，中焦病不治，即傳下焦，肝與腎也。始上焦，終下焦，溫病以手經爲主，未始不關足經也。但初受之時，斷不可以辛溫發其陽耳。蓋傷寒傷人身之陽，故喜辛溫甘溫苦熱，以救其陽，溫病傷人之陰，故喜辛涼甘寒甘鹹，以救其陰。彼此對勘，自可瞭然於心目中矣。

白虎湯（方見上焦篇）

大承氣湯方

大黃六錢　芒硝三錢　厚朴三錢　枳實三錢

水八杯，先煮枳、朴，後納大黃、芒硝，煮取三杯。先服一杯，約二時許，得利止後服，不知，再服一杯，再不知，再服。

方論：此苦辛通降鹹以入陰法。承氣者，承胃氣也。蓋胃之爲腑，體陽而用陰，若在無病時，本係自然下降，今爲邪氣蟠踞於中，阻其下降之氣，胃雖自欲下降而不能，非藥力助之不可，故承氣湯通胃結，救胃陰，仍係承胃腑本來下降之氣，非有一毫私智穿鑿於其間也，故湯名承氣。學者若真能透徹此義，則施用承氣，自無弊竇[6]。大黃蕩滌熱結，芒硝入陰軟堅，枳實開幽門之不通，厚朴瀉中宮之實滿（厚朴分量不似《傷寒論》中重用者，治溫與治寒不同，畏其燥也。）曰大承氣者，合四藥而觀之，可謂無堅不破，無微不入，故曰大也。非真正實熱蔽痼[7]，氣血俱結者，不可用也。若去入陰之芒硝，則云小矣；去枳、朴之攻氣結，加甘草以和中，則云調胃矣。

【词解】

[1] 日晡：指申时，即下午 3～5 点。

[2] 缘缘正赤：整个部位俱为红色。

[3] 谿（xī西）：指机体肌肉之间的细小缝隙。

[4] 谷：指机体肌肉之间的较大缝隙。

[5] 孙络：人体络脉中最细的部分。

[6] 弊窦：指不良后果。

[7] 蔽痼：指内伏郁结。

【提要】

阳明温病证治大纲。

【释义】

中焦阳明病的形成，多由上焦肺经之邪传变而来，即所谓"上焦病不治，则传中焦"。其病位主要在胃与大肠。温邪传入中焦阳明，邪正交争剧烈，多表现以阳明里热亢盛的症状为主。火热上炎则面目俱赤；热盛及肺，肺气壅盛则语声重浊，呼吸俱粗；邪热内结肠道，则大便闭结；邪热阻结于膀胱，膀胱气化不利，且邪热灼伤阴津，则小便短赤不畅；肺胃邪热上蒸于舌，则舌苔老黄，甚则黑有芒刺；由于阳明热盛，表证已除，故病人但恶热，不恶寒，日晡益甚。阳明温病又有经证与腑证之别，吴氏提出主要依据脉象进行辨别：阳明经证为无形邪热亢盛，充斥表里内外所致，故脉浮洪而躁急；阳明腑证为有形邪热与燥屎结于肠腑，故脉沉而有力。

吴氏在自注中提出阳明温病的治疗原则："凡逐邪者，随其所在，就近而逐之。"阳明经证的治疗当用白虎汤辛寒清透里热；而阳明腑证的治疗则当以大承气汤通腑泄热为要。由于攻下法易耗阴伤正，故吴氏强调："承气非可轻尝之品，故云舌苔老黄，甚则黑有芒刺，脉体沉实，的系燥结痞满，方可用之。"实际上，临床治疗热结肠腑，并非一定要等到舌苔老黄，甚则黑有芒刺，痞满燥实俱全才用下法，以免错过了攻下时机。

【原文】

陽明溫病，無上焦證，數日不大便，當下之，若其人陰素虛，不可行承氣者，增液湯主之。服增液湯已，周十二時[1]觀之，若大便不下者，合調胃承氣湯微和之。（中焦篇 11）

此方所以代吳又可承氣養榮湯法也。妙在寓瀉於補，以補藥之體，作瀉藥之用，既可攻實，又可防虛。余治體虛之溫病，與前醫誤傷津液，不大便，半虛半實之證，專以此法救之，無不應手而效。

增液湯方（鹹寒苦甘法）

元參一兩　麥冬（連心）八錢　細生地八錢

水八杯，煮取三杯，口乾則與飲，令盡，不便，再作服。

方論：溫病之不大便，不出熱結液乾二者之外。其偏於陽邪熾甚，熱結之實證，則從承氣法矣；其偏於陰虧液涸之半虛半實證，則不可混施承氣，故以此法代之。獨取元參爲君者，元參味苦鹹微寒，壯水制火，通二便，啟腎水上潮於天，其能治液乾，固不待言，本經稱其主治腹中寒熱積聚，其并能解熱結可知。麥冬主治心腹結氣，傷中傷飽，胃絡脈絕，羸瘦短氣，亦係能補能潤能通之品，故以爲之佐。生地亦主寒熱積聚，逐血痹，用細者，取其補而不膩，兼能走絡也。三者合用，作增水行舟之計，故湯名增液，但非重用不爲功。

本論於陽明下證，峙立三法：熱結液乾之大實證，則用大承氣；偏於熱結而液不乾者，旁流是也，則用謂胃承氣；偏於液乾多而熱結少者，則用增液，所以迴護其虛，務存津液之心法也。

按：吳又可純恃承氣以爲攻病之具，用之得當則效，用之不當，其弊有三：一則邪在心包、陽明兩處，不先開心包，徒攻陽明，下後仍然昏惑譫語，亦將如之何哉？吾知其必不救矣。二則體虧液涸之人，下後作戰汗，或隨戰汗而脫，或不蒸汗徒戰而脫。三者下後雖能戰汗，以陰氣大傷，轉成上嗽下泄，夜熱早涼之怯證，補陽不可，救陰不可，有延至數月而死者，有延至歲餘而死者，其死均也。在又可當日，溫疫盛行之際，非尋常溫病可比，又初創溫病治法，自有矯枉過正不暇詳審之處，斷不可概施於今日也。本論分別可與不可與、可補不可補之處，以俟明眼裁定，而又爲此按語於後，奉商天下之欲救是證者。至若張氏[2]、喻氏[3]，有以甘溫辛熱立法者，濕溫有可用之處，然須兼以苦泄淡滲。蓋治外邪，宜通不宜守也，若風溫、溫熱、溫疫、溫毒，斷不可從。

【词解】

[1] 周十二时：指满十二个时辰，即一昼夜。

[2] 张氏：指明代医家张景岳。

[3] 喻氏：指清代医家喻嘉言。

【提要】

阳明温病热结阴亏证治。

【释义】

温病上焦证已解，而数日不大便者，属于阳明温病，应用攻下法治疗，若患者素体阴液亏损，液干便秘，则当润肠通便，用增液汤治疗。用增液汤经过一昼夜后，大便仍然未下，说明液亏与热结并存，可配合调胃承气汤轻下，以使胃气调和而大便通畅。

吴氏指出："温病之不大便，不出热结便干二者之外。"偏于实者，用承气法；偏于阴亏，无水舟停者，用增液汤。方中以玄参为君药，苦咸而性微寒，滋阴制火，通调二便，可使肾中之水上输而濡养全身；麦冬滋润通腑为佐药；生地黄滋阴生津，滋而不腻。三药配伍，寓泻于补，以补药之体，作泻药之用，有增水行舟之效。

【原文】

陽明溫病，下後汗出，當復其陰，益胃湯主之。（中焦篇12）

溫熱本傷陰之病，下後邪解汗出，汗亦津液之化，陰液受傷，不待言矣，故云當復其陰。此陰指胃陰而言，蓋十二經皆稟氣於胃，胃陰復而氣降得食，則十二經之陰皆可復矣。欲復其陰，非甘涼不可，湯名益胃者，胃體陽而用陰，取益胃用之義也。下後急議復陰者，恐將來液虧燥起，而成乾咳身熱之怯證[1]也。

益胃湯方（甘涼法）

沙参三钱　麦冬五钱　冰糖一钱　细生地五钱　玉竹（炒香）一钱五分

水五杯，煮取二杯，分二次服，渣再煮一杯服。

【词解】

[1] 怯证：一般指虚劳证，此处指以虚损为主的病证。

【提要】

阳明温病攻下后汗出阴伤的证治。

【释义】

温病最易耗伤阴液，在使用攻下法后，随着病邪的外解，表里之气俱通，可见有出汗，而大量汗出必然会加重阴液的损伤，故治疗"当复其阴"。复阴，此处主要是指补益胃阴，胃阴得复，则受纳有权，则患者能正常饮食，全身的阴液就可以恢复。方用益胃汤滋养胃阴。方中沙参、麦冬、冰糖清养胃阴，细生地黄、玉竹生津养液。对温病后期肺胃阴伤者，皆可酌情使用。

【原文】

陽明溫病，下之不通，其證有五：應下失下[1]，正虛不能運藥[2]，不運藥者死，新加黄龍湯主之。喘促不寧，痰涎壅滯，右寸實大，肺氣不降者，宣白承氣湯主之。左尺牢堅[3]，小便赤痛，時煩渴甚，導赤承氣湯主之。邪閉心包，神昏舌短，内竅不通，飲不解渴者，牛黄承氣湯主之。津液不足，無水舟停者，間服增液，再不下者，增液承氣湯主之。（中焦篇17）

經謂下不通者死，蓋下而至於不通，其爲危險可知，不忍因其危險難治而遂棄之。兹按溫病中下之不通者共有五因：其因正虛不運藥者，正氣既虛，邪氣復實，勉擬黄龍法，以人參補正，以大黄逐邪，以冬、地增液，邪退正存一綫，即可以大隊補陰而生，此邪正合治法也。其因肺氣不降，而裏證又實者，必喘促寸實，則以杏仁、石膏宣肺氣之痹，以大黄逐腸胃之結，此臟腑合治法也。其因火腑不通，左尺必現牢堅之脈（左尺，小腸脈也，俗候於左寸者非，細考《内經》自知），小腸熱盛，下注膀胱，小便必涓滴赤且痛也，則以導赤去淡通之陽藥，加連、柏之苦通火腑，大黄、芒硝承胃氣而通大腸，此二腸同治法也。其因邪閉心包，内竅不通者，前第五條已有先與牛黄丸，再與承氣之法，此條係已下而不通，舌短神昏，閉已甚矣，飲不解渴，消亦甚矣，較前條僅僅讝語，則更急而又急，立刻有閉脱之虞，陽明大實不通，有消亡腎液之虞，其勢不可少緩須臾，則以牛黄丸開手少陰之閉，以承氣急瀉陽明，救足少陰之消，此兩少陰合治法也。再此條亦係三焦俱急，當與前第九條用承氣、陷胸合法者參看。其因陽明太熱，津液枯燥，水不足以行舟，而結糞不下者，非增液不可。服增液兩劑，法當自下，其或臟燥太甚之人，竟有不下者，則以增液合調胃承氣湯，緩緩與服，約二時服半杯沃之，此一腑中氣血合治法也。

新加黄龍湯（苦甘鹹法）

細生地五錢　生甘草二錢　人參一錢五分（另煎）　生大黄三錢　芒硝一錢　元參五錢　麥冬（連心）五錢　當歸一錢五分　海參（洗）二條　薑汁六匙

水八杯，煮取三杯。先用一杯，沖參汁五分、薑汁二匙，頓服之，如腹中有響聲，或轉矢氣者，爲欲便也；候一、二時不便，再如前法服一杯；候二十四刻[4]，不便，再服第三杯；如服一杯，即得便，止後服，酌服益胃湯一劑（益胃湯方見前），餘參或可加入。

方論：此處方於無可處之地，勉盡人力，不肯稍有遺憾之法也。舊方用大承氣加參、地、當歸，須知正氣久耗，而大便不下者，陰陽俱憊，尤重陰液消亡，不得再用枳、朴傷氣而耗液，故改用調胃承氣，取甘草之緩急，合人參補正，微點薑汁，宣通胃氣，代枳、朴之用，合人參最宣胃氣，加麥、地、元參，保津液之難保，而又去血結之積聚。薑汁爲宣氣分之用，當歸爲宣血中氣分之用，再加海參者，海參鹹能化堅，甘能補正，按海參之液，數倍於其身，其能補液可知，且蠕動之物，能走絡中血分，病久者必入絡，故以之爲使也。

　　宣白承氣湯方（苦辛淡法）

　　生石膏五錢　生大黄三錢　杏仁粉二錢　栝蔞皮一錢五分

　　水五杯，煮取二杯，先服一杯，不知再服。

　　導赤承氣湯

　　赤芍三錢　細生地五錢　生大黄三錢　黄連二錢　黄柏二錢　芒硝一錢

　　水五杯，煮取二杯，先服一杯，不下再服。

　　牛黄承氣湯

　　即用前安宫牛黄丸二丸，化開，調生大黄末三錢，先服一半，不知再服。

　　增液承氣湯

　　即於增液湯內，加大黄三錢，芒硝一錢五分。

　　水八杯，煮取三杯，先服一杯，不知再服。

【词解】

[1] 应下失下：应该用攻下法治疗而没能及时应用。

[2] 正虚不能运药：正气严重亏虚，影响药物的吸收和运化，药物作用不能发挥。

[3] 左尺牢坚：左手尺部的脉象实大弦长而硬。

[4] 二十四刻：一小时为四刻，二十四刻为六小时。

【提要】

阳明腑实兼证的治疗。

【释义】

　　吴氏认为："下而至于不通，其为危险可知。"病至阳明，是治疗外感热病的关键点，若当用攻下法，在此失治，则土实而水亏，水亏则木旺，液涸风动，种种险候，可以接踵而至。"下之不通，其证有五"，说明单纯用攻下法未能取效，应考虑有其他病理因素存在。吴氏指出5种具体情况以供参考。

　　一是腑实兼有正虚，当采用扶正祛邪法，用新加黄龙汤补益气阴，攻下腑实。方中人参益气扶正；麦冬、生地黄、当归、海参滋养阴液，和营润燥；大黄、芒硝泻热通腑；姜汁宣通胃气；甘草调和诸药。此称"邪正合治法"。

　　二是腑实兼有肺热，出现气急喘促、坐卧不安、痰涎壅阻不畅、脉象右寸实大，则用宣白承气汤，一方面宣肺气之痹，一方面逐胃肠之结。方中生石膏清肺胃之热；杏仁、瓜蒌皮宣降肺气，化痰定喘；大黄攻下腑实。此称"脏腑合治法"。

　　三是腑实兼有小肠热盛，脉象左尺牢坚，并伴有尿色红赤，尿时涩痛，时常感到心烦口渴，则用导赤承气汤通腑之时兼泄小肠之热。方中生地黄、赤芍清心凉血滋阴；黄连、黄柏清泄小肠；大黄、芒硝攻下大肠热结。此称"二肠合治法"。

　　四是腑实兼有窍闭，出现神志昏迷、舌短缩、口渴而饮水不能解渴，则用牛黄承气汤清心开窍，通腑泄热。本方用安宫牛黄丸清心开窍，加生大黄末攻下腑实。因本证既有热闭手少阴心经，又有足少阴肾中的阴液逐渐耗竭的危险，故称为"两少阴合治法"。

　　五是由于阴液亏损，"无水舟停"出现便秘，当给予增液汤"增水行舟"，滋阴通便。服两剂后大便仍不下者，乃因兼夹腑实，可用增液承气汤滋阴攻下，此为一腑中"气血合治法"。

【原文】

　　陽明溫病，乾嘔口苦而渴，尚未可下者，黄連黄芩湯主之。不渴而舌滑者屬濕溫。（中焦篇19）

溫熱，燥病也，其嘔由於邪熱夾穢，擾亂中宮而然，故以黃連、黃芩徹其熱，以芳香蒸變化其濁也。

黃連黃芩湯方（苦寒微辛法）

黃連二錢　黃芩二錢　鬱金一錢五分　香豆豉二錢

水五杯，煮取二杯，分二次服。

【提要】

阳明温病干呕证治。

【释义】

阳明温病，干呕是由于阳明胃热郁结夹有秽浊，扰乱中焦气机升降之故。如口苦而渴，则是热重湿轻，可用黄连黄芩汤辛开苦降，方中以黄连、黄芩苦寒清热，配伍豆豉、郁金芳化湿浊。若不渴而苔滑，当按湿温病治疗。

【原文】

陽明溫病，舌黃燥，肉色絳，不渴者，邪在血分，清營湯主之。若滑者，不可與也，當於濕溫中求之。（中焦篇20）

溫病傳裏，理當渴甚，今反不渴者，以邪氣深入血分，格陰於外，上潮於口，故反不渴也。曾過氣分，故苔黃而燥。邪居血分，故舌之肉色絳也。若舌苔白滑、灰滑、淡黃而滑，不渴者，乃濕氣蒸騰之象，不得用清營柔以濟柔也。

清營湯方（見上焦篇）。

【提要】

阳明温病邪入营血的证治。

【释义】

阳明温病，病在气分，多表现为舌苔黄而干燥、口渴引饮，是胃热灼津所致。若热邪入里后舌色红绛、不渴者，为热邪深入营分，"格阴于外，上潮于口"所致。吴氏所谓"邪在血分"，实为"邪在营分"之意，营为血中之气，故每以血赅营。宜用清营汤清营泄热、滋养营阴。

在温病中，邪热传里，口反不渴，亦可见于湿温病过程中，由湿邪蕴阻气分，津不上承所致，故其舌质并不红绛而舌苔必现滑腻。"或舌苔白滑、灰滑、淡黄而滑"，当按湿温病辨证施治，不宜用清凉柔润的清营汤。

【原文】

陽明溫病，無汗，實證未劇，不可下，小便不利者，甘苦合化，冬地三黃湯主之。（中焦篇29）

大凡小便不通，有責之膀胱不開者，有責之上游結熱者，有責之肺氣不化者。溫熱之小便不通，無膀胱不開證，皆上游（指小腸而言）熱結，與肺氣不化而然也。小腸火腑，故以三黃苦藥通之；熱結則液乾，故以甘寒潤之；金受火刑，化氣維艱，故倍用麥冬以化之。

冬地三黃湯方（甘苦合化陰氣法）

麥冬八錢　黃連一錢　葦根汁半酒杯（沖）元參四錢　黃柏一錢　銀花露半酒杯（沖）細生地四錢　黃芩一錢　生甘草三錢

水八杯，煮取三杯，分三次服，以小便得利爲度。

【提要】

阳明病热盛阴伤而致小便不利的证治。

【释义】

吴鞠通认为阳明温病无汗，一则是阳明无形邪热亢盛，二则"实证未剧"，阳明热结之证不显著，因此"不可下"。此"小便不利"系热结火腑，阴液干涸所致，治非一般渗利之品所宜，故采用冬地三黄汤以甘寒与苦寒之品相合，一则生化阴气，一则清泄邪热。热结得解，阴液得复，则小便自可通利。

本条所论之养阴清热法的运用，并不限于温病小便不利者，对热盛阴伤者也可酌用本法。

【原文】

暑溫蔓延三焦，舌滑微黄，邪在氣分者，三石湯主之；邪氣久留，舌絳苔少，熱搏血分者，加味清宮湯主之；神識不清，熱閉內竅者，先與紫雪丹，再與清宮湯。（中焦篇41）

蔓延三焦，則邪不在一經一臟矣，故以急清三焦爲主。然雖云三焦，以手太陰一經爲要領。蓋肺主一身之氣，氣化則暑濕俱化，且肺臟受生於陽明，肺之臟象屬金色白，陽明之氣運亦屬金色白。故肺經之藥多兼走陽明，陽明之藥多兼走肺也。再肺經通調水道，下達膀胱，肺痹開則膀胱亦開，是雖以肺爲要領，而胃與膀胱皆在治中，則三焦俱備矣。是邪在氣分而主以三石湯之奧義也。若邪氣久羈，必歸血絡，心主血脈，故以加味清宮湯主之。內竅欲閉，則熱邪盛矣，紫雪丹開內竅而清熱最速者也。

三石湯方

飛滑石三錢　生石膏五錢　寒水石三錢　杏仁三錢　竹茹（炒）二錢　銀花三錢（花露更妙）　金汁一酒杯（沖）　白通草二錢

水五杯，煮成二杯，分二次溫服。

方論：此微苦辛寒兼芳香法也。蓋肺病治法，微苦則降，過苦反過病所，辛涼所以清熱，芳香所以敗毒而化濁也。按三石，紫雪丹中之君藥，取其得庚金之氣，清熱退暑利竅，兼走肺胃者也；杏仁、通草爲宣氣分之用，且通草直達膀胱，杏仁直達大腸；竹茹以竹之脈絡，而通人之脈絡；金汁、銀花，敗暑中之熱毒。

加味清宮湯方

即於前清宮湯中加知母三錢，銀花二錢，竹瀝五茶匙沖入。

【提要】

暑湿弥漫三焦证治。

【释义】

暑湿弥漫三焦，是指暑湿之邪并不局限于某一脏腑，而是上中下三焦俱病，上焦肺气不化，中焦脾胃失运，下焦膀胱不利，可表现出身热、面赤、足冷、脘痞、小便短涩、下利黄色稀水而肛门灼热等症状，上中下三焦互相影响，上焦肺气不化，则下焦水道不利；水道不利，则暑湿难以外泄。病变在气分，可用三石汤治疗。方中杏仁开上焦肺气；竹茹、石膏清泄中焦邪热；滑石、寒水石、通草清利下焦湿热；金银花、金汁涤暑解毒。共奏清热利湿、宣通三焦之功。

舌绛苔少，则为暑湿化热，热入营分之证，可用加味清宫汤治疗；若以神昏为主，则用清宫汤配合紫雪丹之类以清心凉营开窍。

【原文】

吸受穢濕，三焦分佈，熱蒸頭脹，身痛嘔逆，小便不通，神識昏迷，舌白，渴不多飲，先宜芳香通神利竅，安宮牛黃丸；繼用淡滲分消濁濕，茯苓皮湯。（中焦篇56）

按此證表裏經絡臟腑三焦，俱爲濕熱所困，最畏內閉外脫。故急以牛黃丸宣竅清熱而護神明；但牛黃丸不能利濕分消，故繼以茯苓皮湯。

安宫牛黄丸（方法見前）

茯苓皮湯（淡滲兼微辛微涼法）

茯苓皮五錢　生薏仁五錢　豬苓三錢　大腹皮三錢　白通草三錢　淡竹葉二錢

水八杯，煮取三杯，分三次服。

【提要】

湿热弥漫三焦的证治。

【释义】

湿热之邪弥漫三焦，在上可见心包清窍失灵之热蒸头胀、神识昏迷；在中可见气机升降失司之呕恶、渴不多饮、舌白；在下可见湿热下注、膀胱气化不利之小便不通。因小便不利与神昏并见，故吴氏认为应先开窍醒神，再用茯苓皮汤淡渗利尿。本条神昏与小便不利皆为湿邪闭阻机窍所致，因此开窍与利尿亦可同时进行。本条所述舌白，渴不多饮，说明湿浊较盛，开窍药不可过用寒凉，安宫牛黄丸并不适合，可用苏合香丸。

【原文】

三焦濕鬱，升降失司，脘連腹脹，大便不爽，一加減正氣散主之。（中焦篇58）

再按此條與上第五十六條同爲三焦受邪，彼以分消開竅爲急務，此以升降中焦爲定法，各因見證之不同也。

一加減正氣散方

藿香梗二錢　厚朴二錢　杏仁二錢　茯苓皮二錢　廣皮一錢　神麯一錢五分　麥芽一錢五分　綿茵陳二錢　大腹皮一錢

水五杯，煮二杯，再服。

方論：正氣散本苦辛溫兼甘法，今加減之，乃苦辛微寒法也。去原方之紫蘇、白芷，無須發表也。去甘桔，此證以中焦爲扼要，不必提上焦也。祇以藿香化濁，厚朴、廣皮、茯苓、大腹瀉濕滿，加杏仁利肺與大腸之氣，神麯、麥芽升降脾胃之氣，茵陳宣濕鬱而動生發之氣，藿香但用梗，取其走中不走外也。茯苓但用皮，以諸皮皆涼，瀉濕熱獨勝也。

【提要】

湿阻胃肠的证治。

【释义】

本条冠以"三焦湿郁"，但以"脘连腹胀，大便不爽"为主症，病变中心实偏于胃肠。其病机为"升降失司"，即湿邪中阻影响了脾胃的升降功能，故以脘腹胀满、大便溏而不爽为主要临床表现。治以一加减正气散疏化中焦湿浊，升降脾胃之气。本方为藿香正气散加减而成，吴氏指出："去原方之紫苏、白芷，无须发表也。去甘、桔，此证以中焦为扼要，不必提上焦也。只以藿香化浊，厚朴、广皮、茯苓、大腹皮泻湿满，加杏仁利肺与大肠之气，神曲、麦芽升降脾胃之气，茵陈宣湿郁而动生发之气，藿香但用梗，取其走中不走外也。茯苓但用皮，以诸皮皆凉，泻湿热独胜也。"

【原文】

脈緩身痛，舌淡黃而滑，渴不多飲，或竟不渴，汗出熱解，繼而復熱，內不能運水穀之濕，外復感時令之濕，發表攻裏，兩不可施，誤認傷寒，必轉壞證，徒清熱則濕不退，徒祛濕則熱愈熾，黃芩滑石湯主之。（中焦篇63）

脈緩身痛，有似中風，但不浮，舌滑不渴飲，則非中風矣。若係中風，汗出則身痛解而熱不作矣；今繼而復熱者，乃濕熱相蒸之汗，濕屬陰邪，其氣留連，不能因汗而退，故繼而復熱。內不能運水穀之濕，脾胃困於濕也；外復受時令之濕，經絡亦困於濕矣。倘以傷寒發表攻裏之法施之，發表則誅伐無過之表，陽傷而成痙，攻裏則脾胃之陽傷，而成洞泄寒中，故必轉壞證也。濕熱兩傷，不可偏治，故以黃芩、滑石、茯苓皮清濕中之熱，蔻仁、豬苓宣濕邪之正，再加腹皮、通草，共成宣氣利小便之功，氣化則濕化，小便利則火腑通而熱自清矣。

黃芩滑石湯方（苦辛寒法）

黃芩三錢　滑石三錢　茯苓皮三錢　大腹皮二錢　白蔻仁一錢　通草一錢　豬苓三錢

水六杯，煮取二杯，渣再煮一杯，分溫三服。

【提要】

湿热蕴阻中焦的证治。

【释义】

本条详细描述了湿热蕴阻中焦的临床表现，可见"脉缓身痛，舌淡黄而滑，渴不多饮，或竟不渴，汗出热解，继而复热"，强调其病机为"内不能运水谷之湿，外复感时令之湿"，与薛生白"太阴内伤，湿饮停聚，客邪再至，内外相引，故病湿热"之说相同。自辨中提出与伤寒太阳中风的鉴别，若舌苔淡黄而滑，口渴而不多饮，此非风邪伤卫，而为湿中蕴热之象。与一般表里同病不同，所以治疗"发表攻里两不可施"。切不可误认为伤寒表证而用辛温解表，更不可见有湿热在里而妄投攻下，否则便会导致严重后果，与前文湿温初起"三禁"可以参看。湿热蕴结之证，治当湿热两清，既不可专事清热，亦不可纯予化湿。即所谓"湿热两伤，不可偏治"。否则"徒清热则湿不退，徒祛湿则热愈炽"。治疗当清热化湿，方用黄芩滑石汤。但本方清热之力较弱，主要适用于湿重于热者，对于湿已化火，邪热较盛者，则注意加减或另选他方。

四、下焦篇

【原文】

風溫、溫熱、溫疫、溫毒、冬溫，邪在陽明久羈[1]，或已下，或未下，身熱面赤，口乾舌燥，甚則齒黑唇裂，脈沉實者，仍可下之；脈虛大，手足心熱甚於手足背者，加減復脈湯主之。（下焦篇1）

溫邪久羈中焦，陽明陽土[2]，未有不克少陰癸水者，或已下而陰傷，或未下而陰竭。若實證居多，正氣未至潰敗，脈來沉實有力，尚可假手於一下，即《傷寒論》中急下以存津液之謂。若中無結糞，邪熱少而虛熱多，其人脈必虛，手足心主裏，其熱必甚於手足背之主表也。若再下其熱，是竭其津而速之死也。故以復脈湯復其津液，陰復則陽留，庶可不至於死也。去參、桂、薑、棗之補陽，加白芍收三陰之陰，故云加減復脈湯。在仲景當日，治傷於寒者之結代，自有取於參、桂、薑、棗，復脈中之陽；今治傷於溫者之陽亢陰竭，不得再補其陽也。用古法而不拘古方，醫者之化裁也。

【词解】

[1] 羈（jī 机）：停留。

[2] 阳明阳土：此处指阳明热结。

【提要】

温病后期耗伤真阴的证治。

【释义】

吴氏强调"温邪久羈中焦，阳明阳土，未有不克下焦癸水者"。阳明热盛日久，若脉沉实，并见身热面赤、口干舌燥，甚则齿黑唇裂，仍属阳明腑实之证，治疗仍当用攻下之法；若应下失下，则津伤尤甚，可深入下焦，耗伤真阴。若脉虚大，手足心热甚于手足背，乃温病后期，邪入下焦，耗伤真阴所致，属肾阴大伤之证，当用加减复脉汤以滋养肾阴。

加减复脉汤是从仲景复脉汤化裁而来，方中去甘温之人参、桂枝、生姜、大枣，加白芍、生地黄、麦冬等甘寒之品酸甘化阴，以增强滋阴之力，又有酸收敛阳之效。

【原文】

下焦溫病，但大便溏者，即與一甲復脈湯。（下焦篇10）

溫病深入下焦劫陰，必以救陰爲急務。然救陰之藥多滑潤，但見大便溏，不必待日三四行，即以一甲復脈法，復陰之中，預防泄陰之弊。

【提要】

温病后期阴亏便溏的证治。

【释义】

温病深入下焦，损伤阴液，当以救阴为急务。然救阴之药多滑润，有滑肠之弊。因此，温病下焦病出现大便溏时，不必等到日三四行，即可用一甲复脉汤治疗。该方为加减复脉汤去滑润之麻仁，加咸寒之牡蛎，滋阴固摄。

【原文】

少陰溫病，真陰欲竭，壯火復熾，心中煩，不得臥者，黃連阿膠湯主之。（下焦篇11）

按：前復脈法爲邪少虛多之治。其有陰既虧而實邪正盛，甘草即不合拍。心中煩，陽邪挾心陽獨亢於上，心體之陰，無容留之地，故煩雜無奈；不得臥，陽亢不入於陰，陰虛不受陽納，雖欲臥得乎？此證陰陽各自爲道，不相交互，去死不遠，故以黃芩從黃連，外瀉壯火而內堅真陰；以芍藥從阿膠，內護真陰而外扦亢陽。名黃連阿膠湯者，取一剛以禦外侮，一柔以護內主之義也。其交關變化神明不測之妙，全在一雞子黃，前人訓雞子黃，僉謂雞爲巽[1]木，得心之母氣，色赤入心，虛則補母而已，理雖至當，殆未盡其妙。蓋雞子黃有地球之象，爲血肉有情，生生不已，乃奠安中焦之聖品，有甘草之功能，而靈於甘草；其正中有孔，故能上通心氣，下達腎氣，居中已達兩頭，有蓮子之妙用；其性和平，能使亢者不爭，弱者得振；其氣焦臭，故上補心；其味甘鹹，故下補腎；再釋家[2]有地水風火之喻，此證大風一起，蕩然無餘，雞子黃鎮定中焦，通徹上下，合阿膠能預熄內風之震動也。然不知人身陰陽相抱之義，必未能識仲景用雞子黃之妙，謹將人身陰陽生死寤寐圖形，開列於後，以便學者入道有階也。

黃連阿膠湯方（苦甘鹹寒法）

黃連四錢　黃芩一錢　阿膠三錢　白芍一錢　雞子黃二枚

水八杯，先煮三物，取三杯，去渣，內膠烊盡，再內雞子黃，攪令相得，日三服。

【词解】

[1] 巽（xùn 迅）：八卦之一，代表风。

[2] 释家：释为释迦牟尼（佛教创始人）的简称。释家，泛指从事佛教的和尚。

【提要】

温病后期肾阴亏虚，心火偏旺的证治。

【释义】

温病后期，肾阴亏于下，不能上济心火，心火亢于上，不能下温肾水，水火失济，形成心肾不交、阴虚火炽证。临床可见心烦不得卧，身热不甚，或热势已退，舌红，苔薄黄而干或薄黑而干，脉细数等症。方用黄连阿胶汤滋肾水、泻心火，交通心肾。

【原文】

夜熱早涼，熱退無汗，熱自陰來者，青蒿鱉甲湯主之。（下焦篇12）

夜行陰分而熱，日行陽分而涼，邪氣深伏陰分可知；熱退無汗，邪不出表而仍歸陰分，更可知矣，故曰熱自陰分而來，非上、中焦之陽熱也。邪氣深伏陰分，混處氣血之中，不能純用養陰，又非壯火，更不得任用苦燥。故以鱉甲蠕動之物，入肝經至陰之分，既能養陰，又能入絡搜邪；以青蒿芳香透絡，從少陽領邪外出；細生地清陰絡之熱；丹皮瀉血中之伏火；知母者，知病之母也，佐鱉甲、青蒿而成搜剔之功焉。再此方有先入後出之妙，青蒿不能直入陰分，有鱉甲領之入也；鱉甲不能獨出陽分，有青蒿領之出也。

青蒿鱉甲湯方（辛涼合甘寒法）

青蒿二錢　鱉甲五錢　細生地四錢　知母二錢　丹皮三錢

水五杯，煮取二杯，日再服。

【提要】

温病后期邪伏阴分的证治。

【释义】

本条所论发热具有夜热早凉，且热退无汗的特点，说明此时阴液已亏，余邪留伏阴分，往往病情迁延，久久不解，病虽不重，但余邪逐渐消耗阴液，而见形体消瘦、舌红苔少、脉沉细数等症。治疗宜滋阴透热。方用青蒿鳖甲汤。方中青蒿芳香透络，与鳖甲相伍可入阴搜邪；鳖甲滋阴，合青蒿可使阴分之邪易于外透而解。再以生地黄、丹皮、知母等，以助养阴清热之效。吴鞠通称"此方有先入后出之妙，青蒿不能直入阴分，有鳖甲领之入也；鳖甲不能独出阳分，有青蒿领之出也"。

【原文】

熱邪深入下焦，脈沉數，舌乾齒黑，手指但覺蠕動，急防痙厥，二甲復脈湯主之。（下焦篇13）

此示人痙厥之漸也。温病七、八日以後，熱深不解，口中津液乾涸，但覺手指瘈動，即當防其痙厥，不必俟其已厥而後治也。故以復脈育陰，加入介屬潛陽，使陰陽交紐[1]，庶厥可不作也。

二甲復脈湯方（鹹寒甘潤法）

即於加減復脈湯內，加生牡蠣五錢，生鱉甲八錢。

【词解】

[1] 阴阳交纽：纽，钮结之意。阴阳交纽指阴阳相互依存、相互交结，阳生阴长的正常生理状态。

【提要】

温病后期阴亏欲作痉厥的证治。

【释义】

温病后期，邪入下焦，肾阴耗损，津液不能上承，则见舌干齿黑；虚热内生，则脉沉数；肾水不足无以涵养肝木，致筋脉失养，则见手指蠕动，此为痉厥之先兆表现。须立即用二甲复脉汤育阴潜阳，防止痉厥的发生。

【原文】

下焦温病，熱深厥甚，脈細促，心中憺憺大動[1]，甚則心中痛者，三甲復脈湯主之。（下焦篇14）

前二甲復脈，防痙厥之漸；即痙厥已作，亦可以二甲復脈止厥。茲又加龜板三甲者，以心中大動，甚則痛而然也。心中動者，火以水爲體，肝風鴟張[2]，立刻有吸盡西江之勢，腎水本虛，不能濟肝而後發痙，既痙而水難猝補，心之本體欲失，故憺憺然而大動也。甚則痛者，"陰維爲病主心痛"，此證熱久傷陰，八脈麗於肝腎，肝腎虛而累及陰維故心痛，非如寒氣客於心胸之心痛可用溫通。故以鎮腎氣、補任脈、通陰維之龜板止心痛，合入肝搜邪之二甲，相濟成功也。

三甲復脈湯方（同二甲湯法）

即於二甲復脈湯內，加生龜板一兩。

【词解】

[1] 心中憺（dàn 旦）憺大动：语出《素问·至真要大论》。形容心跳剧烈，心神不安。如古人云："若游鱼失水而腾跃。"

[2] 肝风鸱（chī 吃）张：鸱，古书上指鹞鹰。肝风鸱张，形容肝风鼓动之剧烈。

【提要】

温病后期虚风内动的证治。

【释义】

本条证候是从上条所述之证发展而来。上条为动风先兆仅见手指蠕动，而本条吴氏自注为"痉厥已作"，且"脉细促，心中憺憺大动，甚则心中痛"，说明温病后期肾阴大伤，不仅不能滋养筋脉，亦不能滋养心神，较二甲复脉汤之肝肾真阴虚损的虚风渐动为重。其病变涉及肾、肝、心三脏，故治疗用三甲复脉汤，即在二甲复脉汤基础上加龟板以"镇肾气""通阴维"，交通心肾。

【原文】

熱邪久羈，吸爍真陰，或因誤表，或因妄攻，神倦瘈瘲，脈氣虛弱，舌絳苔少，時時欲脫者，大定風珠主之。（下焦篇16）

此邪氣已去八九，真陰僅存一二之治也。觀脈虛苔少可知，故以大隊濃濁填陰塞隙，介屬潛陽鎮定。以雞子黃一味，從足太陰，下安足三陰，上濟手三陰，使上下交合，陰得安其位，斯陽可立根基，俾陰陽有眷屬一家之義，庶可不致絕脫歟！

大定風珠方（酸甘鹹法）

生白芍六錢　阿膠三錢　生龜板四錢　乾地黃六錢　麻仁二錢　五味子二錢　生牡蠣四錢　麥冬（連心）六錢　炙甘草四錢　雞子黃（生）二枚　鱉甲（生）四錢

水八杯，煮取三杯，去渣，再入雞子黃，攪令相得，分三次服。喘加人參，自汗者加龍骨、人參、小麥，悸者加茯神、人參、小麥。

【提要】

温病后期阴虚风动欲脱的证治。

【释义】

本条所论证候由上条进一步发展而来，为虚风内动而欲脱之候。热邪久羈不退，本已吸烁真阴，又因误用汗下之法，更劫夺肝肾阴精。因阴精亏虚不能上养心神，可见神倦肢疲；水不涵木，虚风内动则见手足瘈瘲；真阴大伤，故舌绛少苔、脉虚弱。本证为阴虚风动，时时欲脱的危重症，治用大定风珠滋阴息风，本方以加减复脉汤填补真阴，三甲潜阳，五味子、白芍、甘草酸甘化阴，鸡子黄养阴息风。是针对纯虚无邪，虚风内动，时时欲脱的救急之方。

【原文】

痙厥神昏，舌短，煩躁，手少陰證未罷者，先與牛黃、紫雪輩，開竅搜邪；再與復脈湯存陰，三甲潛陽，臨證細參，勿致倒亂。（下焦篇18）

痉厥神昏，舌蹇煩躁，統而言之曰厥陰證。然有手經足經之分。在上焦以清邪爲主，清邪之後必繼以存陰；在下焦以存陰爲主，存陰之先，若邪尚有餘，必先以搜邪。手少陰證未罷，如寸脈大，口氣重，顴赤，白睛赤，熱壯之類。

【提要】

温邪深入手足厥阴的证治。

【释义】

厥阴有手足经之分，邪入手厥阴心包经，表现为神昏；邪入足厥阴肝经，则为痉厥。患者神昏痉厥同时并见，吴氏指出，应先治手厥阴，以安宫牛黄丸、紫雪丹之类清热开窍，继用复脉汤养阴，三甲潜阳，此治疗先后顺序，临证应仔细参详，不可颠倒混乱。

【原文】

暑邪深入少陰消渴者，連梅湯主之；入厥陰麻痺者，連梅湯主之；心熱煩躁神迷甚者，先與紫雪丹，再與連梅湯。（下焦篇36）

腎主五液而惡燥，暑先入心，助心火獨亢於上，腎液不供，故消渴也。再心與腎均爲少陰，主火，暑爲火邪，以火從火，二火相搏，水難爲濟，不消渴得乎！以黃連瀉壯火，使不爍津，以烏梅之酸以生津，合黃連酸苦爲陰；以色黑沉降之阿膠救腎水，麥冬、生地合烏梅酸甘化陰，庶消渴可止也。肝主筋而受液於腎，熱邪傷陰，筋經無所秉受，故麻痺也。再包絡與肝均爲厥陰，主風木，暑先入心，包絡代受，風火相搏，不麻痺得乎！以黃連瀉克水之火，以烏梅得木氣之先，補肝之正，阿膠增液而熄肝風，冬、地補水以柔木，庶麻痺可止也。心熱煩躁神迷甚，先與紫雪丹者，開暑邪之出路，俾梅、連有入路也。

連梅湯方（酸甘化陰，酸苦泄熱法）

雲連二錢 烏梅（去核）三錢 麥冬（連心）三錢 生地三錢 阿膠二錢

水五杯，煮取二杯，分二次服。脈虛大而芤者，加人參。

【提要】

暑邪深入少阴、厥阴的证治。

【释义】

暑为火邪，心为火脏，暑入少阴，两火相搏，则肾液为之消灼，故消渴不已；肝主筋，赖肾水涵养，如肾液虚，筋失所养，则肢体麻痺。暑邪深入厥阴、少阴，皆可用连梅汤滋阴清热。方中乌梅生津止渴，合黄连酸苦泄热；合生地黄、麦冬则酸甘化阴；阿胶专救肾水。肾阴复则肝阴亦复，消渴、麻痺自除。如见心热烦躁神迷者，为暑入心包，可先与紫雪丹清心开窍，再与连梅汤滋阴清热。

五、温病治则与治禁

【原文】

治外感如將（兵貴神速，機圓法活，去邪務盡，善後務細，蓋早平一日，則人少受一日之害）；治内傷如相（坐鎮從容，神機默運，無功可言，無德可見，而人登壽域）。治上焦如羽（非輕不舉）；治中焦如衡（非平不安）；治下焦如權（非重不沉）。（卷四·雜說）

【提要】

外感、内伤的治法及温病三焦治则。

【释义】

本条为吴氏原著中的治病法论。治疗外感病如同将军领军作战一样，用兵贵在神速，用药贵在及时，作战要机动灵活，治病要随证变法，主动彻底地祛除一切外来病邪，善后治疗也务必细致周到，因为病邪早一日祛除，患者便可少受一日病邪的伤害。而治疗内伤杂病就如同宰相治理国家一样，要从容镇定，善于运筹帷幄，不可急于求成，虽然短期内看不到明显的功德，但能使人们安居乐业，健康长寿。

吴氏根据三焦生理病理特性，提出三焦温病的治疗原则。"治上焦如羽（非轻不举）"，其中"羽"意为轻，即邪在上焦肺卫，病位较浅，病情较轻，治疗上焦病证所用药物宜选轻清宣透方药为主，不能用过于苦寒沉降之品，以免药过病所。同时，用药剂量也宜轻，煎药时间也宜较短，均体现了"轻"的特点。而"治中焦如衡（非平不安）"的"衡"指秤杆，意为平，即治疗中焦病证，必须平定邪势之盛，使机体阴阳归于平衡。此外，对于湿热之邪在中焦者，应根据湿与热之孰轻孰重而予清热化湿之法，不能单治一边，也体现了"平"的特点。"治下焦如权（非重不沉）"的"权"，指秤砣，意为重，即治疗下焦病证，所用药物以重镇滋填厚味之品为主，使之直入下焦滋补肾阴，或用介类重镇之品以平息肝风，这些都体现了"重"的特点。另外，吴氏所著的《医医病书》中言："补上焦如鉴之空，补中焦如衡之平，补下焦如水之注。"可以参看。

【原文】

太陰溫病，不可發汗，發汗而汗不出者，必發斑疹，汗出過多者，必神昏讝語。發斑者，化斑湯主之；發疹者，銀翹散去豆豉，加細生地、丹皮、大青葉，倍元參主之。禁升麻、柴胡、當歸、防風、羌活、白芷、葛根、三春柳。神昏讝語者，清宮湯主之，牛黃丸、紫雪丹、局方至寶丹亦主之。（上焦篇 16）

溫病忌汗者，病由口鼻而入，邪不在足太陽之表，故不得傷太陽經也。時醫不知而誤發之，若其人熱甚血燥，不能蒸汗，溫邪鬱於肌表血分，故必發斑疹也。若其人表疏，一發而汗出不止，汗爲心液，誤汗亡陽，心陽傷而神明亂，中無所主，故神昏。心液傷而心血虛，心以陰爲體，心陰不能濟陽，則心陽獨亢，心主言，故讝語不休也。且手經逆傳，世罕知之，手太陰病不解，本有必傳手厥陰心包之理，況有傷其氣血乎！

【提要】

温病忌汗之理及误汗后的变证。

【释义】

吴氏强调温病忌汗，是指温病初起禁用辛温发汗，因为辛温之品能助热势，损伤阴液，作汗无源，汗不得出，邪热则进一步内逼血分，发于皮肤则为斑疹；如卫表疏松，再误用辛温发汗后，汗出不止，必然损伤心阴、心阳，邪热可乘虚而入，造成逆传心包，神明失主。所以"温病禁汗"关键在于禁用麻黄汤、桂枝汤之类辛温发汗之剂。

对误汗后所造成的变证，吴氏提出：发斑者，可用化斑汤凉血解毒化斑；发疹者，银翘散去豆豉加细生地黄、丹皮、大青叶，倍玄参方以清营凉血，解毒透疹，但禁用升麻、柴胡、当归、防风、羌活、白芷、葛根、三春柳等辛散之品；对神昏谵语者，可用清宫汤，同时配合安宫牛黄丸、紫雪丹、局方至宝丹等清心开窍。

【原文】

斑疹，用升提則衄，或厥，或嗆咳，或昏痓，用壅補則瞀亂[1]。（中焦篇 23）

此治斑疹之禁也。斑疹之邪在血絡，只喜輕宣涼解。若用柴胡、升麻辛溫之品，直升少陽，使熱血上循清道則衄；過升則下竭，下竭者必上厥；肺爲華蓋，受熱毒之熏蒸則嗆咳；心位正陽，受升提之摧迫則昏痓。至若壅補，使邪無出路，絡道比經道最細，諸瘡痛癢，皆屬於心，既不得外出，其勢必返而歸之於心，不瞀亂得乎？

【词解】

[1] 瞀乱：心中闷乱，头目昏眩。

【提要】

温病斑疹的治疗禁忌。

【释义】

吴氏指出斑疹的治疗主要禁用升提和壅补二法。所谓升提，是指用辛温之剂发散透疹之法。这一治法主要是针对风疹、麻疹表气郁闭较甚者而设，但通常对这类疾病的治疗应以辛凉宣透为主，而非滥用辛温升提，更不能用于斑疹等营血有热之证。至于壅补，对一般斑疹治疗并无使用的必要，因斑疹本是热入营血之象，治疗当以清解为主，若误用壅补易致心中闷乱、头目昏眩等症。但若温病发斑疹时，正气大虚而出现斑疹内陷之逆证，体温骤降，斑疹突然隐没，治疗当用补气托斑之法，则不属禁忌之法。温病疹出不畅，邪热无外透之机，亦可用补法益气养阴，透疹外出。

【原文】

溫病小便不利者，淡滲不可與也，忌五苓、八正輩。（中焦篇30）

此用淡滲之禁也。熱病有餘於火，不足於水，惟以滋水瀉火爲急務，豈可再以淡滲動陽而爍津乎？奈何吳又可於小便條下，特立豬苓湯，乃去仲景原方之阿膠，反加木通、車前，滲而又滲乎？其治小便血分之桃仁湯中，仍用滑石，不識何解！

【提要】

温病淡渗之禁。

【释义】

吴氏强调热盛耗伤阴液是温病过程中出现小便不利的最常见原因，此时应以养阴清热为大法，通过滋阴以益小便之源，清热而去其因。对这类病证，不可见小便不利而滥用淡渗利尿之五苓散、八正散等分利之剂，将会进一步耗伤阴液，加重病情。

【原文】

溫病燥熱，欲解燥者，先滋其乾，不可純用苦寒也，服之反燥甚。（中焦篇31）

此用苦寒之禁也。溫病有餘於火，不用淡滲猶易明，并苦寒亦設禁條，則未易明也。舉世皆以苦能降火，寒能瀉熱，坦然用之而無疑，不知苦先入心，其化以燥，服之不應，愈化愈燥。宋人以目爲火戶，設立三黃湯，久服竟至於瞎，非化燥之明徵乎？吾見溫病而恣用苦寒，津液乾涸不救者甚多，蓋化氣[1]比本氣[2]更烈。故前條冬地三黃湯，甘寒十之八九，苦寒僅十之一二耳。至茵陳蒿湯之純苦，止有一用，或者再用，亦無屢用之理。吳又可屢詆用黃連之非，而又恣用大黃，惜乎其未通甘寒一法也。

【词解】

[1] 化气：此指滥用药物引起的病变。

[2] 本气：此指病邪导致的病变。

【提要】

温病苦寒之禁。

【释义】

所谓苦寒之禁是指温病过程中出现燥热时，不可单用苦寒以冀解除燥热，因苦燥有伤阴之弊，而应投用甘寒之品"先滋其干"。但应当看到，甘寒之品虽能润燥泄热，但其清热之力毕竟较弱，如邪热较甚时可适当配合苦寒之品以泻邪热，即所谓"甘苦合化"。

【原文】

白虎本爲達熱出表，若其人脈浮弦而細者，不可與也；脈沉者，不可與也；不渴者，不可與也；汗不出者，不可與也；常須識此，勿令誤也。（上焦篇9）

此白虎之禁也。按：白虎慓悍，邪重非其力不舉，用之得當，原有立竿見影之妙，若用之不當，禍不旋踵。懦者多不敢用，未免坐誤事機；孟浪者，不問其脈證之若何，一概用之。甚至石膏用至斤餘之多，應手而效者固多，應手而斃者亦復不少。皆未真知確見其所以然之故，故手下無準的也。

【提要】

白虎汤运用的"四禁"。

【释义】

白虎汤为治疗气分无形邪热炽盛的代表方。吴氏以"达热出表"精辟归纳了白虎汤的作用特点，揭示了白虎汤的透热外达之功。在应用白虎汤时，应详察脉证，以免"用之不当，祸不旋踵"。

吴氏指出脉浮弦而细、脉沉皆不可用白虎汤。脉浮，表明邪在表；脉弦，表明邪在半表半里；脉细，为气血不足等正气亏虚之象；脉沉而有力，见于阳明腑实证；沉而无力，多为肝肾真阴耗竭，皆不可与。吴氏亦强调不渴、汗不出不可用白虎汤。不渴为里热不甚，津伤不显，或内有湿邪；汗不出，为表气郁闭，或热势未盛，或津液已大伤，无作汗之源，皆不可与。当然，临床亦不可拘泥于白虎"四禁"，只要四诊合参后，确系气分无形邪热炽盛者，即可使用白虎汤。

【原文】

斑疹陽明證悉具，外出不快，内壅特甚者，調胃承氣湯微和之，得通則已，不可令大泄，大泄則内陷。（中焦篇24）

此斑疹下法，微有不同也。斑疹雖宜宣泄，但不可太過，令其内陷。斑疹雖忌升提，亦畏内陷，方用調胃承氣者，避枳、朴之溫燥，取芒硝之入陰，甘草敗毒緩中也。

調胃承氣湯方（方見前）

【提要】

温病斑疹下法的宜忌。

【释义】

温病出现斑疹透发不畅同时伴有阳明腑实证，表现为大便不通、腑气壅滞者，可用调胃承气汤缓下热结，使腑气得通，邪热得以外泄，则斑疹亦可透发。吴氏还提出温病斑疹用攻下之法应注意以下两点：一是掌握使用攻下的指证，既有阳明证，又有"外出不快，内壅特甚"；二是攻下当适可而止，不能过剂，以免发生内陷之变。

【原文】

壯火尚盛者，不得用定風珠、復脈。邪少虛多者，不得用黃連阿膠湯。陰虛欲痙者，不得用青蒿鱉甲湯。（下焦篇17）

此諸方之禁也。前數方雖皆爲存陰退熱而設，其中有以補陰之品，爲退熱之用者；有一面補陰，一面搜邪者；有一面填陰，一面護陽者。各宜心領神會，不可混也。

【提要】 下焦病治禁。

【释义】"诸方"指治疗下焦温病的主要方剂，如加减复脉汤、大定风珠、小定风珠、黄连阿胶汤、青蒿鳖甲汤等，都具有滋养肾阴的作用，但各有适应病证，临床应注意区别运用。如大定风珠、加减复脉汤属填补真阴之剂，对壮火尚盛者禁用；黄连阿胶汤属滋水清心之剂，故对邪少虚多者禁用；青蒿鳖甲汤属滋阴透邪之剂，故对肾阴大虚而虚风内动者禁用。

小　结

　　本章节选《温病条辨》重要条文 45 条。上焦篇首先说明温病的范围、概念、病名及病因病机。第 2 条论述了温病发病的部位及受邪途径。中焦篇第 1 条的自注中阐述了温病的三焦传变规律。凡此均可认为是温病之大纲。此外，上焦篇、中焦篇和下焦篇分别说明上、中、下三焦的温热、湿热两大类温病的主要证候类型及治法方药。杂说中的治病法论，高度概括了外感内伤的治疗原则的区别及三焦病证的治疗大法。同时《温病条辨》中也对温病的治禁也进行了明确的阐述。

思考题

1. 如何理解温病三焦治则？
2. 上焦温病如何辨治？
3. 中焦温病如何辨治？
4. 下焦温病如何辨治？
5. 如何理解温病治禁？

第十五章
吴又可《温疫论》选

　　吴有性，字又可，江苏省吴县洞庭东山人，生活于明朝末年至清朝初年。明崇祯辛巳年（1641），山东、浙江、北京及南京等地暴发烈性传染病，"感者尤其多，至五六月益甚，或至阖门传染"。时医以伤寒之法治疗无效，吴氏静心穷理，推究病源、入侵门户、受病部位、传变规律，就所历验，撰成《温疫论》。

　　《温疫论》是中医学史上第一部温疫学专著，成书并刊于明崇祯十五年壬午（1642），嗣后的版本有84种之多，其中以康熙四十八年已丑（1709）积秀堂刻本较早，翻刻较多，流传最广。书中对温疫的病因、病机、治疗等提出了诸多独创性见解，认为温疫与伤寒有"霄壤之隔"。病因方面明确提出温疫是感受杂气所致，杂气非风、非寒、非暑、非湿，乃天地间别有一种异气所感，为病颇重，触之即病者。病机方面，认为杂气入从口鼻，始客于膜原，伏邪内溃有九种传变，大凡不出表里之间。治疗以祛邪为第一要义，始用疏利透达，后用攻逐凉泄，并注重寻找温疫的特效药或专用药，即"能知以物制气，一病只需一药之到而病自已，不烦君臣佐使品味加减之劳矣"。

　　本教材以积秀堂刻本所载《温疫论》条文为依据，归类提要阐述。

一、温疫大纲

【原文】

　　病疫之由，昔以爲非其時有其氣，春應溫而反大寒，夏應熱而反大涼，秋應涼而反大熱，冬應寒而反大溫，得非時之氣，長幼之病相似以爲疫。余論則不然。夫寒熱溫涼，乃四時之常，因風雨陰晴，稍爲損益，假令秋熱必多晴，春寒因多雨，較之亦天地之常事，未必多疫也。傷寒與中暑，感天地之常氣，疫者感天地之屬氣，在歲運有多寡，在方隅有厚薄，在四時有盛衰。此氣之來，無論老少強弱，觸之者即病。邪自口鼻而入，則其所客，內不在臟府，外不在經絡，舍於夾脊之內，去表不遠，附近於胃，乃表裏之分界，是爲半表半裏，即《針經》所謂"橫連膜原"是也。胃爲十二經之海，十二經皆都會於胃，故胃氣能敷布於十二經中，而榮養百骸、毫髮之間，彌所不貫。凡邪在經爲表，在胃爲裏，今邪在膜原者，正當經胃交關之所，故爲半表半裏。其熱淫之氣，浮越於某經，即能顯某經之證，如浮越於太陽，則有頭項痛，腰痛如折；如浮越於陽明，則有目痛，眉棱骨痛，鼻幹；如浮越於少陽，則有脅痛，耳聾，寒熱，嘔而口苦。大概觀之，邪越太陽居多，陽明次之，少陽又其次也，邪之所着，有天受，有傳染。所感雖殊，其病則一。凡人口鼻之氣，通乎天氣。本氣充滿，邪不易入，本氣適逢虧欠，呼吸之間外邪因而乘之。昔有三人，冒霧早行，空腹者死，飲酒者病，飽食者不病。疫邪所着，又何異耶？若其年氣來盛屬，不論強弱，正氣稍衰者，觸之即病，則又不拘於此矣。其感之深者，中而即發。感之淺者，邪不勝正，未能頓發。或遇饑飽勞碌，憂思氣怒，正氣被傷，邪氣始得張溢，營衛運行之機，乃為之阻。吾身之陽氣，因而屈曲，故為病熱。其始也格陽於內，不及於表，故先凜凜惡寒，甚則四肢厥逆，陽氣漸積，鬱極而通，則厥回而中外皆熱，至是但熱而不惡寒者，因其陽氣之通也。此際應有汗，或反無汗者，存乎邪結之輕重也。即使有汗，乃肌表之汗。若外感在經之邪，一汗而解。今邪在半表半裏，表雖有汗，徒損真氣。邪氣深伏，何能得解？必俟其伏邪漸退，表氣潛行於內，乃作大戰。精氣自內由膜原以達表，振戰止而復熱，此時表裏相通，故大汗淋漓，衣被濕透，邪從汗解，此名戰汗，當即脉靜身涼，神清氣爽，劃然而愈。然有自汗而解者，但出表為順，即不藥亦自愈也。伏邪未潰，所有之汗，止得衛氣暫通，熱亦暫減，逾時復熱。午後潮熱者，至是鬱甚，陽氣與時消息也。自後加熱而不惡寒者，陽氣之積也。其惡寒，或微或甚，因其人之陽氣盛衰也。其發熱或久或不久，或晝夜純熱，或黎明稍減，因其感邪之輕重也。疫邪與瘧仿佛，但瘧不傳胃，惟疫乃傳胃。始則皆先凜凜惡寒，既而發熱，又非若傷寒發熱，而兼惡寒也。至於伏邪動作，方有變證，其變或從外解，或從內陷。從外解者順，從內陷者逆。更有表裏先後不同，有先表而後裏者，有先裏而後表者，有但表而不裏者，有但裏而不表者，有表裏偏勝者，有表裏分傳者，有表而再表者，有裏而再裏者，有表裏分傳而又分傳者，從外解者，或發斑，或戰汗、狂汗、自汗、盜汗。從內陷者，胸膈痞悶，心下脹滿，或腹中痛，或燥結便秘，或熱結旁流，或協熱下利，或嘔吐、惡心、譫語、舌黃、舌黑、苔刺等證。因證而知變，因變而知治。此言其大略，詳見脉證治法諸條。（《溫疫論·原病》）

【提要】

本条阐述了温疫的病因病机、临床表现和病邪传变。

【释义】

（1）温疫的病因病机　非其时而有其气是天地常事，未必多发温疫。而温疫所发是触受天地之戾气而成，故名为杂气。杂气致病，从口鼻而入，客于半表半里之膜原。感邪重者，立即发病，感邪轻者未必骤发，常因饥饱劳碌、忧思气怒，使正气受伤，邪失其制而发病。

（2）温疫初起临床表现　先凛凛恶寒，甚至四肢厥逆，后但热不恶寒，有汗或无汗。邪伏膜原，营卫运行之机受阻，阳郁不通，故恶寒肢厥。阳气渐积，郁极而通，故厥回发热。邪热内蕴，迫津外泄，故应有汗，若胃腑邪结，中气不能达表，亦可无汗。邪气伏于膜原，不能因汗而解，强汗徒伤真气，故辛温发汗即在禁忌之列，待伏邪渐退，正气渐复，邪正相争，可冀其战汗透邪。

邪伏膜原，热毒波及某经即现某经之证，波及太阳，则见头项痛、腰痛；波及阳明，则见目痛、眉棱骨痛、鼻干；波及少阳，则见胁痛、耳聋、寒热往来、恶心、口苦。热毒波及太阳者多，波及阳明者少，波及少阳者更少。

（3）疫邪传变　膜原为三阳经与胃腑相交之地，三阳经属表，胃腑属里，故为半表半里。伏邪内溃，邪离膜原，或从表解，或内归胃腑。从表解者，病情较轻，属顺证；邪毒内陷，病情较重，属逆证。因邪气伏郁隐曲之膜原，多不能一次内溃，故有先见表证，继现里证者；有先见里证，后现表证者；有仅现表证而无里证者；有仅现里证而无表证者；有表证较重而里证较轻者；或里证较重，表证较轻者；有表里同时分传者；有表解后复现里证者；有里证解后复现里证者。凡此种种，有九传之变。临床上需察证施治。

【原文】

凡疫邪留於氣分，解以戰汗；留於血分，解以發斑。氣屬陽而輕清，血屬陰而重濁，是以邪在氣分則易疏透，邪在血分恒多膠滯，故陽主速而陰主遲。所以從戰汗者，可使頓解；從發斑

者，當圖漸愈。(《温疫論·發斑戰汗合論》)

【提要】

论述疫邪在气、在血的特点和疫邪外解的方式。

【释义】

吴氏以气血分阴阳，气属于阳而质轻清，血属于阴而质重浊。疫邪侵犯，邪在气分，正气尚盛，可从战汗顿解；邪在血分，病邪胶滞，当期渐愈。发斑是营血分热毒外达之机，但并非尽是邪解标志，邪入营血，病情较重需重视。

【原文】

夫疫之傳有九，然亦不出乎表裏之間而已矣。所謂九傳者，病人各得其一，非謂一病而有九傳也。蓋温疫之來，邪自口鼻而入，感於膜原，伏而未發者不知不覺。已發之後，漸加發熱，脉洪而數，此衆人相同，宜達原飲疏之。繼而邪氣一離膜原，察其傳變，衆人不同者，以其表裏各異耳。有但表而不裏者，有但裏而不表者，有表而再表者，有裏而再裏者，有表裏分傳者，有表裏分傳而再分傳者，有表勝於裏者，有裏勝於表者，有先表而後裏者，有先裏而後表者，凡此九傳，其去病一也。醫者不知九傳之法，不知邪之所在，如盲者之不任杖，聾者之聽宮商，無音可求，無路可適，未免當汗不汗，當下不下，或顛倒誤用，或尋枝摘葉，但治其證，不治其邪，同歸於誤一也。

所言但表而不裏者，其證頭疼身痛發熱，而復凛凛，内無胸滿、腹脹等證，穀食不絶，不煩不渴，此邪氣外傳，由肌表而出，或自斑消，或從汗解，斑者有斑疹、桃花斑、紫雲斑；汗者有自汗、盗汗、狂汗、戰汗之異，此病氣之使然，不必較論，但求得斑得汗爲愈疾耳。凡自外傳者爲順，勿藥亦能自愈。間有汗出不徹而熱不退者，宜白虎湯；斑出不透而熱不退者，宜舉斑湯；有斑汗並行而愈者，若斑出不透，汗出不徹而熱不除者，宜白虎合舉斑湯。

間有表而再表者，所發未盡，膜原尚有隱伏之邪。或二三日後，四五日後，依前發熱，脉洪而數，及其解也，斑者仍斑，汗者仍汗而愈。未愈者，仍如前法治之，然亦稀有。至於三表者，更稀有也。

若但裏而不表者，外無頭疼身痛，向後亦無三斑四汗，惟胸膈痞悶，欲吐不吐，雖得少吐而不快，此邪傳裏之上者，宜瓜蒂散吐之，邪從其減，邪盡病已。邪傳裏之中下者，心腹脹滿，不嘔不吐，或燥結便閉，或熱結旁流，或協熱下利，或大腸膠閉，並宜承氣輩導去其邪，邪減病減，邪盡病已。上中下皆病者，不可吐，吐之爲逆，但宜承氣導之，則在上之邪，順流而下，嘔吐立止，脹滿漸除。

有裏而再裏者，愈後二三日或四五日後，依前之證復發，在上者仍吐之，在下者仍下之，再裏者常事，甚有三裏者，稀有也。雖有上中下之分，皆爲裏證。

若表裏分傳者，始則邪氣伏於膜原，膜原者，即半表半裏也。此傳法以邪氣平分，半入於裏，則現裏證，半出於表，則現表證，此疫家之常事。然表裏俱病，内外壅閉，既不得汗，而復不得下，此不可汗，强求其汗，必不可得，宜承氣先通其裏，裏邪先去，邪去則裏氣通，中氣方能達表，向者鬱於肌肉之邪，乘勢盡發於肌表矣。或斑或吐，蓋隨其性而升泄之也。諸證悉去，既無表裏證而熱不退者，膜原尚有已發之邪未盡也，宜三消飲調之。

若表裏分傳再分傳者，照前表裏俱病，宜三消飲復下復汗，如前而愈，此亦常事。至有三發者，亦稀有也。

若表勝於裏者，膜原伏邪發時，傳表之邪多，傳裏之邪少，何以治之？表證多而裏證少，當治其表，裏證兼之；若裏證多而表證少者，但治其裏，表證自愈。

若先表而後裏者，始則但有表證而無裏證，宜達原飲。有經證者，當用三陽加法。經證不顯，但發熱者不用加法。繼而脉洪大而數，自汗而渴，邪離膜原未能出表耳，宜白虎湯辛涼解散，邪從汗解，脉靜身涼而愈。愈後二三日後或四五日後，依前發熱，宜達原飲。至後反加胸滿腹脹，不思穀食，煩渴，舌上苔刺等證，加大黃微利之。久而不去，在上者宜瓜蒂散吐之；在中下者，宜承氣湯導之。

若先裏而後表者，始則發熱，漸加裏證。下之裏證除，二三日內復發熱，反加頭疼身痛，脉浮者，宜白虎湯。若下後熱減不甚，三四日後，精神不慧，脉浮者宜白虎湯汗之。服湯後不得汗者，因精液枯竭也，加人參覆臥則汗解。此近表裏分傳之證，不在此例。

若大下後，大汗後，表裏之證悉去，繼而一身盡痛，身如被杖，甚則不可轉側，脉遲細者，此汗出太過，陽氣不周，骨寒而痛，非表證也，此不必治。二三日內，陽氣自回，身痛自愈。

凡疫邪再表再裏，或再表裏分傳者，醫家不解，反責病家不善調理，以致反復，病家不解，每責醫家用藥有誤，致病復起，彼此歸咎，胥失之矣！殊不知病勢之所當然，蓋氣性如此，一者不可爲二，二者不可爲一，絕非醫家病家之過也，但得病者向賴精神完固，雖再三反復，隨復隨治，隨治隨愈。

間有延挨失治，或治之不得其法，日久不除，精神耗竭，嗣後更醫，投藥固當，現在之邪拔去，因而得效。殊不知膜原尚有伏邪，在一二日內，前證復起，反加循衣摸床，神思昏憒，目中不了了等證，且脉氣漸萎，大凶之兆也。譬如行人，日間趲行，未晚投宿，何等從容。今則日間繞道，日暮途長，急難及矣。病家不咎於前醫耽誤時日，反咎於後醫既生之而又殺之，良可歎也！當此之際，攻之則元氣幾微，是求速死；補之則邪火愈熾，精氣愈爍；守之則正不勝邪，必無生理矣。（《溫疫論·統論疫有九傳治法》）

【提要】
闡述了溫疫邪離膜原的九種傳變方式。

【釋義】
疫邪從口鼻而入，伏于膜原，隱而不發之際，眾人病狀相同。溫疫邪離膜原，有九種傳變方式，包括但表不里、表而再表、但里不表、里而再里、表里分傳、表里分傳再分傳、表勝于里或里勝于表、先表后里、先里后表。雖有九傳，但不出表里之間，且病人往往各得其一，並非一病有九傳。膜原伏邪並非能一時透盡，多隨解隨透，反復難愈。

二、温疫与伤寒的区别

【原文】
或曰：子言傷寒與時疫有霄壤之隔，今用三承氣及桃仁承氣、抵當、茵陳諸湯，皆傷寒方也。既用其方，必同其證，子何言之異也？曰：夫傷寒必有感冒之因，或單衣風露，或强力入水，或臨風脫衣，或當簷出浴，當覺肌肉粟起，既而四肢拘急，惡風惡寒，然後頭疼身痛，發熱惡寒，脉浮而數。脉緊無汗爲傷寒，脉緩有汗爲傷風。時疫初起，原無感冒之因，忽覺凜凜，以後但熱而不惡寒，然亦有所觸因而發者，或饑飽勞碌，或焦思氣鬱，皆能觸動其邪，是促其發也。不因所觸無故自發者居多，促而發者，十中之一二耳。且傷寒投劑，一汗而解，時疫發散，雖汗不解。傷寒不傳染於人，時疫能傳染於人。傷寒之邪，自毫竅而入，時疫之邪，自口鼻而入。傷寒感而即發，時疫感久而後發。傷寒汗解在前，時疫汗解在後。傷寒投劑可使立汗，時疫汗解，俟其內潰，汗出自然，不可以期。傷寒解以發汗，時疫解以戰汗。傷寒發斑則病篤，時疫發斑則病衰。傷寒感邪在經，以經傳經。時疫感邪在內，內溢於經，經不自傳。傷寒感發甚暴，時疫多有淹纏二三日，或漸加重，或淹纏五六日，忽然加重。傷寒初起，以發表爲先，時疫初起，以疏利爲主。種種不同。其所同者，傷寒時疫皆能傳胃，至是同歸於一，故用承氣湯輩，導邪而出。要知，傷寒時疫，始異而終同也。夫傷寒之邪，自肌表一逕傳裏，如浮雲之過太虛，原無根蒂，惟其傳法，始終有進而無退，故下後皆能脫然而愈。時疫之邪，始則匿於膜原，根深蒂固，發時與營衛交並，客邪經由之處，營衛未有不被其所傷者。因其傷，故名曰潰，然不潰則不能傳，不傳邪不能出，邪不出而疾不瘳。時疫下後多有未能頓解者，何耶？蓋疫邪每有表裏分傳者，因有一半向外傳，則邪留於肌肉，一半向內傳，則邪留於胃家。邪留於胃，故里氣結滯，裏氣結，表氣因而不通，於是肌肉之邪，不能即達於肌表，下後裏氣一通，表氣亦順，向者鬱於肌肉之邪，方能盡發於肌表，或斑或汗，然後脫然而愈。傷寒下後無有此法。雖曰終同，及細較之，而終又有不同者矣。

或曰：傷寒感天地之正氣，時疫感天地之戾氣，氣既不同，俱用承氣，又何藥之相同也？曰：風寒疫邪，與吾身之真氣，勢不兩立，一有所著，氣壅火積，氣也，火也，邪也。三者混一，與之俱化，失其本然之面目，至是均謂之邪矣，但以祛逐爲功，何論邪之同異也。假如初得傷寒爲陰邪，主閉藏而無汗，傷風爲陽邪，主開發而多汗，始有桂枝、麻黃之分，原其感而未化也。傳至少陽，並用柴胡，傳至胃家，並用承氣，至是亦無復有風寒之分矣。推而廣之，疫邪傳胃，治法無異。（《溫疫論·辨明傷寒时疫》）

【提要】

阐述了伤寒与温疫的区别及治疗的异同。

【释义】

伤寒与温疫在病因、病机和治法方面有诸多异同。伤寒起自太阳，渐次传里，温疫发自膜原，伏邪内愤而有表里不同，但均能传到胃腑，故可用承气辈导邪外出，此为两者之所同。但伤寒由表传里，传至某经，邪在某经，并无根蒂，及至胃腑，邪热内蕴，故下之易愈。而温疫邪气匿于膜原，根深蒂固，伏邪内愤，有表里九传之变，故有下后邪减，复时再下，甚至攻下数十次，邪气方解，此为两者同中之异。

三、温疫初期证治

【原文】

温疫初起，先憎寒而後發熱，日後但熱而無憎寒也。初得之二三日，其脉不浮不沉而數，晝夜發熱，日晡益甚，頭疼身痛。其時邪在夾脊之前，腸胃之後，雖有頭疼身痛，此邪熱浮越於經，不可認爲傷寒表證，輒用麻黃、桂枝之類強發其汗。此邪不在經，汗之徒傷表氣，熱亦不減；又不可下，此邪不在裏，下之徒傷胃氣，其渴愈甚。宜達原飲。

達原飲

檳榔二錢　厚樸一錢　草菓仁五分　知母一錢　芍藥一錢　黃芩一錢　甘草五分

上用水二盅，煎八分，午後溫服。

按：檳榔能消能磨，除伏邪，爲疏利之藥，又除嶺南瘴氣；厚樸破戾氣所結；草菓辛烈氣雄，除伏邪蟠踞。三味協力，直達其巢穴，使邪氣潰敗，速離膜原，是以爲達原也。熱傷津液，加知母以滋陰；熱傷營氣，加白芍以和血；黃芩清燥熱之餘；甘草爲和中之用。以後四味，不過調和之劑，如渴與飲，非拔病之藥也。凡疫邪遊溢諸經，當隨經引用，以助升泄，如脇痛、耳聾、寒熱、嘔而口苦，此邪熱溢於少陽經也，本方加柴胡一錢；如腰背項痛，此邪熱溢於太陽經也，本方加羌活一錢；如目痛、眉棱骨痛、眼眶痛、鼻幹不眠，此邪熱溢於陽明經也，本方加幹葛一錢。證有遲速輕重不等，藥有多寡緩急之分，務在臨時斟酌，所定分兩，大略而已，不可執滯。間有感之輕者，舌上白苔亦薄，熱亦不甚，而無數脉。其不傳裏者，一二劑自解。稍重者，必從汗解，如不能汗，乃邪氣蟠踞於膜原，內外隔絕，表氣不能通於內，裏氣不能達於外，不可強汗。或者見加發散之藥，便欲求汗，誤用衣被壅遏，或將湯火熨蒸，甚非法也。然表裏隔絕，此時無遊溢之邪在經，三陽加法不必用，宜照本方可也。感之重者，舌上苔如積粉，滿布無隙，服湯後不從汗解，而從內陷者，舌根先黃，漸至中央，邪漸入胃，此三消飲證。若脉長洪而數，大汗多渴，此邪氣適離膜原，欲表未表，此白虎湯證。如舌上純黃色，兼之裏證，爲邪已入胃，此又承氣湯證也。有二三日即潰而離膜原者；有半月十數日不傳者；有初得之四五日，淹淹攝攝，五六日後徒然勢張者。凡元氣勝者毒易傳化，元氣薄者邪不易化，即不易傳。設遇他病久虧，適又微疫，能感不能化，安望其傳？不傳則邪不去，邪不去則病不瘳，延纏日久，愈沉愈伏，多致不起。時師誤認怯證，日進參芪，愈壅愈固，不死不休也。（《温疫論·温疫初起》）

【提要】

本条论述了温疫初起的证治，邪离膜原及其传变。

【释义】

温疫初起，邪客膜原，症见先恶寒发热，后但热不寒，昼夜不休，日晡加重，头疼身痛，脉数，舌苔薄白，或厚如积粉。身热疼痛，为邪热波及经络，不可误为伤寒表证而以麻黄桂枝辛温发表；其发热，日晡所剧，乃邪在膜原，不在肠胃，下法亦非所宜；邪在膜原，宜达原饮，疏利透达，使邪气溃败，速离膜原。

达原饮中槟榔、厚朴、草果直达膜原，破戾气所结，除伏邪盘踞，为主药。知母滋阴清热，白芍敛阴和血，黄芩清燥热，甘草调和中气。若疫邪波及少阳经，症见胁痛、耳聋、寒热、呕苦者，加柴胡；波及阳明经，症见目痛、眉棱骨痛、眼眶痛、鼻干不眠，加葛根；波及太阳经，症见腰背项痛，加羌活以疏表透热。

若感邪较轻，苔薄，热轻，脉不数，里气和，服达原饮一二剂，即邪随汗解；若感邪稍重，邪气盘踞，内外隔绝，表里之气不通，亦可以达原饮疏利透达，使邪外散；若感邪甚重，苔白如积粉，先用达原饮以捣其窝巢之害，使速离膜原；若邪气还表，症见大汗多渴、脉长洪数，以白虎汤"清热达表"；若邪入胃腑，舌黄脉数，胸腹痞结，当用承气攻下逐邪。

四、温疫中期证治

【原文】

温疫可下者，約三十餘證，不必悉具，但見舌黃，心腹痞滿，便於達原飲加大黃下之。設邪在膜原者，已有行動之機，欲離未離之際，得大黃促之而下，實爲開門祛賊之法，即使未愈，邪亦不能久羈。二三日後，餘邪入胃，仍用小承氣徹其餘毒。大凡客邪貴乎早逐，乘人氣血未亂，肌肉未消，津液未耗，病人不至危殆，投劑不至掣肘，愈後亦易平復。欲爲萬全之策者，不過知邪之所在，早拔去病根爲要耳。但要量人之虛實，度邪之輕重，察病之緩急，揣邪氣離膜原之多寡，然後藥不空投，投藥無太過不及之弊。是以仲景自大柴胡以下，立三承氣，多與少與，自有輕重之殊，勿拘於下不厭遲之說，應下之證，見下無結糞，以爲下之早，或以爲不應下之證，誤投下藥，殊不知承氣本爲逐邪而設，非專爲結糞而設也。必俟其糞結，血液爲熱所搏，變證迭起，是猶養虎遺患，醫之咎也。況多有溏糞失下，但蒸作極臭如敗醬，或如藕泥，臨死不結者，但得穢惡一去，邪毒從此而消，脉證從此而退，豈徒孜孜糞結而後行哉！假如經枯血燥之人，或老人血液衰少，多生燥結；或病後氣血未復，亦多燥結。在經所謂不更衣十日無所苦，有何妨害？是知燥結不致損人，邪毒之爲隕命也。要知因邪致熱，熱致燥，燥致結，非燥結而致邪熱也。但有病久失下，燥結爲之壅閉，瘀邪鬱熱，益難得泄，結糞一行，氣通而邪熱乃泄。此又前後之不同。總之，邪爲本，熱爲標，結糞又其標也。能早去其邪，安患燥結耶！

假令滯下，本無結糞，初起質實，頻數窘急者，宜芍藥湯加大黃下之。此豈亦因結糞而然耶，乃爲逐邪而設也。或曰得毋爲積滯而設與？余曰：非也。邪氣客於下焦，氣血壅滯泣而爲積，若去積以爲治，已成之積方去，未成之積復生，須用大黃逐去其邪，是乃斷其生積之源，營衛流通，其積不治而自愈矣。更有虛痢，又非此論。

或問：脉證相同，其糞有結有不結者何也？曰：原其人病至大便當即不行，續得蘊熱，益難得出，蒸而爲結也。一者其人平素大便不實，雖胃家熱甚，但蒸作極臭，狀如粘膠，至死不結。應下之證，設引《經》論"初硬後必溏不可攻"之句，誠爲千古之弊。

大承氣湯

大黃五錢　厚樸一錢　枳實一錢　芒硝三錢

水薑煎服，弱人減半，邪微者各復減半。

小承氣湯

大黃五錢　厚樸一錢　枳實一錢

水薑煎服。

調胃承氣湯

大黃五錢　芒硝二錢五分　甘草一錢

水薑煎服。

按：三承氣湯功用仿佛。熱邪傳裏，但上焦痞滿者，宜小承氣湯；中有堅結者，加芒硝軟堅而潤燥。病久失下，雖無結糞，然多粘膩極臭惡物，得芒硝則大黃有蕩滌之能。設無痞滿，惟存宿結，而有瘀熱者，調胃承氣宜之。三承氣功效俱在大黃，餘皆治標之品也。不奈湯藥者，或嘔或畏，當爲細末蜜丸湯下。（《溫疫論·注意逐邪勿拘結糞》）

【提要】

论述了温疫的攻下法和注意事项。

【释义】

吴氏提出温疫"下不厌早"。邪在膜原，但见舌苔黄，心腹痞满，邪气有入胃腑之机，即以达原饮加大黄促而下之，使邪气不能久羁体内。二三日后，余邪入胃腑，仍可以小承气汤泄下余毒。疫邪内客，应在机体气血尚盛，津液濡润之机尽早攻逐，早拔病根，且"勿拘于下不厌迟之说"。因"邪为本，热为标，结粪又其标也"，而"承气本为逐邪而设，非专为结粪而设也"，因此在温疫侵袭人体，邪气入胃之时，应量人虚实，尽早攻逐，邪热偏于上焦，宜小承气汤，中焦坚结，宜大承气汤，宿结瘀热，宜调胃承气汤。

注意逐邪勿拘结粪。结粪在温疫中是邪热致大便燥结。若待大便燥结方用攻下，则因迁延失治，伤及营血，变证蜂起。临床上也可见到大便溏垢如败酱、藕泥，恶臭异常，虽濒于死亡，大便仍不燥结的病例，此乃感受疫邪之前，脾虚便溏，胃肠疫热熏蒸所致。此证应以攻下为治，若据《伤寒论》"初硬后溏，不可攻下"，则会造成严重后果。

五、温疫后期证治

【原文】

夫疫乃热病也，邪氣內鬱，陽氣不得宣佈，積陽爲火，陰血每爲熱搏。暴解之後，餘焰尚在，陰血未復，大忌參芪白术，得之反助其壅鬱。餘邪留伏，不惟目下淹纏，日後必變生異證，或周身痹痛，或四肢攣急，或流火結痰，或遍身瘡瘍，或兩腿鑽痛，或勞嗽湧痰，或氣毒流注，或痰核穿漏，皆驟補之爲害也。凡有陰枯血燥者，宜清燥養榮湯。若素多痰，及少年平時肥盛者，投之恐有膩膈之弊，亦宜斟酌。大抵時疫愈後，調理之劑，投之不當，莫如靜養節飲食爲第一。

清燥養榮湯

知母　天花粉　當歸身　白芍　地黃汁　陳皮　甘草

加燈心煎服。表有餘熱，宜柴胡養榮湯。

柴胡養榮湯

柴胡　黃芩　陳皮　甘草　當歸　白芍　生地　知母　天花粉

薑棗煎服。裏證未盡，宜承氣養榮湯。

承氣養榮湯

知母　當歸　芍藥　生地　大黃　枳實　厚樸

水薑煎服。痰涎湧盛，胸膈不清者，宜蔞貝養榮湯。

蔞貝養榮湯

知母　花粉　貝母　瓜蔞實　橘紅　白芍　當歸　紫蘇子

水薑煎服。(《溫疫論·解後宜養陰忌投參术》)

【提要】

本条阐述了温疫后期的证治方药和注意事项。

【释义】

吴氏认为疫邪内伏，阳被邪郁，化为火毒，"阳胜则阴病"，阴血被伤，故温疫解后多见阴伤邪留证，提出两大治疗原则：一是养阴润燥，清散余邪；二是安适静养，节其饮食。凡阴枯血燥者，用清燥养荣汤滋养营阴、凉润燥热；若表有余邪，用柴胡养荣汤养阴润燥、清散余邪；若里证未尽，用承气养荣汤滋阴攻下；若咳嗽吐痰、胸膈痞闷者，用蒌贝养荣汤甘润化痰、凉肺止咳；若平素多痰，或素禀肥胖者，慎用滋腻之剂。温疫愈后，静养和节饮食非常重要，甚至胜于药物治疗。

温疫解后，阴血未复，宜忌甘温补助。一者因疫热为病，阴血耗伤，凉营养阴润燥是第一要务；二者因甘温如参芪白术之属，守而不走，阳气不足虽然可用，但能壅郁邪气，使痰核瘀滞凝结阻滞经络而生变证，诸如疮疡、劳嗽、流火结痰、气毒流注、痰核穿漏、周身疼痛、四肢拘急、两腿钻痛等。因此用之要谨慎，不可过早过量使用。

小　结

本节主要介绍了吴又可《温疫论》主要学术思想。吴氏认为温疫由杂气所致，杂气"非风、非寒、非暑、非湿，乃天地间别有一种异气"，从口鼻而入，伏于经胃交关之膜原。感邪深重，触而即发；感邪轻浅，不能顿发，遇饥饱劳碌等正气被伤，邪得张溢。伏邪内溃于膜原，邪溢于表，可见三阳表证，邪陷于里，可见胃腑里证，出表为顺，内陷为逆。因邪气淹缠，不能一次内溃，故可见到"九传"之法。温疫初起，以疏利为主，宜达原饮；邪布于表，解以发斑、战汗，邪入于里，以涌吐、攻下逐邪。后期在养营清热透邪基础上，应注重静养节饮食。

思考题

1. 温疫初起恶寒发热与伤寒有何区别？
2. 怎样理解温疫的"九传"？
3. 为什么温疫"勿拘于下不厌迟之说"？

第十六章
其他医家论著选

扫一扫，查阅本章数字资源，含PPT、音视频、图片等

第一节　杨栗山《伤寒瘟疫条辨》选

一、《伤寒瘟疫条辨》简介

《伤寒瘟疫条辨》为清代杨璿著。杨璿，字玉衡，号栗山，清代中州夏邑（今河南省夏邑县）人。生于清·康熙四十四年（1705），卒年不详。该书撰于乾隆四十九年（1784），书成之后，曾广为流传，对于当时治疗瘟疫病颇有影响。该书对伤寒与温病的病因、病机、辨证及治法进行了分析。全书共分6卷，前三卷为辨析之论。卷一系总论诸项，辨伤寒与温病的病因、病机及治疗大法之区别；卷二、卷三为辨证，对伤寒温病常见诸证进行辨析；卷四、卷五为医方辨，其中绝大多数为前人成方，其精华为以升降散为首的治温十五方；卷六为本草类辨，以作用分类，阐述了治伤寒与温病常用药物的性味、归经、功效。

二、《伤寒瘟疫条辨》选释

【原文】

傷寒得天地之常氣，風寒外感，自氣分而傳入血分；溫病得天地之雜氣，邪毒內入，由血分而發出氣分。一彼一此，乃風馬牛不相及也。何以言之？常氣者，風寒暑濕燥火，天地四時錯行之六氣也；雜氣者，非風非寒非暑非濕非燥非火，天地間另爲一種，偶荒旱潦疵癘[1]烟瘴[2]之毒氣也。故常氣受病，在表淺而易；雜氣受病，在裏深而難。（《傷寒瘟疫條辨·卷一·溫病與傷寒根源辨》）

【词解】

[1] 疵癘：灾害；疾病。

[2] 烟瘴：即瘴气。旧指南方山林间，湿热蒸郁致人疾病的邪气。

【提要】

伤寒与温病病因及发病部位的区别。

【释义】

伤寒的病因为感受自然界正常之气，即风寒之邪，发病多由表及里，自气分传入血分，病位偏表较浅，治疗较易；温病的病因为杂气，即自然界非风非寒非暑非湿非燥非火的邪气，是一种在饥荒、旱涝等灾害时容易出现的烟瘴毒气，此邪毒入内，由血分而发出气分，病位偏里较深，治疗较难。伤寒与温病病因不同，病变部位及传变趋势有别。

杨栗山对温病病因的认识，较为系统地继承了吴又可"杂气"学说，从致病原因上分清温病与伤寒不同，揭示其发病机理各异。

【原文】

蓋温病得天地之雜氣，由口鼻入，直行中道，流佈三焦，散漫不收，去而復合，受病於血分，故鬱久而發。亦有因外感，或饑飽勞碌，或焦思氣惱觸動而發者。一發則邪氣充斥奔迫，上行極而下，下行極而上，即脈閉[1]體厥，從無陰證，皆毒火也。與傷寒外感，與治傷寒溫散，何相干涉？奈何千年憒憒[2]，混爲一病，試折衷於經論，寧不渙然冰釋哉。治法急以逐穢[3]爲第一義。上焦如霧，升而逐之，兼以解毒；中焦如漚，疏而逐之，兼以解毒；下焦如瀆，決而逐之，兼以解毒。惡穢既通，乘勢追拔，勿使潛滋。所以溫病非瀉則清，非清則瀉，原無多方，時其輕重緩急而救之，或該從證，或該從脈，切勿造次。(《傷寒瘟疫條辨·卷一·溫病脈證辨》)

【词解】

[1] 脉闭：脉沉微弱。

[2] 憒憒：纷乱、糊涂。

[3] 秽：邪气，此指毒火。

【提要】

温病病因、传变及治则。

【释义】

杂气从口鼻而入，直入中焦，发展可延及三焦。邪气散漫流走，来去不定，可停留于血分，郁久而自发。也有因外感邪气，或饥饱劳碌，或忧愁思虑恼怒而触动引发者。温病邪气在里一旦发作，可充斥内外上下，表现为肢体厥冷或脉沉微弱，此类似伤寒，但非伤寒阴证，而是毒火内闭，三焦气机不畅所致。治疗不可与伤寒之法采取温散。温病当逐秽为第一要义，重视解毒之法，并根据邪气所在三焦部位不同，予以正确治则。在上焦者，当达邪而透之；在中焦者，当疏通中焦气机；在下焦者，当通利二便。使邪气务早务快务尽消除，勿使潜伏和滋生。因此，温病以清泄两法为主，根据病情轻重缓急及脉证，分别或清或泄。

杨栗山发展了吴又可杂气治疗说，提出了三焦治则，将解毒之法贯穿于三焦，对瘟疫病的治疗有重要指导意义。

【原文】

傷寒自表傳裏，裏證皆表證侵入於內也；溫病由裏達表，表證即裏證浮越於外也。大抵病在表證，有可用麻黃、桂枝、葛根辛溫發汗者，傷寒是也；有可用神解[1]、清化[2]、升降、芳香[3]、辛涼[4]、清熱者，溫病是也。在半表半裏證，有可用小柴胡加減和解者，傷寒是也；有可用增損大柴胡[5]、增損三黃石膏湯[6]內外攻發者，溫病是也。在裏證，有可用涼膈、承氣鹹寒攻伐者，溫病與傷寒大略同。有可用理陰、補陰、溫中、補中調之養之者，溫病與傷寒大略同。(《傷寒瘟疫條辨·卷一·寒熱爲治病大綱領辨》)

【词解】

[1] 神解：即神解散。"温病初觉，憎寒体重，壮热头痛，四肢无力，遍身酸痛，口苦咽干，胸腹满闷者，此方主之。白僵蚕酒炒，一钱，蝉蜕五个，神曲三钱，金银花二钱，生地二钱，木通，车前子炒研，黄芩酒炒，黄连，黄柏盐水炒，桔梗各一钱"。

[2] 清化：即清化汤。"温病壮热，憎寒体重，舌燥口干，上气喘吸，咽喉不利，头面猝肿，目不能开者，此方主之。白僵蚕酒炒，三钱，蝉蜕十个，金银花二钱，泽兰叶二钱，广皮八分，黄芩二钱，黄连，炒栀，连翘去心，龙胆草酒炒，玄参，桔梗各一钱，白附子炮，甘草各五分"。

[3] 芳香：即芳香饮。"温病多头痛身痛，心痛胁痛，呕吐黄痰，口流浊水，涎如红汁，腹如圆箕，手足搐搦，身发斑疹，头肿舌烂，咽喉痹塞等证……玄参一两，白茯苓五钱，石膏五钱，蝉蜕全，十二个，白僵蚕酒炒，三钱，荆芥三钱，天花粉三钱，神曲炒，三钱，苦参三钱，黄芩二钱，陈皮一钱，甘草一钱"。

[4] 辛凉：即大清凉散、小清凉散。

大清凉散："温病表里三焦大热，胸满胁痛，耳聋目赤，口鼻出血，唇干舌燥，口苦自汗、咽喉肿痛，谵语狂乱者，此方主之。白僵蚕酒炒，三钱，蝉蜕全，十二个，全蝎去毒，三个，当归、生地酒洗、金银花、泽兰各二钱，泽泻、木通、车前子炒研、黄连姜汁炒、黄芩、栀子炒黑五味子、麦冬去心、龙胆草酒炒、丹皮、知母各一钱，甘草生，五钱。"

小清凉散："温病壮热烦躁，头沉面赤，咽喉不利，或唇口颊腮肿者，此方主之。白僵蚕炒，三钱，蝉蜕十个，银花、泽兰、当归、生地各二钱，石膏五钱，黄连、黄芩、栀子酒炒、牡丹皮、紫草各一钱。"

[5] 增损大柴胡：即增损大柴胡汤。"温病热郁腠理，以辛凉解散，不至还里而成可攻之证，此方主之。乃内外双解之剂也。柴胡四钱，薄荷二钱，陈皮一钱，黄芩二钱，黄连一钱，黄柏一钱，栀子一钱，白芍一钱，枳实一钱，大黄二钱，广姜黄七分，白僵蚕酒炒，三钱，蝉蜕全，十个，呕加生姜二钱"。

[6] 增损三黄石膏汤："表里三焦大热，五心烦热，两目如火，鼻干面赤，舌黄唇焦，身如涂朱，燥渴引饮，神昏谵语，服之皆愈。石膏八钱，白僵蚕酒炒，三钱，蝉蜕十个，薄荷二钱，豆豉三钱，黄连，黄柏盐水微炒，黄芩，栀子，知母各二钱"。

【提要】

伤寒与温病表证、里证、半表半里证的治法和方药区别。

【释义】

伤寒的里证，是由外邪袭表，由表证入里传变形成的；温病的表证，是由里证的火热毒邪浮越于外导致。故伤寒表证，治疗上可采取辛温发汗之法，如麻黄、桂枝等；温病表证，当用清泄里热之法，清里而表自解，可用《伤寒瘟疫条辨》中的神解散、清化汤、升降散、芳香饮、大清凉散、小清凉散等清热方剂。伤寒的半表半里证，可用小柴胡汤加减和解表里；温病的半表半里证，可用增损大柴胡、增损三黄石膏汤内外攻发。伤寒与温病的里证，都可用凉膈散、承气汤清热，治法基本相同；伤寒与温病的后期调养之法基本相似，因为伤寒与温病后期皆可导致阳气损伤，阴血不足，故可用《伤寒瘟疫条辨》中的理阴煎、补阴益气煎、大温中饮、补中益气汤等，此类方剂多为温补阳气、补血养阴药组成。

伤寒与温病的表证、里证形成，病因病机是多方面的，伤寒里证也有寒邪直中于里者，温病的表证，也有温邪从外侵入者，临证当详辨。

【原文】

升降散。温病亦杂气中之一也，表里三焦大热，其证治不可名状者，此方主之。

白殭蠶（酒炒）二錢　　全蟬蛻（去土）一錢　　廣薑黃（去皮）三分　　川大黃（生）四錢

稱準，上爲細末，合研勻。病輕者，分四次服，每服重一錢八分二釐五毫，用黃酒一盅、蜂蜜五錢，調勻冷服，中病即止。病重者，分三次服，每服重二錢四分三釐三毫，黃酒盅半，蜜七錢五分，調勻冷服。最重者，分二次服，每服重三錢六分五釐，黃酒二盅，蜜一兩，調勻冷服。胎產亦不忌。煉蜜丸，名太極丸，服法同前，輕重分服，用蜜、酒調勻送下。

按：溫病總計十五方。輕則清之，神解散、清化湯、芳香飲、大小清涼散、大小復甦飲[1]、增損三黃石膏湯八方；重則瀉之，增損大柴胡湯、增損雙解散[2]、加味涼膈散[3]、加味六一順氣湯[4]、增損普濟消毒飲[5]、解毒承氣湯[6]六方；而升降散，其總方也，輕重皆可酌用。察證切脈，斟酌得宜，病之變化，治病之隨機應變，又不可執方耳。按處方必有君、臣、佐、使，而又兼引導，此良工之大法也。是方以殭蠶爲君，蟬蛻爲臣，薑黃爲佐，大黃爲使，米酒爲引，蜂蜜爲導，六法俱備，而方乃成。竊嘗考諸本草，而知殭蠶味辛苦氣薄，喜燥惡濕，得天地清化之氣，輕浮而升陽中之陽，故能勝風除濕，清熱解鬱，從治膀胱相火，引清氣上朝於口，散逆濁結滯之痰也。其性屬火，兼土與木，老得金水之化，殭而不腐，溫病火炎土燥，焚木爍金，得秋分之金氣而自衰，故能辟一切怫鬱之邪氣。夫蠶必三眠三起，眠者病也，合簿皆病，而皆不食也；起者愈也，合簿皆愈，而皆能食也。用此而治合家之溫病，所謂因其氣相感，而以意使之者也，故爲君。夫蟬氣寒無毒，味鹹且甘，爲清虛之品，出糞土之中，處極高之上，自感風露而已。吸風得清陽之真氣，所以能祛風而勝濕；飲露得太陰之精華，所以能滌熱而解毒也。蛻者，退也，蓋欲使人退去其病，亦如蟬之脫，然無恙也。亦所謂因其氣相感，而以意使之者也，故爲臣。薑黃氣味辛苦，大寒無毒，蠻人生啖，喜其祛邪伐惡，行氣散鬱，能入心脾二經，建功辟疫，故爲佐。大黃味苦，大寒無毒，上下通行。蓋亢甚之陽，非此莫抑，苦能瀉火，苦能補虛，一舉而兩得之，人但知建良將之大勳，而不知有良相之碩德也，故爲使。米酒性大熱，味辛苦而甘。令飲冷酒，欲其行遲，傳化以漸，上行頭面，下達足膝，外週毛孔，內通臟府經絡，驅逐邪氣，無處不到。如物在高巔，必奮飛沖舉以取之。物在遠方及深奧之處，更必迅奔探索以取之。且喜其和血養氣，伐邪辟惡，仍是華佗舊法，亦屠蘇[7]之義也，故爲引。蜂蜜甘平無毒，其性大涼，主治丹毒斑疹，腹內留熱，嘔吐便秘，欲其清熱潤燥，而自散溫毒也，故爲導。蓋蠶食而不飲，有大便無小便，以清化而升陽；蟬飲而不食，有小便無大便，以清虛而散火。君明臣良，治化出焉。薑黃辟邪而靖疫，大黃定亂以致治，佐使同心，功績建焉。酒引之使上行，蜜潤之使下導，引導協力，遠近通焉。補瀉兼行，無偏勝之弊，寒熱並用，得時中之宜。所謂天有覆物之功，人有代覆之能，其洵然哉。是方不知始自何氏，《二分晰義》[8]改分兩變服法，名爲賠賑散，用治溫病，服者皆愈，以爲當隨賑濟而賠之也。予更其名曰升降散。蓋取殭蠶、蟬蛻，升陽中之清陽；薑黃、大黃，降陰中之濁陰，一升一降，內外通和，而雜氣之流毒頓消矣。又名太極丸，以太極本無極，用治雜氣無聲無臭之病也。乙亥、丙子、丁丑，吾邑連歉[9]，溫氣盛行，死者枕藉[10]。予用此散，救大證、怪證、壞證、危證，得愈者十數人，余無筭。更將此方傳施親友，貼示集市，全活甚眾，可與河間雙解散並駕齊驅耳。名曰升降，亦雙解之別名也。（《傷寒瘟疫條辨·卷四·医方辨·升降散》）

【词解】

[1] 大复苏饮：“温病表里大热，或误服温补和解药，以致神昏不语，形如醉人，或哭笑无常，或手舞足蹈，或谵语骂人，不省人事，目不能闭者，名越经证。及误服表药，而大汗不止者，名亡阳证。并此方主之。白僵蚕三钱，蝉蜕十个，当归三钱，生地二钱、人参、茯神、麦冬、天麻、犀角镑磨汁入汤和服、丹皮、栀子炒黑、黄连酒炒、黄芩酒炒、知母、甘草生各一钱，滑石二钱”。

小复苏饮：“温病大热，或误服发汗解肌药，以致谵语发狂，昏迷不省，燥热便秘，或饱食而复者，并此方主之。白僵蚕三钱，蝉蜕十个，神曲三钱，生地三钱，木通、车前子炒各二钱，黄芩、黄柏、栀子炒黑、黄连、知母、桔梗、牡丹皮各一钱”。

[2] 增损双解散：“温病主方。白僵蚕酒炒，三钱，蝉蜕，十二枚，广姜黄七分，防风一钱，薄荷叶一钱，荆芥穗一钱，当归一钱，白芍一钱，黄连一钱，连翘去心，一钱，栀子一钱，黄芩二钱，桔梗二钱，石膏六钱，滑石三钱，甘草一钱，大黄酒浸，二钱，芒硝二钱”。

[3] 加味凉膈散：“温病主方。白僵蚕酒炒，三钱，蝉蜕全，十二枚，广姜黄七分，黄连二钱，黄芩二钱，栀子二钱，连翘去心、薄荷、大黄、芒硝各三钱，甘草一钱，竹叶三十片”。

[4] 加味六一顺气汤：“温病主方，治同前证。白僵蚕酒炒，三钱，蝉蜕十个，大黄酒浸，四钱，芒硝二钱五

分，柴胡三钱，黄连、黄芩、白芍、甘草生，各一钱，厚朴一钱五分，枳实一钱"。

[5]增损普济清毒饮："太和年，民多疫疠，初觉憎寒壮热体重，次传头面，肿盛目不能开，上喘，咽喉不利，口燥舌干，俗名大头瘟……。元参三钱，黄连二钱，黄芩三钱，连翘去心，栀子酒炒，牛蒡子炒研，蓝根如无，以青黛代之，桔梗各二钱，陈皮、甘草生各一钱，蝉蜕全，十二个，白僵蚕酒炒、大黄酒浸各三钱"。

[6]解毒承气汤："温病三焦大热，痞满燥实，谵语狂乱不识人，热结旁流，循衣摸床，舌卷囊缩，及瓜瓤、疙瘩温，上为痈脓，下血如豚肝等证，厥逆脉沉伏者，此方主之。加栝蒌一个，半夏二钱，名陷胸承气汤，治胸满兼有上证者。白僵蚕酒炒，三钱，蝉蜕全，十个，黄连一钱，黄芩一钱，黄柏一钱，栀子一钱，枳实麸炒，二钱五分，厚朴姜汁炒，五钱，大黄酒洗，五钱，芒硝另入，三钱"。

[7]屠苏：指华佗屠苏酒。元旦饮之，辟疫邪一切不正之气。

[8]二分晰义：清·陈良佐撰于雍正元年（1723）。"二分"即春分秋分，即对发生在春分之后至秋分之前的热疫病辨析义理。

[9]连歉：连年歉收。

[10]枕藉：纵横相枕而卧，此处形容因瘟疫而死者甚多。

【提要】

升降散的功用及配伍特点。

【释义】

杨栗山治疗瘟疫十五方，其中神解散、清化汤、芳香饮、大清凉散、小清凉散、大复苏饮、小复苏饮、增损三黄石膏汤八方，为清法代表方，主要治疗温病无形邪热内盛，充斥表里三焦之候；增损大柴胡汤、增损双解散、加味凉膈散、加味六一顺气汤、增损普济消毒饮、解毒承气汤六方，为下法代表方，主要治疗温病有形实邪内结证。升降散是其总方，君药僵蚕，味辛苦气薄，能胜风除湿、清热解郁、散结祛痰；臣药蝉蜕，气寒无毒，味咸且甘，功可祛风胜湿、涤热解毒；佐药姜黄，气味辛苦，性温无毒，有祛邪辟疫、行气散郁之效；使药大黄，味苦，大寒无毒，泻火逐热、上下通行；米酒性大热，味辛苦而甘为引；蜂蜜甘平无毒，其性大凉为导。六法同用，君明臣良、佐使同心、引导协力、补泻兼行、寒热并用。僵蚕配蝉蜕，升阳中之清阳；姜黄配大黄，降阴中之浊阴。一升一降，内外通和，则杂气之流毒顿消。

统观杨氏治瘟十五方，均由升降散加减变化而成，其中僵蚕、蝉蜕为必用之药。十五方的配伍特点，主要体现了辛散透邪外达、苦寒清热解毒、攻下逐邪泄热的治法思想。

第二节　余师愚《疫疹一得》选

一、《疫疹一得》简介

清代医家余霖，字师愚，常州桐溪人，曾旅居安徽桐城，后行医于京师。余氏"幼读鲁论"，客居中州时，父染疫证不治身亡，遍查其父所用方药，大都是治"伤寒"的辛温药，由此想到必是不同于伤寒的另一类疾病，但又绝非不治之证。为了探讨其究竟，遂弃举学医，欲求一救治方法以公于世。在研读《本草》时见石膏一药下云："性寒大清胃热，味淡而薄能解肌热，体沉而降能泄实热。"遂恍然大悟，认为非此药不足以疗热疫。后凡遇此疫病辄投之，无不应手而效。据《清史稿》记载："乾隆中，桐城疫，霖谓病由热疫，投以石膏辄愈。缓数年至京师，大暑，疫作，医以张介宾法者多死，以有性法亦不太尽验。鸿胪卿冯应榴姬人呼吸将绝，霖与大剂石膏，应手而痊，踵其法者，活人无算。"余氏治疫独树一帜，成为当时治疫名家。余氏根据几十年的实践经验，著成《疫疹一得》，本"千虑一得"之意。

本书刊行于乾隆五十九年（1794），主要分论治与条辨两部分：论治部分共有10节，是辨治热疫的理论，尤其是前五论涉及热疫的病因、病机、症状特征、斑疹形态及治疗原则方法等，内容既系统，又精要；条辨部分共72条，其中后20条为瘥后调理，其中涉及疼痛、身热、神识异常、痉厥、头面颈喉诸肿、喘满、口气、渴饮、呕呃、出血、发黄、二便异常等温热疫中的常见症状，其特点是每条详细讨论一种热疫的主症、兼症、发病机理，以及理法方药。全书对火热之邪所致的温疫证治，作了系统论述，不仅在治疗外感热病方面补充了《伤寒论》的不足，而且与吴又可的《温疫论》可相得益彰，进一步丰富了温疫病的辨证施治内容。王孟英曾高度地赞扬余氏"独识淫热之疫，别开生面，洵补昔贤之未逮，堪为仲景之功臣"。

限于篇幅，本书仅节选了原书中部分主要内容。

二、《疫疹一得》选释

【原文】

伤寒初起，先发热而后恶寒；疫症初起，先恶寒而后发热，一两日後，但热而不恶寒。此寒热同而先後异也。有似太陽、陽明者，然太陽、陽明，頭痛不至如破，而疫則頭痛如劈，沉不能舉。伤寒無汗，而疫則下身無汗，上身有汗，惟頭汗更盛。頭爲諸陽之首，火性炎上，毒火盤踞于內，五液受其煎熬，熱氣上騰，如籠上熏蒸之露，故頭汗獨多。此又痛雖同，而汗獨異也。有似少陽嘔者，有似太陰自利者。少陽而嘔，脅必痛，耳必聾；疫症之嘔，脅不痛，耳不聾，因內有伏毒，邪火干胃，毒氣上衝，頻頻而作。太陰自利者，腹必滿；疫症自利者，腹不滿。大腸爲傳送之官，熱注大腸，有下惡垢者，有傍流清水者，有日及數十度者。此又症異而病同也。種種分別是疫，奈何猶執傷寒治哉？（《疫疹一得·卷上·論疫與傷寒似同而異》）

【提要】

伤寒与疫证在临床表现上的异同。

【释义】

热疫是外感热病中发病急迫，传染性甚强的一类疾病，但其有些初起表现类似伤寒，易被误认和误治。本节从发热、头痛、出汗、呕、利等症状，详述热疫与伤寒的区别。

发热是热疫与伤寒的共有症状，伤寒初起，寒邪束表，卫阳郁闭，故先发热而后恶寒；热疫初起，疫邪迅速由表入里，故先恶寒发热，一二日后，即见但发热而不恶寒的气分里热炽盛症状。征之临床，伤寒寒邪郁表，化热入里较慢，故恶寒发热时间较长，而热疫病邪入里甚速，寒热羁留时间短暂，迅即出现壮热不恶寒的里热征象。但余氏所云："伤寒初起，先发热而后恶寒；疫症初起，先恶寒而后发热。"似嫌刻板，与临床实际不尽符合。

伤寒头痛，或因寒邪外束，太阳经气不舒，或是寒邪化热，邪热循阳明经上扰所致，所以疼痛不甚剧烈；热疫的头痛，是热毒浸淫充斥，火邪上犯清空，所以疼痛甚剧，有如刀劈，且"沉不能举"。

伤寒病在太阳，寒邪外束，腠理密闭而表实无汗；传入阳明，则化热迫津外泄，见全身性的不断汗出。热疫的出汗是因津液被热毒熏蒸上腾，所以多见上半身出汗，尤以头部出汗为主。

伤寒少阳证呕逆，是邪气入侵，胆热犯胃所致，呕逆必伴有胁痛、耳聋、寒热往来、口苦心烦；热疫呕逆是热邪直接犯胃，毒火上冲而频频发呕，并无胁痛和耳聋。

伤寒太阴证可见自利，热疫有时也有自利。前者是太阴虚寒，水谷不得运化，偏渗大肠所致，粪便清稀而少臭味，且有腹满；后者则是热毒充斥于内，下迫大肠，便急次频，所便皆为

"恶垢"。

总之，伤寒是寒邪致病，热疫是热毒之邪致病，其初期症状虽有某些相同，但病变性质则完全不同，只要对每一症状表现认真分析，两者不难分辨。只有对病证的寒温性质有了明确的区分，在治疗时才能做到寒温有别。

【原文】

有云瘟疫傷寒、瘢疹傷寒，甚至熱病傷寒，抑知既曰傷寒，何以有瘟、有瘢、有疹、有熱？認症既訛，故立言亦謬，是以肆行發表攻裏，多至不救。至河間清熱解毒之論出，有高人之見，異人之識，其旨既微，其意甚遠。後人未廣其說，而反以爲偏。《馮氏錦囊》亦云：斑疹不可妄爲發表，此所謂大中至正之論，惜未暢明其旨，後人何所適從？吳又可著《瘟疫論》，辨傷寒、瘟疫甚晰，如頭痛、發熱、惡寒，不可認爲傷寒表症，強發其汗，徒傷表氣，熱不退，又不可下，徒傷胃氣。斯語已得其奧妙。奈何以瘟毒從鼻口而入，不傳于胃而傳于膜原，此論似有語病。至用達原、三消、諸承氣，猶有附會表裏之意。惟熊恁昭《熱疫之驗》，首用敗毒散去其爪牙，繼用桔梗湯，同爲舟楫之劑，治胸膈、手六經邪熱。以手、足少陽俱下膈絡胸中，三焦之氣爲火，同相火遊行一身之表，膈與六經，乃至高之分，此藥浮載，亦至高之劑，施於無形之中，隨高下而退胸膈及六經之熱，確系妙法。予今採用其法，減去硝、黃，以疫乃無形之毒，難以當其猛烈，重用石膏，直入戊己，先搗其窩巢之害，而十二經之患自易平矣，無不屢試屢驗，故於平日所用方法治驗，詳述於下，以俟高明者正之。（《疫疹一得·卷上·疫疹窮源》）

【提要】

本节论述了疫疹的发生原因和疫疹的治疗原则及禁忌。

【释义】

本节论述了疫疹的发生原因和疫疹的治疗原则及禁忌。

（1）疫疹的治疗原则 余氏总结了前人经验，并结合个人的临床体会，提出了治疗疫疹的基本原则：首先是"去其爪牙"，意要疏导经络，使郁于经络、胸膈之疫邪向外透达，故在附方中将败毒散列为首方。但是该方之羌、独、柴、芎等药，属辛温升散之品，适用于兼感寒、湿等邪，初起恶寒、头身疼痛较甚者。若因热郁而不兼寒、湿者，用之反会助热为害。其次"捣其窝巢"，意在"上升下行"，破巢逐邪。因疫为"无形热毒"，盘踞于胸膈肺胃，以桔梗汤重用石膏，直清肺胃，使"热降清升，疹自外透"。然而这只是对病变偏于上焦气分，热毒郁肺不甚者较为适宜。若热毒炽盛，充斥气血、表里、三焦者，则嫌病重药轻，力难胜任。必须指出，余氏治热疫首用败毒散，继用桔梗汤去硝、黄重用石膏之法，是针对疫病初起时先用之方。在"去其爪牙""捣其窝巢"的治疗原则指导下，他对热疫的主要治法则是以两清气（营）血、解毒救阴的清瘟败毒饮为主方。

（2）疫疹的治疗禁忌 余氏强调治疗疫疹当禁忌辛温发汗与攻下。因为发斑性疾病，早期多热毒郁闭而无汗，若误认为寒邪束表，而用辛温之剂强行责汗，不仅耗伤表气，且助火劫阴，使热势嚣张，故不可妄用。下法虽是逐邪要着，但当发斑之际，如里无燥结而误用之，也会损害胃气，造成中虚邪陷的危局，故切忌妄用。

【原文】

疹出于胃，古人言熱毒未入于胃而下之，熱乘虛入胃，故發瘢；熱毒已入于胃，不即下之，熱不得泄，亦發斑。此指誤下、失下而言。夫時行疫疹，未經表下，有熱不一日而即發者，有遲至四五日而仍不透者。其發愈遲，其毒愈重。一病即發，以其胃本不虛，偶染邪氣，不能入胃，猶之牆垣高大，門戶緊密，雖有小人，無從而入，此又可所謂達於募原者也。至于遲至四五日而仍不透者，非胃虛受毒已深，即發表攻裏過當。胃爲十二經之海，上下十二經都朝宗於胃，胃能敷布十二經，榮養百骸，毫髮之間，靡所不貫。毒既入胃，勢必亦敷布於十二經，戕害百骸。使不有以殺其炎炎之勢，則百骸受其煎熬，不危何待？瘟既曰毒，其爲火也明矣。且五行各一其性，惟火有二：曰君，曰相。內陰外陽，主乎動者也。火之爲病，其害甚大，土遇之而赤，金遇之而镕，木遇之而燃，水不勝火則涸，故《易》曰：燥萬物者，莫熯乎火。古人所謂元氣之賊也。以是知火者疹之根，疹者火之苗也。如欲其苗之外透，非滋潤其根，何能暢茂？一經表散，燔灼火焰，如火得風，其焰不愈熾乎？焰愈熾，苗愈遏矣，疹之因表而死者，比比然也。其有表而不死者，乃麻疹、風疹、暑疹之類。有謂疹可治而瘢難醫，人或即以疫疹爲瘢耳，夫疹亦何不可治之有？但人不敢用此法耳！（《疫疹一得·卷上·疫疹案》）

【提要】

本节论述热疫发斑疹的机理及治疗原则。

【释义】

本节论述热疫发斑疹的机理及治疗原则。

斑疹是热疫的一个主要特征，其发生的主因是热疫毒邪，因而余氏明确指出："疫既曰毒，其为火也明矣。"疫邪侵犯阳明，内逼血分，外溢肌肉，故发斑疹。所谓"火者疹之根，疹者炎之苗"，即形象地说明了斑疹与火毒的关系。此外，余氏所说"疹出于胃"之"疹"，实即斑之小者，故本论之疹和斑，其发病机理相同。

热疫斑疹外发的早迟对病情的轻重、预后关系密切，余氏强调"发之愈迟，其毒愈盛"，确属经验之谈。热疫发斑，一般多在发病3～5天，但有发热不久即见斑疹的及发热多日而斑疹不外出者。这两种情况，每与正邪力量强弱的变化有关。凡斑疹透出迟缓，不是热毒过盛，郁闭于内不能外透，就是正气不足，一时难以托邪外出，病情较为重险。凡斑疹透发较快，大多为正气较强，能逐邪外透，所以发热不久，斑疹即迅速外透，斑透后，热势便逐渐减轻；但也有的因热毒过盛，一发病就斑疹密布，热势壮盛，则为热毒直犯营血，病情危重的表现。

余氏指出：斑疹虽是邪气外出的表现，但它并非邪气在表，因此治疗当在清解营血热毒方中，加入辛凉透发药物，以透邪外出，即所谓"滋润其根"，苗可外透。若误用辛温升散，不惟热毒不能外透，反而更助长邪热，殆害不浅，也就是"疹之因表而死者比比然也"。

【原文】

鬆浮　鬆而且浮灑於皮面，或紅，或紫，或赤，或黑，此毒之外現者，即照本方治之，雖有惡症，百無一失。

緊束有根　疹出緊束有根，如從肉裏鑽出，其色青紫，宛如浮萍之背，多見於胸背。此胃熱將爛之色，即宜大清胃熱，兼涼其血，務使松活色退，方可挽回。稍存疑懼，即不能救。（《疫疹一得·卷下·疫疹之形》）

【提要】

本节论述斑疹的形态及对疫病诊断的意义。

【释义】

本节论述斑疹的形态及对疫病诊断的意义。

余氏辨斑疹，非常重视其形态。斑疹"松而且浮，洒于皮面"，是指斑疹形态松活荣润，疹四边与正常皮肤没有很清晰的界限，指压时退色。凡斑疹形态松浮，如洒皮面，不论其色的浓淡，均是热毒外泄、气活血畅之征，治宜清胃凉营、解毒消斑，用清瘟败毒饮治之，预后多良。斑疹"紧束有根"，指疹形凝滞敛束，如粟米之在皮下，疹子边缘与正常皮肤清晰可辨，指压不退色，是热毒壅聚于内，气结血凝于外，病极危重的表现，故余氏称之为"胃热将烂"。对此须用大剂清瘟败毒饮加味，以泄热凉血、消瘀化斑，以冀获救于万一。若气衰不能宣畅，又当于泄热消斑中，兼以助气。至于斑形松浮而色紫，虽不如紧束有根之恶，但也是热深毒盛之象，如果再有险恶症状，更不能轻率从事，必须慎重对待。

【原文】

紅活　血之體本紅，血得其暢，則紅而活，榮而潤，敷布洋溢，是疹之佳境也。

淡紅　淡紅有美有疵。色淡而潤，此色之上者也；若淡而不榮，或有嬌而豔、乾而滯，血之最熱者。

深紅　深紅者，較淡紅而稍重，亦血熱之象。一涼血即轉淡紅。

豔紅　色豔如胭脂，此血熱極之象，較深紅而愈惡。必大用涼血始轉深紅，再涼之而淡紅矣。

紫赤　紫赤類雞冠花而更豔，較豔紅而火更盛。不即涼之，必至變黑。

紅白砂　細碎宛如粟米，紅者謂之紅砂，白者謂之白砂。疹後多有此症，乃餘毒盡透，最美之境，愈後脫皮。若初病未認是疫，後十日、半月而出者，煩躁作渴，大熱不退，毒發於頷者，死不可救。(《疫疹一得·卷下·疫疹之色》)

【提要】

本节论疫疹色泽变化诊断意义及其治法。

【释义】

本节论疫疹色泽变化诊断意义及其治法。

斑疹是邪热入血，溢于肌肤的表现，其红色的浓淡、荣晦，与热毒的轻重直接有关。一般而言，斑疹红活荣润，外出广泛，分布均匀，系血行尚属流畅及邪热外透的佳象。疹色淡红、荣润者为热毒较轻，随血敷布洋溢于外，为"色之上者"；淡而不荣者血伤热盛、淡而娇艳者热毒较盛、淡而干滞者热毒燔灼阴伤血耗，皆属血热最盛的表现。斑疹深红，较淡红荣润者热毒更深一层，为血分热毒较重之征。斑疹艳红，艳如胭脂，为血分热毒极重之象。斑疹紫赤类鸡冠花，则血分火毒更甚。

综上可见，斑疹色泽的变化对判断热毒的轻重、气血的盛衰具有重要的临床意义。就色而言，色淡红为邪毒轻浅，色深红为邪深毒重，色紫则热毒更重，色黑是火毒极盛，随着斑疹色泽的加深，则病情增重，正如雷少逸所说："红轻，紫重，黑危。"由此可见，余氏在前所说的"予断生死，则又不在斑之大、小、紫、黑"，当活看，因余氏自己对斑疹的辨色还是十分重视的。以泽而言，斑疹不论何色，只要"红而活，荣而润，敷布洋溢"，就是气血尚活的象征。"荣润"与"娇艳"虽均为气血洋溢，正气未伤，抗邪有力之象，但荣润是邪浅毒轻的佳象，娇艳则表示毒热已盛。反之，如干枯晦暗无泽，则为热毒锢结，气血失畅的表现，其中"不荣"是气结血伤，"干滞"是阴伤血瘀。在治法方面，斑疹虽都以清营凉血、解毒滋阴论治，但应各有所侧重。娇艳者，重在清营；不荣者，重在凉血畅气；干滞者，则以化瘀滋阴为重；若淡而不荣，乃正衰血虚之象，恐不堪邪毒浸淫而转败证，对此可用生地四物汤加葛根、蝉蜕、紫草、丹参、红花以养血扶正，活血解毒透斑。

文中所谓"红砂""白砂"，是由于斑疹后毒邪未净，又发生细小的红色疹子，或白色疹子，是血分或气分余邪得以向外透泄，往往由此热退脉静而愈。但在临床上这种情况较为少见，一般是在发病热盛后见发疹，疹出则热退脉静。至于"毒发于颔"，即"发颐"，是由于热毒不能外达而结于少阳、阳明之络所致，为疫疹的并发症。如症见高热，烦躁，口大渴，表示热毒极重，应急用清瘟败毒饮加减，以清解热毒，透邪外泄。如已化脓，急需切开排脓，结合外科治疗。

【原文】

清瘟败毒飲　治一切火熱，表裏俱盛，狂躁煩心。口乾咽痛，大熱乾嘔，錯語不眠，吐血衄血，熱盛發斑。不論始終，以此爲主。後附加減。

生石膏大劑六兩至八兩，中劑二兩至四兩，小劑八錢至一兩二錢　小生地大劑六錢至一兩，中劑三錢至五錢，小劑二錢至四錢　烏犀角大劑六錢至八錢，中劑三錢至五錢，小劑二錢至四錢　真川連大劑六錢至四錢，中劑二錢至四錢，小劑一錢至一錢半　生梔子　桔梗　黃芩　知母　赤芍　玄參　連翹　竹葉　甘草　丹皮

疫證初起，惡寒發熱，頭痛如劈，煩躁譫妄，身熱肢冷，舌刺唇焦，上嘔下泄。六脈沉細而數，即用大劑；沉而數者，用中劑；浮大而數者，用小劑。如癍一出，即用大青葉，量加升麻四五分引毒外透。此內化外解、濁降清升之法，治一得一，治十得十。以視升提發表而愈劇者，何不俯取芻蕘之一得也。

此十二經泄火之藥也。斑疹雖出于胃，亦諸經之火有以助之。重用石膏直入胃經，使其敷布于十二經，退其淫熱；佐以黃連、犀角、黃芩泄心、肺火于上焦，丹皮、梔子、赤芍泄肝經之火，連翹、玄參解散浮遊之火，生地、知母抑陽扶陰，泄其亢甚之火，而救欲絕之水，桔梗、竹葉載藥上行；使以甘草和胃也。此皆大寒解毒之劑，故重用石膏，先平甚者，而諸經之火自無不安矣。（《疫疹一得·卷下·清瘟敗毒飲》）

【提要】

本节论述治疗热疫的代表方剂清瘟败毒饮的组成及配伍意义。

【释义】

本节论述治疗热疫的代表方剂清瘟败毒饮的组成及配伍意义。

清瘟败毒饮是余氏治疗热疫及热疫发斑的主方，书中所列52证都是以该方加减进行治疗。本方系白虎汤、凉膈散、黄连解毒汤及犀角地黄汤四方组合而成，具有诸方的综合协同作用。方中石膏、知母，大清阳明气分热毒；犀角、生地黄、玄参、丹皮、赤芍，清营解毒，凉血散血，养阴化斑；黄连、黄芩、栀子、连翘，泻火解毒；竹茹清心除烦；甘草解毒利咽，共成一首寒凉直折、气营（血）两清的清热解毒重剂。余氏按石膏、生地黄、犀角、川黄连四味主药用量，分为大、中、小三个剂型，以据证的极重、重、轻而相应选用。其所列52证均用本方加味治疗，且只增不减，其中增重方中用药有12味，其中加重石膏用量的有43证、川黄连24证、犀角18证、生地黄12证、玄参16证，显示了余氏重在清解气、血热毒的立方意图。方中石膏质重味淡应先煎数十沸，犀角可减量磨汁兑入和服，或改用水牛角二两，刨丝与石膏同煎。

在辨证原则下，根据证的差异，余氏加用药物共44味，另有蜜煎导法和四磨饮各一。其中用得最多是黄柏，共10证，金银花、滑石各7证，其次龙胆草、羚羊角、地丁草、天花粉各5证，板蓝根、桑皮、大黄、归尾、猪苓、泽泻、木通各4证，其他各味有1～3证。

清瘟败毒饮是大清气血、泻火解毒的重要方剂。对于温热病极期邪深毒盛、气营或气血两燔的重症、险症，用之得当，确能力挽危局。现代临床用于治疗流行性乙型脑炎、脑脊髓膜炎、肾综合征出血热等急性传染病及热毒斑疹，效果较为显著。由于该方是寒凉重剂，如邪在卫表、里热不盛者不能妄用，妄用则有寒凉冰伏之患。

小 结

《伤寒瘟疫条辨》辨别了伤寒与温病在病因、病机、治疗等方面的区别。伤寒的病因为自然界正常之气，自气分传入血分；温病的病因为杂气，由血分而发出气分。杂气从口鼻而入，直入中焦，发展可延及三焦。温病治疗以逐秽为第一要义，重视解毒之法，在上焦者，当达邪而透之；在中焦者，当疏通中焦气机；在下焦者，当通利二便。杨氏治瘟十五方中，升降散是其总方，"君臣佐使引导"六法具备。

《疫疹一得》是辨治热疫的专著。热疫是疫病中发病急迫，传染性甚强的一类疾病。斑疹是热疫的主要特征，斑疹红活荣润，外出广泛，分布均匀，系血行尚属流畅及邪热外透的佳象；疹色淡红，荣润者为热毒较轻，随血敷布洋溢于外，为"色之上者"；淡而不荣者血伤热盛、淡而娇艳者热毒较盛、淡而干滞者热毒燔灼阴伤血耗，皆属血热最盛的表现；斑疹深红，较淡红荣润者热毒更深一层，为血分热毒较重之征；斑疹艳红，艳如胭脂，为血分热毒极重之象。斑疹紫赤类鸡冠花，则血分火毒更甚。斑疹"松而且浮，洒于皮面"，为热毒外泄、气活血畅之征；斑疹"紧束有根"，是热毒壅聚于内，气结血凝于外，病极危重的表现。治疗疫疹的基本原则：首先是"去其爪牙"，其次"捣其窝巢"。当禁忌辛温发汗与攻下。清瘟败毒饮是余氏治疗热疫及热疫发斑的主方，系白虎汤、凉膈散、黄连解毒汤及犀角地黄汤四方组合而成，具有诸方综合协同作用。

思考题

1. 杨栗山提出的温病治法是什么?
2. 升降散组成及配伍特点是什么?
3. 《疫疹一得》所述热疫的概念是什么? 如何与伤寒区别?
4. 疫疹的治疗原则和治疗禁忌是什么?
5. 简述余氏治疗热疫代表方清瘟败毒饮的组成及配伍意义。

全国中医药行业高等教育"十四五"规划教材
全国高等中医药院校规划教材（第十一版）

教材目录（第一批）

注：凡标☆号者为"核心示范教材"。

（一）中医学类专业

序号	书 名	主 编		主编所在单位	
1	中国医学史	郭宏伟	徐江雁	黑龙江中医药大学	河南中医药大学
2	医古文	王育林	李亚军	北京中医药大学	陕西中医药大学
3	大学语文	黄作阵		北京中医药大学	
4	中医基础理论☆	郑洪新	杨 柱	辽宁中医药大学	贵州中医药大学
5	中医诊断学☆	李灿东	方朝义	福建中医药大学	河北中医学院
6	中药学☆	钟赣生	杨柏灿	北京中医药大学	上海中医药大学
7	方剂学☆	李 冀	左铮云	黑龙江中医药大学	江西中医药大学
8	内经选读☆	翟双庆	黎敬波	北京中医药大学	广州中医药大学
9	伤寒论选读☆	王庆国	周春祥	北京中医药大学	南京中医药大学
10	金匮要略☆	范永升	姜德友	浙江中医药大学	黑龙江中医药大学
11	温病学☆	谷晓红	马 健	北京中医药大学	南京中医药大学
12	中医内科学☆	吴勉华	石 岩	南京中医药大学	辽宁中医药大学
13	中医外科学☆	陈红风		上海中医药大学	
14	中医妇科学☆	冯晓玲	张婷婷	黑龙江中医药大学	上海中医药大学
15	中医儿科学☆	赵 霞	李新民	南京中医药大学	天津中医药大学
16	中医骨伤科学☆	黄桂成	王拥军	南京中医药大学	上海中医药大学
17	中医眼科学	彭清华		湖南中医药大学	
18	中医耳鼻咽喉科学	刘 蓬		广州中医药大学	
19	中医急诊学☆	刘清泉	方邦江	首都医科大学	上海中医药大学
20	中医各家学说☆	尚 力	戴 铭	上海中医药大学	广西中医药大学
21	针灸学☆	梁繁荣	王 华	成都中医药大学	湖北中医药大学
22	推拿学☆	房 敏	王金贵	上海中医药大学	天津中医药大学
23	中医养生学	马烈光	章德林	成都中医药大学	江西中医药大学
24	中医药膳学	谢梦洲	朱天民	湖南中医药大学	成都中医药大学
25	中医食疗学	施洪飞	方 泓	南京中医药大学	上海中医药大学
26	中医气功学	章文春	魏玉龙	江西中医药大学	北京中医药大学
27	细胞生物学	赵宗江	高碧珍	北京中医药大学	福建中医药大学

序号	书 名	主编		主编所在单位	
28	人体解剖学	邵水金		上海中医药大学	
29	组织学与胚胎学	周忠光	汪 涛	黑龙江中医药大学	天津中医药大学
30	生物化学	唐炳华		北京中医药大学	
31	生理学	赵铁建	朱大诚	广西中医药大学	江西中医药大学
32	病理学	刘春英	高维娟	辽宁中医药大学	河北中医学院
33	免疫学基础与病原生物学	袁嘉丽	刘永琦	云南中医药大学	甘肃中医药大学
34	预防医学	史周华		山东中医药大学	
35	药理学	张硕峰	方晓艳	北京中医药大学	河南中医药大学
36	诊断学	詹华奎		成都中医药大学	
37	医学影像学	侯 键	许茂盛	成都中医药大学	浙江中医药大学
38	内科学	潘 涛	戴爱国	南京中医药大学	湖南中医药大学
39	外科学	谢建兴		广州中医药大学	
40	中西医文献检索	林丹红	孙 玲	福建中医药大学	湖北中医药大学
41	中医疫病学	张伯礼	吕文亮	天津中医药大学	湖北中医药大学
42	中医文化学	张其成	臧守虎	北京中医药大学	山东中医药大学

（二）针灸推拿学专业

序号	书 名	主 编		主编所在单位	
43	局部解剖学	姜国华	李义凯	黑龙江中医药大学	南方医科大学
44	经络腧穴学☆	沈雪勇	刘存志	上海中医药大学	北京中医药大学
45	刺法灸法学☆	王富春	岳增辉	长春中医药大学	湖南中医药大学
46	针灸治疗学☆	高树中	冀来喜	山东中医药大学	山西中医药大学
47	各家针灸学说	高希言	王 威	河南中医药大学	辽宁中医药大学
48	针灸医籍选读	常小荣	张建斌	湖南中医药大学	南京中医药大学
49	实验针灸学	郭 义		天津中医药大学	
50	推拿手法学☆	周运峰		河南中医药大学	
51	推拿功法学☆	吕立江		浙江中医药大学	
52	推拿治疗学☆	井夫杰	杨永刚	山东中医药大学	长春中医药大学
53	小儿推拿学	刘明军	邰先桃	长春中医药大学	云南中医药大学

（三）中西医临床医学专业

序号	书 名	主 编		主编所在单位	
54	中外医学史	王振国	徐建云	山东中医药大学	南京中医药大学
55	中西医结合内科学	陈志强	杨文明	河北中医学院	安徽中医药大学
56	中西医结合外科学	何清湖		湖南中医药大学	
57	中西医结合妇产科学	杜惠兰		河北中医学院	
58	中西医结合儿科学	王雪峰	郑 健	辽宁中医药大学	福建中医药大学
59	中西医结合骨伤科学	詹红生	刘 军	上海中医药大学	广州中医药大学
60	中西医结合眼科学	段俊国	毕宏生	成都中医药大学	山东中医药大学
61	中西医结合耳鼻咽喉科学	张勤修	陈文勇	成都中医药大学	广州中医药大学
62	中西医结合口腔科学	谭 劲		湖南中医药大学	

（四）中药学类专业

序号	书名	主编		主编所在单位	
63	中医学基础	陈晶	程海波	黑龙江中医药大学	南京中医药大学
64	高等数学	李秀昌	邵建华	长春中医药大学	上海中医药大学
65	中医药统计学	何雁		江西中医药大学	
66	物理学	章新友	侯俊玲	江西中医药大学	北京中医药大学
67	无机化学	杨怀霞	吴培云	河南中医药大学	安徽中医药大学
68	有机化学	林辉		广州中医药大学	
69	分析化学（上）（化学分析）	张凌		江西中医药大学	
70	分析化学（下）（仪器分析）	王淑美		广东药科大学	
71	物理化学	刘雄	王颖莉	甘肃中医药大学	山西中医药大学
72	临床中药学☆	周祯祥	唐德才	湖北中医药大学	南京中医药大学
73	方剂学	贾波	许二平	成都中医药大学	河南中医药大学
74	中药药剂学☆	杨明		江西中医药大学	
75	中药鉴定学☆	康廷国	闫永红	辽宁中医药大学	北京中医药大学
76	中药药理学☆	彭成		成都中医药大学	
77	中药拉丁语	李峰	马琳	山东中医药大学	天津中医药大学
78	药用植物学☆	刘春生	谷巍	北京中医药大学	南京中医药大学
79	中药炮制学☆	钟凌云		江西中医药大学	
80	中药分析学☆	梁生旺	张彤	广东药科大学	上海中医药大学
81	中药化学☆	匡海学	冯卫生	黑龙江中医药大学	河南中医药大学
82	中药制药工程原理与设备	周长征		山东中医药大学	
83	药事管理学☆	刘红宁		江西中医药大学	
84	本草典籍选读	彭代银	陈仁寿	安徽中医药大学	南京中医药大学
85	中药制药分离工程	朱卫丰		江西中医药大学	
86	中药制药设备与车间设计	李正		天津中医药大学	
87	药用植物栽培学	张永清		山东中医药大学	
88	中药资源学	马云桐		成都中医药大学	
89	中药产品与开发	孟宪生		辽宁中医药大学	
90	中药加工与炮制学	王秋红		广东药科大学	
91	人体形态学	武煜明	游言文	云南中医药大学	河南中医药大学
92	生理学基础	于远望		陕西中医药大学	
93	病理学基础	王谦		北京中医药大学	

（五）护理学专业

序号	书名	主编		主编所在单位	
94	中医护理学基础	徐桂华	胡慧	南京中医药大学	湖北中医药大学
95	护理学导论	穆欣	马小琴	黑龙江中医药大学	浙江中医药大学
96	护理学基础	杨巧菊		河南中医药大学	
97	护理专业英语	刘红霞	刘娅	北京中医药大学	湖北中医药大学
98	护理美学	余雨枫		成都中医药大学	
99	健康评估	阚丽君	张玉芳	黑龙江中医药大学	山东中医药大学

序号	书 名	主 编		主编所在单位	
100	护理心理学	郝玉芳		北京中医药大学	
101	护理伦理学	崔瑞兰		山东中医药大学	
102	内科护理学	陈 燕	孙志岭	湖南中医药大学	南京中医药大学
103	外科护理学	陆静波	蔡恩丽	上海中医药大学	云南中医药大学
104	妇产科护理学	冯 进	王丽芹	湖南中医药大学	黑龙江中医药大学
105	儿科护理学	肖洪玲	陈偶英	安徽中医药大学	湖南中医药大学
106	五官科护理学	喻京生		湖南中医药大学	
107	老年护理学	王 燕	高 静	天津中医药大学	成都中医药大学
108	急救护理学	吕 静	卢根娣	长春中医药大学	上海中医药大学
109	康复护理学	陈锦秀	汤继芹	福建中医药大学	山东中医药大学
110	社区护理学	沈翠珍	王诗源	浙江中医药大学	山东中医药大学
111	中医临床护理学	裴秀月	刘建军	浙江中医药大学	江西中医药大学
112	护理管理学	全小明	柏亚妹	广州中医药大学	南京中医药大学
113	医学营养学	聂 宏	李艳玲	黑龙江中医药大学	天津中医药大学

（六）公共课

序号	书 名	主 编		主编所在单位	
114	中医学概论	储全根	胡志希	安徽中医药大学	湖南中医药大学
115	传统体育	吴志坤	邵玉萍	上海中医药大学	湖北中医药大学
116	科研思路与方法	刘 涛	商洪才	南京中医药大学	北京中医药大学

（七）中医骨伤科学专业

序号	书 名	主 编		主编所在单位	
117	中医骨伤科学基础	李 楠	李 刚	福建中医药大学	山东中医药大学
118	骨伤解剖学	侯德才	姜国华	辽宁中医药大学	黑龙江中医药大学
119	骨伤影像学	栾金红	郭会利	黑龙江中医药大学	河南中医药大学洛阳平乐正骨学院
120	中医正骨学	冷向阳	马 勇	长春中医药大学	南京中医药大学
121	中医筋伤学	周红海	于 栋	广西中医药大学	北京中医药大学
122	中医骨病学	徐展望	郑福增	山东中医药大学	河南中医药大学
123	创伤急救学	毕荣修	李无阴	山东中医药大学	河南中医药大学洛阳平乐正骨学院
124	骨伤手术学	童培建	曾意荣	浙江中医药大学	广州中医药大学

（八）中医养生学专业

序号	书 名	主 编		主编所在单位	
125	中医养生文献学	蒋力生	王 平	江西中医药大学	湖北中医药大学
126	中医治未病学概论	陈涤平		南京中医药大学	